レジデントノート増刊
Vol.26-No.11

新版
マイナーエマージェンシー

いざというとき慌てない!!

針が刺さった、餅がつまった、動物に咬まれたなど
慣れない症候に対応するための
自分がやるべきこと・専門医へのつなぎ方

編 上山裕二

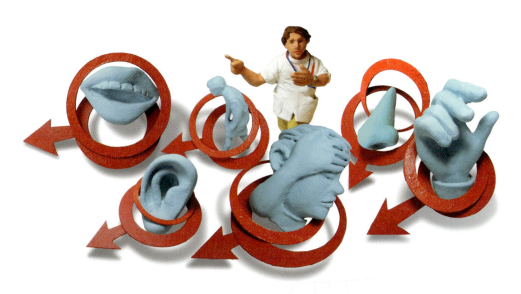

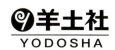

謹告

　本書に記載されている診断法・治療法に関しては，発行時点における最新の情報に基づき，正確を期するよう，著者ならびに出版社はそれぞれ最善の努力を払っております．しかし，医学，医療の進歩により，記載された内容が正確かつ完全ではなくなる場合もございます．

　したがって，実際の診断法・治療法で，熟知していない，あるいは汎用されていない新薬をはじめとする医薬品の使用，検査の実施および判読にあたっては，まず医薬品添付文書や機器および試薬の説明書で確認され，また診療技術に関しては十分考慮されたうえで，常に細心の注意を払われるようお願いいたします．

　本書記載の診断法・治療法・医薬品・検査法・疾患への適応などが，その後の医学研究ならびに医療の進歩により本書発行後に変更された場合，その診断法・治療法・医薬品・検査法・疾患への適応などによる不測の事故に対して，著者ならびに出版社はその責を負いかねますのでご了承ください．

❖ **本書関連情報のメール通知サービスをご利用ください**

メール通知サービスにご登録いただいた方には，本書に関する下記情報をメールにてお知らせいたしますので，ご登録ください．

・本書発行後の更新情報や修正情報（正誤表情報）
・本書の改訂情報
・本書に関連した書籍やコンテンツ，セミナーなどに関する情報

※ご登録の際は，羊土社会員のログイン／新規登録が必要です

ご登録はこちらから

改訂版の序

　気がつくと2017年に初版「レジデントノート増刊 Vol.19 No.8 いざというとき慌てない！マイナーエマージェンシー」が発行されてから6年以上が経過していました．この間，選ぶのが難しいくらいさまざまな「マイナーエマージェンシー本」が出版されましたが，そのおかげでマイナーエマージェンシーに対する認知が広がり，また理解が深まっていったと思います．

　本書初版の読者の感想をみると，「分厚すぎず，また内容も細かすぎない」「研修医目線に立ち，当直やERの現場でよく使う知識が載っている」「救急外来で一度は診たことがある，"commonなマイナー疾患"への適切な対応方法が丁寧に解説されている」など嬉しい反響をたくさんいただきました．類書が多数あるなかこれらが本誌の特徴といえると思いますが，本書初版が研修医の方の目に触れる機会がしだいに減るのを寂しくも感じていました．

　このたび，羊土社から改訂のお話をいただきました．章分け・内容はおおむね前回のものを踏襲していますが，執筆者には最新のエビデンスや経験などをとり入れていただき，またいくつかの項目では新たな執筆者に依頼しています．今回の改訂でさらに便利で理解しやすい実践的な1冊になったと考えています．

　いうまでもなく，マイナーエマージェンシーの多くは"知っているかどうか"で対応が大きく変わります．ぜひ多くの方々に本書をお読みいただき，患者さんやその家族，そして医療者の笑顔に結びつくことを願っています．

2024年9月

医療法人倚山会田岡病院 救急科
上山裕二

初版の序

　皆さんは「自分の知識や技術が足りなかったばかりに患者さんにいらぬ負担を強いてしまった」，なんて経験はありませんか？　それも命にかかわるような重大な病態ではない，"しゃっくりが止まらない""指輪が抜けない"といった一見軽症に見えるけれども患者さんはとても辛くて困っている場面で．上級医を呼ぶには軽症すぎるし，他院紹介も難しい．患者さんに我慢してもらったり，遠方の病院まで受診してもらったりというのは，とても心苦しく，自分の無力さを感じてしまうシーンです．医学部の授業でも習っていないうえに，相談しようにも何科に相談すればいいのかよくわからないこれらの疾患／病態に対して救急を担当する研修医や若手医師らは戸惑いながらも日々対応していることと思います．

　最近医学雑誌で"マイナーエマージェンシー"と呼ばれる一群の特集が組まれるようになってきました．これらの疾患／病態は，自分がその疾患・対応を知っているか知らないかで，患者さんの負担が大きく変わります．外れた顎の正しい入れ方，グラグラになった歯の取り扱い，ダニや虫に刺されたときの対応法，などなど．いずれもマイナーと侮るなかれ，われわれ医療者から見れば"小ネタ"であっても，患者さん当人にとってみては重大で決定的な手技であり，ちょっとした介入で効果絶大，たいへん感謝される場面です．いわばER医にとって「腕の見せどころ」といったところでしょうか．

　今回，羊土社からレジデントノート増刊『いざというとき慌てない！マイナーエマージェンシー』が発刊されることになり，編集のお手伝いをさせていただくご縁に恵まれました．"マイナーエマージェンシー"の定義はさまざまです．例えば，有名なPhilip Buttaravoliらの『MINOR EMERGENCIES』では，心筋梗塞・脳卒中・急性腹症を除いた"直ちに命にかかわるほどではないが，すぐに対応しなければならないもの"をマイナーエマージェンシーとしていますし，眼科・耳鼻科・泌尿器科といった"国試でいうところのマイナー科の救急"をマイナーエマージェンシーとすることもあるようです．いずれにせよ救命救急センターや外傷センターに搬送されるような重症患者ではない，生命の危機には陥っていない，けれどもなんとかしなければならない／なんとかしたい救急患者，といったところが，皆の想像するマイナーエマージェンシーではないでしょうか．

　本書では，主に初期・二次救急医療機関の救急外来で診療する初期研修医や各専門科医が出会う救命救急が必要なほどではない軽症患者のうち，「専門科医を呼ぶほどでもないが，どう対応したらいいだろう」「そもそも何科が専門かわからない，何科に相談したらいいかわからない」といった"マイナー"なものや，救急をしているとこんな問題が生じるのだがどうやって解決すればいいのか，といったものまでを含めて，私自身

が普段困っている問題を中心にとり上げることとしました．このなかには2012年4月から月刊誌『レジデントノート』に1年間連載されたものに加筆した項目も含まれています．

　執筆は，全国各地の救急外来や総合診療外来，へき地診療所などで活躍されている第一線の救急医・総合診療医の先生にお願いしました．いずれも海千山千の修羅場をくぐってきた精鋭たちです．これまでの豊富な経験をもとにわかりやすく，とても読みやすい文章で解説して下さいました．みなさまありがとうございました．

　章分けについては正直のところ，たいへん困りました．そもそも主訴や診療科で分けられないものがこのマイナーエマージェンシーですので，診療科ごとの分類はそぐわないものです．また臓器別という分類もいまひとつしっくりきません．そんな状況で，読者の方が診療中に困ったときにすばやく目的の論文に到達できるためにはどうすればいいのか，編集部の方々に知恵を絞っていただきこのような形になりました．

　マイナーエマージェンシーは，救急とプライマリ・ケアをつなぐ重要なカテゴリーの1つと考えています．本書は，読めばきっと適切な対応ができる実践的な内容になっていますので，どうぞ楽しく読み進めていただき，日々の診療にお役立ていただければと思います．本書がERで悪戦苦闘している初期研修医・後期研修医のみならず臨床で活躍中のすべての医師にとって，有用なものとして頼りにされることを願ってやみません．そして，"目の前の"患者さんや"その次に現れる"患者さんの笑顔に結びつくなら，編者としてこれ以上の幸せはありません．

2017年7月

医療法人倚山会田岡病院 救急科
上山裕二

レジデントノート増刊
Resident Note Extra Number Vol.26-No.11 contents

新版 マイナーエマージェンシー
いざというとき慌てない!!

針が刺さった、餅がつまった、動物に咬まれたなど
慣れない症候に対応するための
自分がやるべきこと・専門医へのつなぎ方

改訂版の序	上山裕二	3 (1815)
初版の序	上山裕二	5 (1817)
Color Atlas		12 (1824)
執筆者一覧		26 (1838)

第1章　頭・首

1. 頭が痛い①
急性緑内障発作 ……………………………………………政岡未紗　28 (1840)
1.（専門医を呼ぶ前に）自分でやるべきこと　2. 専門医を呼ぶべきか，呼ぶタイミング
3. 専門医を呼べない，または専門医が来るまでにできること　4. こんなときは要注意

2. 頭が痛い②
片頭痛 ……………………………………………………………福井智也　34 (1846)
1.（専門医を呼べるとしても）自分でやるべきこと　2. 片頭痛の薬物療法　3. 専門医を呼べない状況ならどうするか　4. こんなときは要注意　5. 患者さんを帰す際の注意事項
● Advanced Lecture：RCVS（可逆性脳血管攣縮症候群）について

3. 脳震盪
いつから運動させるか ……………………………………髙島拓也　41 (1853)
1. 脳震盪の概要と症例　2.（専門医を呼べるとしても）自分でやるべきこと　3. 専門医を呼ぶべきか，呼ぶタイミング　4. 専門医を呼べない状況ならどうするか　5. 患者さんを帰す際の注意事項
● Advanced Lecture：1. 脳震盪後症候群　2. 軽症頭部外傷におけるMRIの位置づけ

4. 顔面骨骨折 ……………………………………………………小林憲太郎　48（1860）
　　1.（専門医を呼べるとしても）自分でやるべきこと　2. 専門医を呼ぶべきか，呼ぶタイミング
　　3. 専門医を呼べない状況ならどうするか　4. 患者さんを帰す際の注意事項

5. 追突されて首が重たい ……………………………………濱口隼人　55（1867）
　　1.（専門医を呼べるとしても）自分でやるべきこと：初期対応　2. X線撮影が必要かどうか
　　3. 頸椎固定解除基準　4. 外傷性頸部症候群の診断と治療　●Advanced Lecture：1. 頸椎X線について　2. 頸椎X線を読影する前に確認すること　3. ABCD fanning

第2章　耳・鼻・口

1. 耳のトラブル
　耳内に虫が入ってしまった患者さんがきたら… ………………舩冨裕之　62（1874）
　　1.（専門医を呼べるとしても）自分でやるべきこと　2. 専門医を呼ぶべきか，呼ぶタイミング
　　3. 専門医を呼べない状況ならどうするか　4. 患者さんを帰す際の注意事項
　　●Advanced Lecture：小児の外耳道異物

2. 鼻血が止まりません ……………………………………………八坂剛一　67（1879）
　　1. 基礎知識：鼻腔の血管支配　2. 自分でやるべきこと　3. 専門医を呼ぶべきか，呼ぶタイミング
　　4. こんなときは要注意　5. 患者さんを帰す際の注意事項

3. 抜けてしまった歯ってどうするの？ ……………………………山下貴弘　75（1887）
　　1.（専門医を呼べるとしても）自分でやるべきこと　2. 専門医を呼ぶべきか，呼ぶタイミング
　　3. 専門医を呼べない状況ならどうするか　4. こんなときは要注意　5. 患者さんを帰す際の注意事項　●Advanced Lecture：歯を誤嚥・誤飲しているときは

4. あごが外れた
　顎関節脱臼 ……………………………………………………………野村　悠　81（1893）
　　1. 顎関節脱臼の概要　2.（専門医を呼べるとしても）自分でやるべきこと　3. 顎関節脱臼の整復法　4. 専門医を呼ぶべきか，呼ぶタイミング　5. こんなときは要注意　6. 患者さんを帰す際の注意事項

5. 餅が喉につまった ………………………………………………重冨雄哉　91（1903）
　　●気道異物　1.（専門医を呼べるとしても）自分でやるべきこと　2. 専門医を呼ぶべきか，呼ぶタイミング　3. 専門医を呼べない状況ならどうするか　4. こんなときは要注意
　　●食道異物　1.（専門医を呼べるとしても）自分でやるべきこと　2. 専門医を呼ぶべきか，呼ぶタイミング　3. 専門医を呼べない状況ならどうするか　4. こんなときは要注意　5. 患者さんを帰す際の注意事項

6. 魚の骨が喉に刺さった
　魚骨異物 ………………………………………………………………松本大賀　102（1914）
　　1.（専門医を呼べるとしても）自分でやるべきこと　2. こんなときは要注意　3. 専門医を呼ぶべきか，呼ぶタイミング　4. 専門医を呼べない状況ならどうするか　5. 患者さんを帰す際の注意事項

第3章　手・足・肩・腰

1. 爪のトラブル
　挟んだり剥がれたり赤く腫れたり… ……………………………宮道亮輔　109（1921）
　　1.（専門医を呼べるとしても）自分でやるべきこと　2. 専門医を呼ぶべきか，呼ぶタイミング
　　3. 専門医を呼べない状況ならどうするか　4. こんなときは要注意　5. 患者さんを帰す際の注意事項　●Advanced Lecture：1. 指ターニケット（指からの出血を止めて処置する方法）　2. 自分でフォローする場合

2. 指輪が抜けない……………………………………………浅羽　直，盛實篤史 119 (1931)
1.（上級医を呼べるとしても）自分でやるべきこと　2. 上級医を呼べるべきか，呼ぶタイミング　3. 指輪の切断　4. 指輪抜去後の注意点　5. 患者さんを帰す際の注意事項

3. 手をついた……………………………………………………………木下　大 125 (1937)
1.「手をついた」でよくある骨折　2.（専門医を呼べるとしても）自分でやるべきこと　3. 専門医を呼ぶべきか，呼ぶタイミング　4. 専門医を呼べない状況ならどうするか　5. こんなときは要注意　6. 患者さんを帰す際の注意事項　● Advanced Lecture：1. 橈骨遠位端骨折での手関節背屈位ギプス固定　2. TFCC損傷

4. 肘が抜けた？
肘内障 ……………………………………………………………富永経一郎 136 (1948)
1.（専門医を呼べるとしても）自分でやるべきこと　2. 専門医を呼ぶべきか，呼ぶタイミング　3. 徒手整復　4. こんなときは要注意　5. 患者さんを帰す際の注意事項

5. 肩が抜けた……………………………………………………………齋藤兄治 142 (1954)
1.（専門医を呼べるとしても）自分でやるべきこと　2. 専門医を呼ぶべきか，呼べない状況ならどうするか　3. こんなときは要注意　4. 患者さんを帰す際の注意事項

6. 膝をひねった…………………………………………………………脇　貴洋 151 (1963)
● 化膿性膝関節炎　1.（専門医を呼べるとしても）自分でやるべきこと　2. 専門医を呼ぶべきか，呼ぶタイミング　3. こんなときは要注意
● 骨折　1.（専門医を呼べるとしても）自分でやるべきこと　2. 専門医を呼ぶべきか，呼ぶタイミング　3. こんなときは要注意　4. 膝の痛みを訴える患者さんを帰す場合の注意事項

7. 足をひねった………………………………………………………松井健太郎 159 (1971)
1.（専門医を呼べるとしても）自分でやるべきこと　2. 専門医を呼ぶべきか，呼ぶタイミング　3. 専門医を呼べない状況ならどうするか　4. こんなときは要注意　5. 患者さんを帰す際の注意事項　● Advanced Lecture：ただ捻挫しただけなのに手術がいるの!?

8. 腰が痛い………………………………………………………………岩本康平 169 (1981)
1.（専門医を呼べるとしても）自分でやるべきこと　2. 専門医を呼ぶべきか，呼ぶタイミング　3. こんなときは要注意　4. 非特異的腰痛患者がよく訴えることと，その対応例

第4章　胸部・腹部・臀部

1. しゃっくりが止まらない……………………………………………中西嘉憲 176 (1988)
1.（専門医を呼べるとしても）自分で吃逆にどのようにアプローチするか　2. 吃逆を止めましょう　3. 吃逆エマージェンシー!?〜専門医を呼ぶべきか，呼ぶタイミング〜　4. 患者さんを帰す際の注意事項

2. お刺身を食べたらお腹が痛い………………………………………西尾美紀 181 (1993)
1. まず，自分でやるべきこと　2. 専門医を呼ぶべきか，呼ぶタイミング　3. 専門医を呼べない状況ならどうするか　4. こんなときは要注意　5. 患者さんを帰す際の注意事項

3. ボタン電池を飲んじゃった…………………………………秦　昌子，田邊翔太 189 (2001)
1. 総論：異物誤飲について　2.（専門医を呼べるとしても）自分でやるべきこと　3. 専門医を呼ぶべきか，呼ぶタイミング　4. 専門医を呼べない状況であればどうするか　5. こんなときは要注意　6. 患者さんを帰す際の注意事項

4. 肛門周囲のトラブル……………………………………………大村健史　195（2007）
　●総論：肛門関連疾患の悩みどころ　1.「診たことがないからわからない」　2.「病歴聴取・診察のしかたがわからない」　3.「病変の記載のしかたがわからない」　4.「薬の選び方・使い方がわからない」
　●各論：疾患ごとの対応のしかた　1. 痔核脱出・嵌頓痔核　2. 出血　3. 血栓性外痔核　4. 肛門周囲膿瘍　5. まとめ

第5章　咬まれた・刺された

1. 動物（イヌ，ネコ，ヒト，シカ！）に咬まれた………………川口竜助　205（2017）
　1.（専門医を呼べるとしても）自分でやるべきこと　2. 専門医を呼ぶタイミング　3. 専門医を呼べない状況ならどうするか　4. 患者さんを帰すときの注意事項　● Advanced Lecture：1. *Capnocytophaga canimorsus* 感染症（カプノサイトファーガ・カニモルサス）　2. ネコひっかき病（*Bartonella henslae*）　3. サル咬傷

2. ヘビに咬まれた！………………………………………小島瑞貴，竹内慎哉　213（2025）
　1.（専門医を呼べるとしても）自分でやるべきこと　2. 専門家を呼ぶべきか，呼ぶタイミング　3. 専門医を呼べない状況ならどうするか　4. こんなときは要注意　5. 患者さんを帰す際の注意事項

3. ダニに咬まれた⁉………………………………………………野島　剛　222（2034）
　1.（専門医を呼べるとしても）自分でやるべきこと　2. 専門医を呼ぶべきか，呼べない状況ならばどうするか？ 注意点は？　3. 患者さんを帰す際の注意事項　● Advanced Lecture：1. 日本紅斑熱　2. SFTS　3. Lyme病

4. 虫に刺された……………………………………………………藤原紳祐　229（2041）
　●ハチに刺されたとき　1.（専門医を呼べるとしても）自分でやるべきこと（初期治療）　2. 専門医を呼ぶべきか，呼ぶタイミング　3. 患者さんを帰す際の注意事項
　●ムカデに刺されたとき　■ムカデ咬傷の治療
　●その他の虫に刺されたとき　1. ブヨ　2. アブ　3. ノミ　4. クモ　5. 毛虫

5. 海洋生物に刺された……………………………………………髙田忠明　235（2047）
　1.（専門医を呼べるとしても）自分でやるべき初期対応と治療　2. 専門医を呼ぶべきか，呼ぶタイミング　3. 専門医を呼べない状況ならどうするか　4. 患者さんを帰す際の注意事項
　● Advanced Lecture：1. クラゲ刺傷の疼痛緩和　2. 番外編：シガテラ中毒

第6章　外傷・ケガ

1. 釣り針が刺さった………………………………………………島　幸宏　241（2053）
　1.（専門医を呼べるとしても）自分でやるべきこと　2. 専門医を呼ぶべきか，呼ぶタイミング　3. 専門医を呼べない状況ならどうするか　4. こんなときは要注意　5. 患者さんを帰す際の注意事項

2. 針，刺しちゃいました…………………………………………河野慶一　247（2059）
　1.（専門医を呼べるとしても）自分でやるべきこと　2. 専門医を呼ぶべきか，呼ぶタイミング　3. こんなときは要注意　4. 患者さんを帰す際の注意事項

3. どうやって傷を閉じたらいいの？
　創傷閉鎖の選択肢 ……………………………………釣井採香，齋坂雄一　252（2064）
　1.（専門医を呼べるとしても）自分でやるべきこと　2. 専門医を呼ぶべきか，呼ぶタイミング　3. 専門医を呼べない状況ならどうするか　4. こんなときは要注意　5. 患者さんを帰す際の注意事項

4. 凍傷の患者さんが来たら… ……………………………………………………西山幸子 260 (2072)
  1.（専門医を呼べるとしても）自分でやるべきこと　2. 専門医を呼ぶべきか，呼ぶタイミング
  3. 専門医を呼べない状況ならどうするか　4. こんなときは要注意　5. 患者さんを帰す際の注意事項　● Advanced Lecture：南極地域観測隊員の防寒・防風・安全対策

第7章　精神疾患かもしれない

1. 過換気症候群の患者さんが来たら… ………………………………………溝辺倫子 265 (2077)
  1.（専門医を呼べるとしても）自分でやるべきこと　2. こんなときは要注意　3. 患者さんを帰す際の注意事項

2. 心因性非てんかん性発作，解離性昏迷 ……………………………………中瀧理仁 272 (2084)
  1.（専門医を呼べるとしても）自分でやるべきこと　2. 専門医を呼ぶべきか，呼ぶタイミング
  3. 専門医を呼べない状況ならどうするか　4. こんなときは要注意　5. 患者さんを帰す際の注意事項

3. 悪性症候群かも？ ………………………………………………………………田宗秀隆 278 (2090)
  1.（専門医を呼べるとしても）自分でやるべきこと　2. 専門医を呼ぶべきか，呼ぶタイミング
  3. 専門医を呼べない状況ならどうするか　4. こんなときは要注意　5. 患者さんを帰す際の注意事項
  ● Advanced Lecture：1. セロトニン症候群（serotonin syndrome）との共通点・相違点　2. 悪性高熱症（malignant hyperthermia）との共通点・相違点　3. 悪性症候群のリスクに備えて抗精神病薬の減量・中止を行うべきか

第8章　こんな患者さんが来たら…

1. えっと，妊婦さんですか
　救急で来た妊婦の対応 ……………………………………………………………加藤一朗 285 (2097)
  ● 常位胎盤早期剥離　1.（専門医を呼べるとしても）自分でやるべきこと　2. 専門医を呼ぶべきか，呼ぶタイミング　3. こんなときは要注意
  ● 妊娠高血圧症候群，HELLP症候群　1.（専門医を呼べるとしても）自分でやるべきこと　2. 専門医を呼ぶべきか，呼ぶタイミング　3. こんなときは要注意
  ● 異所性妊娠・切迫流産・切迫早産　1.（専門医を呼べるとしても）自分でやるべきこと　2. 専門医を呼ぶべきか，呼ぶタイミング　3. こんなときは要注意

2. 虐待かも…？　これは行政に相談!? ……………………………道味久弥, 丸山朋子 289 (2101)
  1.（専門医を呼べるとしても）自分でやるべきこと　2. 専門医を呼ぶべきか，呼ぶタイミング
  3. 専門医を呼べない状況ならどうするか　4. こんなときは要注意　5. 患者さんを帰すときの注意事項　● Advanced Lecture

3. 家族がいない!? …………………………………………………………………田中　拓 295 (2107)
  1. 緊急避難　2. 患者さんの同意　3. 家族による同意　4. 成年後見人　5. 社会資源　6. それでも誰もいないとき

● **索引** ……………………………………………………………………………………………… 300 (2112)

Column
　お餅と日本人 ……………………………………… 100

Color Atlas

第1章1 ❶

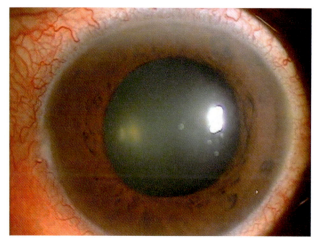

❶ 急性緑内障発作を起こした眼
毛様充血あり，瞳孔中等度散大（5 mm），対光反射消失，軽度角膜混濁あり（p30, 図2参照）．

第3章1 （❷〜❹）

受傷時　　ドレナージ翌日

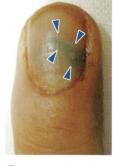 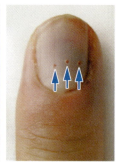

❷ 爪下血腫の対応
ドレナージ処置前後（▶：血腫，➔：小孔）（p118, 文献1より転載, p110, 図1C参照）

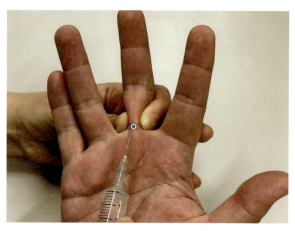

❸ 指ブロック（皮下法）のやり方
MP関節の皺の正中部（●）に注入する．画像のように中枢部を両側から圧迫して注入部を浮かせて注入すると，痛みが少なく注入しやすい（p113, 図4参照）．

A）手袋の患指先端のみ切る場合

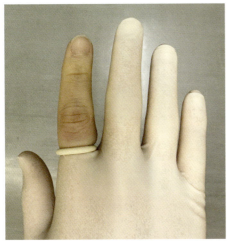

B）患指部分のみ先に切り取って巻いた場合

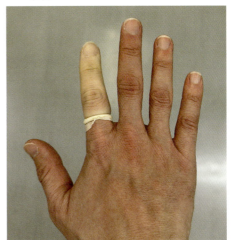

C）未滅菌手袋でうっ血させてしまった失敗例

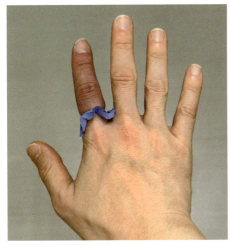

❹ 簡易指ターニケット
（p117, 図7参照）

Color Atlas

🟠 第3章3（❺, ❻）

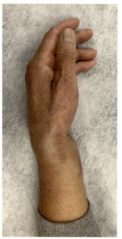

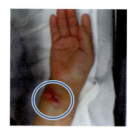

❻ 橈骨尺骨遠位端開放骨折
掌側の開放創（○：開放創，p131，図9A参照）．

❺ 橈骨遠位端骨折
フォーク状変形（p126，図1A参照）．

🟠 第3章4（❼）

A）
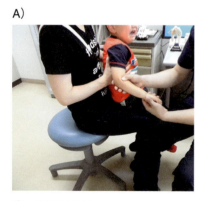

B）

C）
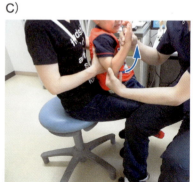

❼ 回外屈曲法
A）肘関節を90°屈曲した状態で橈骨頭を押さえる，B）前腕を回外，C）前腕を屈曲（p140，図5参照）．

第3章5 (❽〜⓫)

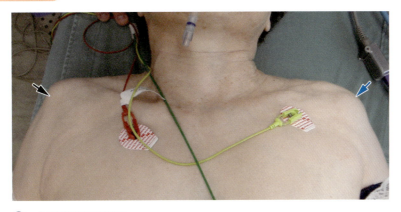

❽ **右肩関節前方脱臼**
左肩関節は健側肢．上腕骨頭の膨隆（→）を確認できる．しかし右肩関節は左肩関節のように上腕骨頭が観察されず陥凹（→）している（p143，図1参照）．

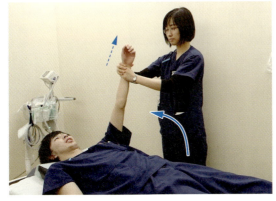

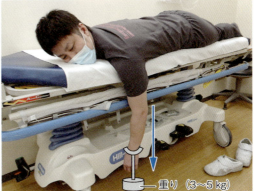

❾ **前方脱臼の整復方法①**
A）牽引挙上法：患者さんを仰臥位にし，手関節を把持し，患側肢を末梢側に牽引しながら（--▶），徐々に挙上する（▶）．B）Stimson法：患者さんを腹臥位にして患肢をベッド脇に出す．手関節に3〜5 kgの重りをぶら下げ，10〜15分程度，放置すると自然に整復される（p147，図5参照）．

Color Atlas

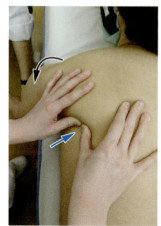
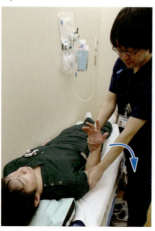
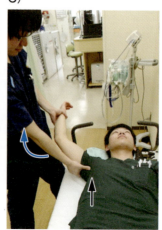
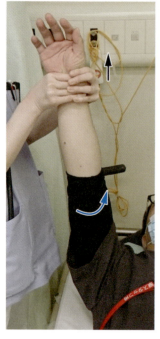
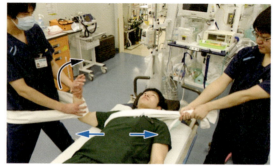

❿ 前方脱臼の整復方法②

A）scapular manipulation：腹臥位でベッド端より患側肢を下垂させ下方向に牽引する．肩甲骨上部を外側へ圧迫し（→），下角を内側に押し（→），肩甲骨を回旋させる．

B）external rotation technique：肘関節を90°に屈曲し，上肢は内転を維持する．手関節を把持しながら上肢を徐々に外旋する（→）．

C）Milch法：Bで最大外旋位でも整復不能ならMilch法を追加する．最大外旋位を維持し，腋窩の上腕骨頭を押しつつ（→），上肢を外転，牽引する（→）．

D）Spaso法：仰臥位で患側肢を90°挙上し牽引（→）しつつ外旋する（→）．

E）traction countertraction：1人はシーツを患者の患側肢の腋窩下を通して健側肢側へ牽引する（→）．もう1人は手関節，肘関節を把持し，牽引を加えつつ外旋する（→）（p148，図6参照）．

第3章6 (⓬)

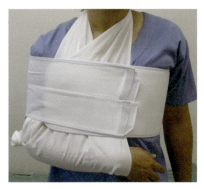

⓫ 内旋位固定
三角巾とバストバンド（サラシでもよい）で固定する（p149, 図7参照）.

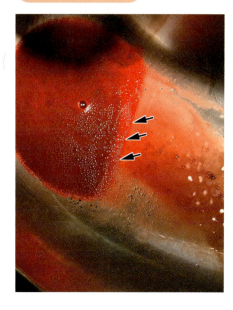

⓬ 脂肪滴
図中に光って見えるものが脂肪滴（→）である（p156, 図6参照）.

第3章7 (⓭～⓰)

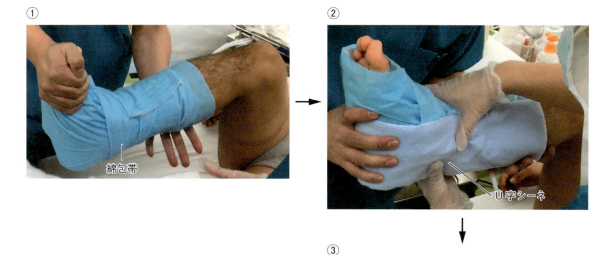

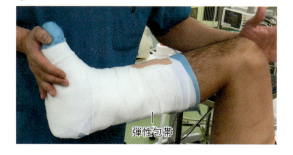

⓭ U字シーネ作成手順
①綿包帯で下巻きをする．②U字にシーネをあてる．③弾性包帯で固定し，シーネが固まるまで足関節中間位を用手的に保つ（p160, 図1参照）.

Color Atlas

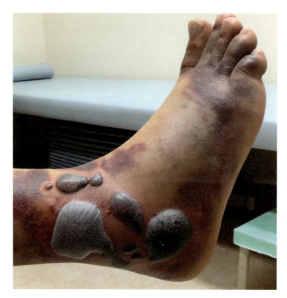

⓮ 足関節周囲に著しい水疱がある
（p161，図2参照）

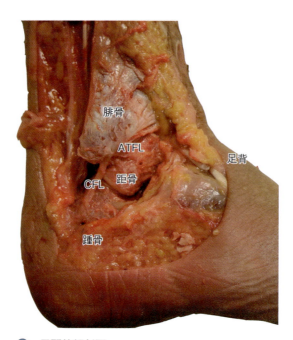

⓯ 足関節解剖図
ATFLおよびCFLは腓骨遠位前面に付着している
（p163，図6参照）．

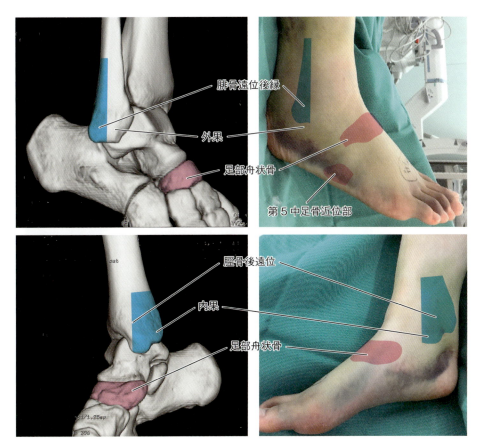

⑯ Ottawa ankle and foot rule
Ottawa ankle rule での圧痛調査部位（●），Ottawa foot rule での圧痛調査部位（●）．
（p164，図7参照）．

第4章2 (⑰, ⑱)

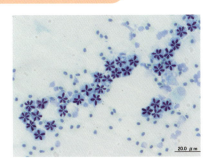

⑰ クドア・セプテンプンクタータ
画像提供：国立研究開発法人水産研究・教育機構（p184，図2参照）

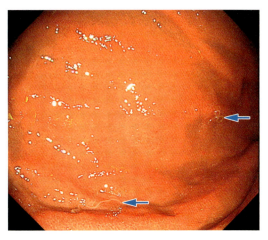

⑱ 内視鏡により認められた胃内のアニサキス
➡ にアニサキスの虫体を2匹認める（p186，図3参照）．

Color Atlas

第4章4 (⑲〜㉓)

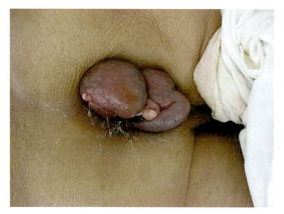

⑲ 嵌頓痔核
（p199, 図3参照）

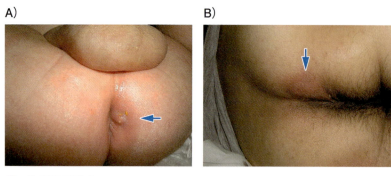

⑳ 肛門周囲膿瘍
A）乳児, B）成人（p202, 図5参照）.

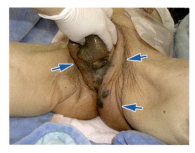

㉑ Fournier's gangrene
陰嚢から左臀部にかけて発赤が広がっている（➡）.
一部皮膚が黒く壊死している（p202, 図6A参照）.

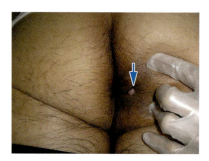

㉒ 痔瘻
（p203, 図7参照）

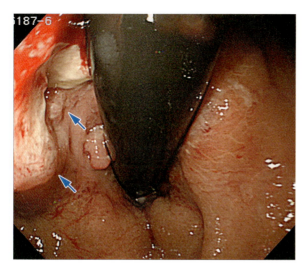

㉓ 症例の直腸癌（→）
（p203，図8参照）

第5章1 (㉔)

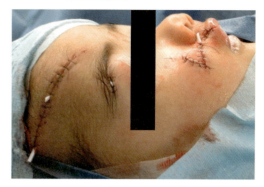

㉔ 大型犬による顔面咬傷の一例
感染リスクはあるが，美容上の配慮から，すべての傷にペンローズドレーンを留置し一期的に閉創した．小児の犬咬傷の約7割は頭頸部である（p208，図3参照）．

第5章2 (㉕〜㉗)

A)
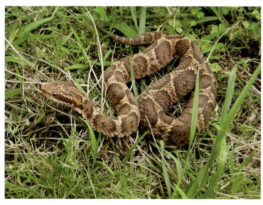

B)
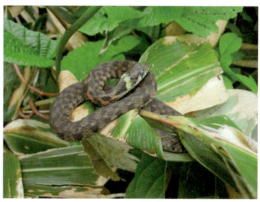

㉕ 代表的な毒蛇
見た目での判別は素人には難しい．A）ニホンマムシ．p220，文献2より転載．B）ヤマカガシ．出典：環境省「日本の国立公園 妙高戸隠連山国立公園 フォトアルバム 動植物 ヤマカガシ」（https://www.env.go.jp/park/myokotogakushi/photo/a01/post_22.html）（2024年8月20日閲覧）．（p213，図1参照）．

Color Atlas

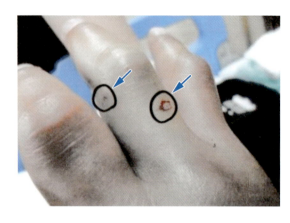

❷⓺ 牙痕のマーキング
腫脹範囲を油性マジックで囲うことで，腫脹範囲の変化がわかりやすくなる（p217，図3参照）．

A)

B)

❷⓻ 腫脹範囲を油性マジックで囲った様子
A）右指のマムシ咬傷で自力来院．受傷数時間で同側上腕までの腫脹（Grade Ⅳ）がみられる．B）▶が牙痕となり，油性マジックで腫脹範囲を囲った（▶と〇）．（p217，図4参照）．

第5章3（㉘, ㉙）

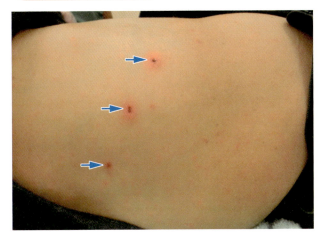

㉘ 刺し口
体幹部に3カ所あり，中心に痂皮があり周囲には紅斑を認める（p224，図1参照）．

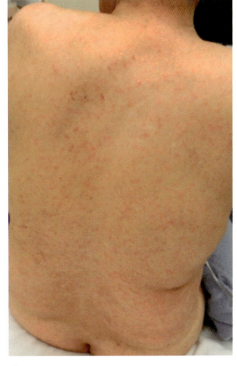

㉙ 紅色丘疹
全身に広がっており，これが前面にも散在性に広がっていた（p224，図2参照）．

第5章5（㉚〜㉜）

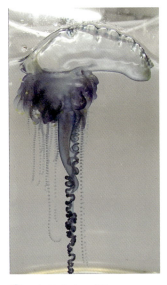

㉚ カツオノエボシ
（p237，図1参照）

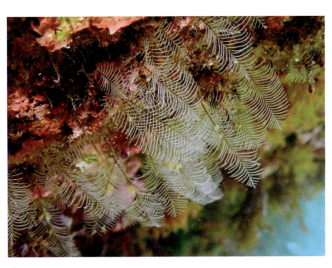

㉛ シロガヤ
p240，文献4より転載（p237，図2参照）．

Color Atlas

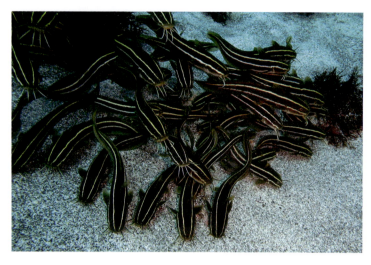

㉜ ゴンズイ
（p238，図3参照）

第6章4 ㉝

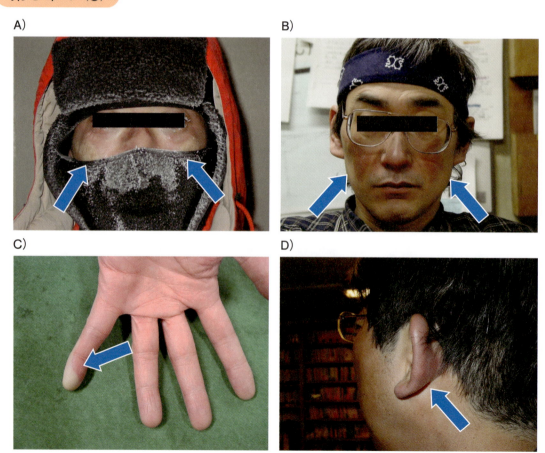

㉝ 南極での凍症
A）フェイスマスクのすき間，B）眼鏡の外側，C）指先，D）耳介．凍症は頻繁に起こる（ドームふじ基地は気温がかなり低いため）．第44次日本南極地域観測隊ドームふじ基地越冬隊（2002〜2004）（p263，図参照）．

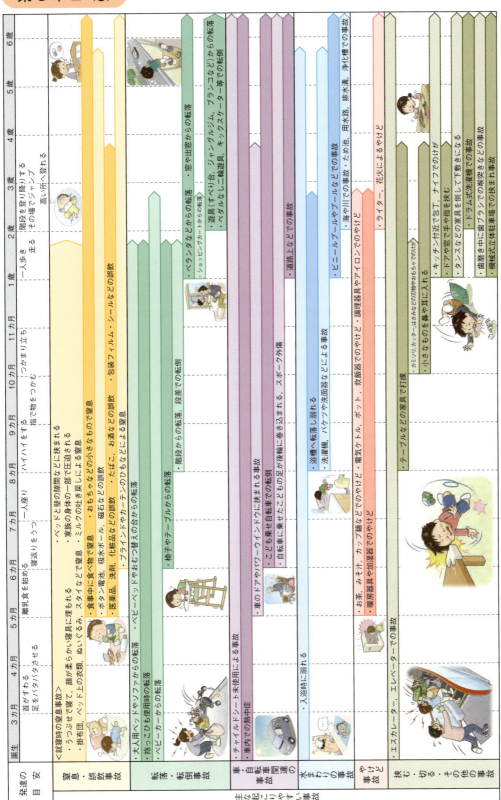

■ 執筆者一覧

■ 編　集

上山裕二	田岡病院 救急科

■ 執筆（掲載順）

政岡未紗	高知大学医学部附属病院 眼科学講座		秦　昌子	松江赤十字病院 救急部
福井智也	橋本市民病院 救急科		田邊翔太	松江赤十字病院 救急部
髙島拓也	徳島大学病院 救急集中治療科		大村健史	徳島県立中央病院 外科/救急科
小林憲太郎	国立国際医療研究センター病院 救命救急センター 救急科		川口竜助	地域医療振興協会 市立奈良病院 救急・集中治療部
濱口隼人	新百合ヶ丘総合病院 外傷再建センター		小島瑞貴	高知大学医学部 災害・救急医療学講座
舩冨裕之	東京ベイ・浦安市川医療センター 救急集中治療科		竹内慎哉	高知大学医学部 災害・救急医療学講座
八坂剛一	さいたま赤十字病院 高度救命救急センター		野島　剛	岡山大学病院 高度救命救急センター
山下貴弘	大原記念倉敷中央医療機構 倉敷中央病院 救命救急センター 救急科		藤原紳祐	国立病院機構 嬉野医療センター 救命救急センター
野村　悠	川崎市立多摩病院 救急災害医療センター/聖マリアンナ医科大学 救急医学		髙田忠明	ジャパンメディカルアライアンス/海老名総合病院 救命救急センター 救急集中治療科
重冨雄哉	光輝病院 理事長		島　幸宏	地域医療振興協会 有田市立病院
松本大賀	田岡病院 救急科		河野慶一	国立病院機構 千葉医療センター 救急科
宮道亮輔	自治医科大学 メディカルシミュレーションセンター・救急医学		釣井採香	高知医療センター 救命救急センター
浅羽　直	高知医療センター 救命救急センター		齋坂雄一	高知医療センター 救命救急センター
盛實篤史	高知医療センター 救命救急センター		西山幸子	横浜南共済病院 乳腺外科（元・第57次日本南極地域観測隊医療担当）
木下　大	徳島大学病院 整形外科		溝辺倫子	東京ベイ・浦安市川医療センター 救急集中治療科
富永経一郎	自治医科大学附属病院 救命救急センター 救急科		中瀧理仁	徳島大学病院 精神科神経科/てんかんセンター
齋藤兄治	青森県立中央病院 救命救急センター 救急部		田宗秀隆	順天堂大学医学部 精神医学講座
脇　貴洋	明石医療センター 整形外科		加藤一朗	隠岐病院 産婦人科
松井健太郎	帝京大学医学部 整形外科学講座 外傷センター		道味久弥	大阪府立病院機構 大阪急性期・総合医療センター 高度救命救急センター
岩本康平	香川県立中央病院 救命救急センター		丸山朋子	大阪府立病院機構 大阪急性期・総合医療センター 小児科・新生児科
中西嘉憲	中林病院 内科		田中　拓	川崎市立多摩病院 救急災害医療センター
西尾美紀	四万十市立市民病院 内科			

レジデントノート増刊

新版
マイナーエマージェンシー

いざというとき慌てない!!

針が刺さった、餅がつまった、動物に咬まれたなど
慣れない症候に対応するための
自分がやるべきこと・専門医へのつなぎ方

上山裕二／編

第1章 頭・首

1. 頭が痛い① 急性緑内障発作

政岡未紗

> ●Point●
> ・主訴が頭痛だけでも緑内障発作を疑うことが重要
> ・基本的な眼所見のとり方を理解する必要がある
> ・眼科医が来るまでにできることを理解する

はじめに

　急性緑内障発作とは，原発閉塞隅角緑内障や原発閉塞隅角症の患者さんに生じやすく，隅角の閉塞が急激に発生した場合に急激に眼内圧が上昇し，眼痛，頭痛，嘔吐などの症状を起こす（図1）．放置すると失明に至るため，眼科救急疾患の1つとされている．しかし患者さんの訴えも，眼症状より頭痛，嘔吐などの訴えが強く，しばしば見逃されてしまうことがある．また疑ったものの何をしてよいのか困ってしまうこともある．

> **症例**
> 　70歳代女性．主訴は頭痛．
> 　朝から左眼に薄い膜が張ったような感じがあった．20時頃より，両こめかみにズキズキする痛みが出現した．痛みが出てから左眼が万華鏡のように見えるようになり，22時30分頃ERを受診した．

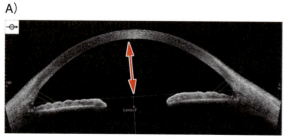 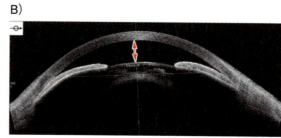

図1　正常の隅角（A）と狭隅角（B）

表　二次性頭痛の鑑別例

全身性疾患	頭蓋内病変	頭蓋外病変
発熱	脳血管疾患	緑内障発作
中毒（一酸化炭素中毒など）	脳内感染症	巨細胞性動脈炎（側頭動脈炎）
高血圧	脳腫瘍	副鼻腔炎

致死的な疾患：　　，失明する疾患：　　，見逃してはならない疾患：赤字

1. （専門医を呼ぶ前に）自分でやるべきこと

眼科での診療録の記載方法は基本的には他科と同様であり，主訴，現病歴，既往歴，内服薬，他覚所見をきちんと記載すればよい．特に眼疾患のほとんどの場合は，所見により診断が確定するため，**正確な所見を記載し，後に他の人が見てもわかるようにすることが重要**である．

眼科の基本的な診察は，視力検査，眼圧検査，細隙灯顕微鏡検査，眼底検査であるため，眼科専門医ではない医師は病歴聴取や身体所見に頼らざるを得ないことが多い．そのため，**病歴聴取，身体所見のポイントをきちんと理解し，専門科にコンサルトすることが必要**となってくる．また，文章での詳細な記載は重要であるが，スケッチや写真撮影を勧める．

1 鑑別疾患

頭痛をきたす疾患は，**外傷性頭痛，一次性頭痛，二次性頭痛**に分けられる．一次性頭痛には，片頭痛，緊張型頭痛，群発頭痛が含まれる．二次性頭痛には，発熱，中毒（一酸化炭素中毒など），高血圧などの全身性疾患から脳出血，脳腫瘍などの**頭蓋内病変**，副鼻腔炎や本稿で記載する緑内障発作などの**頭蓋外病変**，とさまざまな鑑別があげられる（表）．そのなかで絶対に見逃してはならない疾患に緑内障発作が含まれる．

2 初期評価

隅角閉塞による急激な眼圧上昇を起こすため，視力低下（角膜浮腫，散瞳に伴う），霧視（いわゆるピンぼけ），虹視症（光の輪や7色の虹が見える），眼痛などの自覚症状が強い．眼痛や視力低下の訴えがあれば，はじめから慎重に瞳孔を評価するだろうが，嘔気・嘔吐，頭痛などの眼科以外の主訴で救急受診する場合も少なくない．**主訴が頭痛だけでも緑内障発作を念頭におくことは重要**である．

また急性発作に先立って一過性に霧視，虹視など間欠的発作症状を経験している例も多い．

> ●**一般的な眼科診察での病歴聴取/視診のポイント**
> ・**痛み**
>   発症のしかた（急性/慢性），性質，何をしているとき/いつが一番痛いか，持続時間（間欠的/持続的），どの部位が一番痛いか，左右差はあるか
> ・**随伴症状**
>   視力低下（指数弁，手動弁，光覚弁など），霧視，虹視症，羞明，視野欠損，複視，変視（物がゆがんで見える），流涙，眼瞼下垂，異物感，眼球運動障害など
> ・**嘔気・嘔吐**
> ・**既往歴，家族歴，眼鏡・コンタクトレンズ歴**

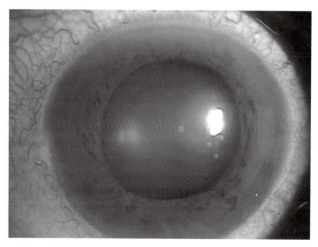

図2　急性緑内障発作を起こした眼
毛様充血あり，瞳孔中等度散大（5 mm），対光反射消失，
軽度角膜混濁あり（Color Atlas①参照）．

3 身体所見（眼所見）をとる

　急性緑内障発作に対して，**視診は最も重要**である．特に認知症の方は，主訴がはっきりとしないことも多いため，正確な眼所見をとれるようになっておきたい．
　眼は2つあるため，左右を比較しながら観察する．
　急性緑内障発作の特徴的な所見は，①**結膜充血**（毛様充血：角膜周囲の充血が強い），②**中等度散瞳**，③**対光反射の遅延・消失**，④**角膜混濁**，である（図2）．しかし，4つすべてが認められることは少ない．
　また急性緑内障発作を疑ったのならば眼圧を測定したい．簡易型ノンコンタクト眼圧計が救急外来や眼科外来にあるならば，積極的に測定することを勧める．急性緑内障発作は，眼圧は40〜80 mmHgまで上昇する（日本人の正常眼圧範囲は10〜20 mmHgである）．眼圧計がない場合，不確実な方法であるが，患者さんに閉眼または下方を見させて上眼瞼の上から両手の人差し指で眼球を交互に押して，その硬さを感じとって推測することができる（指圧法）．

> ●**一般的な眼所見をとるときのポイント**
>
> **眼位**：眼球の位置をみる〔急性緑内障発作は眼位は正位（眼位の変化はなし）〕
> **眼瞼**：腫脹や下垂があるか，皮膚所見の有無などを観察する
> **眼球**：外傷所見，結膜充血，結膜下出血，結膜浮腫，前房出血などを観察する
> **眼球運動**：4方向（上下左右），可能であれば8方向（上下左右，斜め方向）観察する（急性緑内障発作時は眼球運動障害なし）
> **瞳孔**：瞳孔の大きさ，形，左右差を観察する．ペンライトを用いて対光反射を観察する

2. 専門医を呼ぶべきか，呼ぶタイミング

　医療面接と身体診察を行い，急性緑内障発作を疑う場合は緊急で眼科医をコール，もしくは眼

科医のいる医療機関へ転送する必要がある．急性緑内障発作はすぐに適切な治療が行われないと数日，状況によっては一晩という短い期間で失明する可能性がある．

3. 専門医を呼べない，または専門医が来るまでにできること

眼科医が診察するまでに時間がかかるようであれば，救急外来で迅速に眼圧を下げる処置をする必要がある．呼べない場合は，先述したように眼科医のいる医療機関へ転送する．

1 高浸透圧薬の点滴静注

1）D-マンニトール

> 20％マンニトール注射液，1回1.0〜3.0 g/kgを全開で点滴静注

眼圧が最低値に達するのは60〜90分後で，眼圧下降の持続時間は4〜6時間である．マンニトールは腎排泄であり，急性腎不全をきたすことがあるため，**腎機能障害がある患者さんに投与する場合は注意するとともに，短時間間隔でのくり返し投与などは控えるべきである**．また，利尿作用が強いため，受診前に嘔吐をくり返し脱水となっている患者さんに対しては脱水を助長するので注意が必要である．

2）グリセオール®

> グリセオール®注，1回300〜500 mLを全開で点滴静注

点滴開始から30〜135分で最低眼圧に達し，眼圧降下の持続時間は約5時間である．グリセオール®は代謝過程でブドウ糖を生じ，また1 Lあたり637 kcalのエネルギーを有することから，**糖尿病患者への投与には注意が必要である**．

2 内服

1）アセタゾラミド（ダイアモックス®）

> ダイアモックス®錠，1回10 mg/kg（250〜1,000 mg），経口投与

高浸透圧薬の点滴がないときに選択する．
房水の産生を減らし，眼圧を下げる働きがある．ただし，嘔気・嘔吐のため内服ができない症例に対しては静脈内投与や，血管確保が困難な場合には**筋肉内注射も可能である**．

症例の続き

【既往歴】高血圧，糖尿病予備群，頭痛持ち（1カ月に数回頭痛がみられる）
【内服】ニフェジピン錠
【生活歴】飲酒なし，喫煙なし
【来院時現症】

脈拍：72回/分，血圧：139/98 mmHg，体温：36.5℃，GCS：15（E4V5M6）
頭部外傷の既往なし，肩こりによる頭痛あり
両側頭部にズキズキする痛みがあるが拍動性はなし，痛みが生じてからは常に痛い
眼痛なし，嘔気・嘔吐なし
視力：左眼は指数弁程度
視野：明らかな視野障害の訴えなし
眼位：正位
眼瞼：明らかな異常所見なし
眼球：結膜浮腫あり，軽度結膜充血あり
眼球運動：8方向制限なし
瞳孔：右3 mm/左3.5 mm，左眼の対光反射は減弱〜消失
眼圧：眼圧計がなかったため指圧法を施行したところ，左眼球がやや硬く，その際に圧痛あり

【診断】
左眼急性緑内障発作疑い

【処置】
眼科医の救急コール．20分程度で来院してくれる．20％マンニットール注射液300 mL（60 g）を30分程度で投与開始．

【眼科医診察】
眼圧（Goldmann圧平眼圧計）：右26 mmHg，左70 mmHg以上
細隙灯顕微鏡検査，隅角検査，眼底検査を施行後，緊急でレーザー虹彩切開術が施行された．
その後，ダイアモックス®錠250 mg（1回2錠，1日1回，夕食後），ラタノプロスト（キサラタン®）点眼液0.005％ 2.5 mL 1本（1回1滴，1日1回，眠前），チモロール点眼液0.5％ 5 mL 1本（1回1滴，1日2回，朝夕），ピロカルピン（サンピロ®）点眼液2％ 5 mL 1本（1回1滴，1日数回）を処方され入院となった．近日，予定白内障手術を行った．

4. こんなときは要注意

閉塞隅角患者に散瞳薬や抗コリン薬を投与すると急性緑内障発作を起こす可能性があるため，注意が必要である．

おわりに

急性緑内障発作は緊急疾患であり，迅速な対応が求められる．可能な限り正確な所見をとり，緊急処置を行い，専門医へつなげることができれば予後は良好である．

参考文献・もっと学びたい人のために

1) 「緑内障診療ガイドライン 第5版」（日本緑内障学会緑内障診療ガイドライン改訂委員会/編），日本緑内障学会，2022 https://www.ryokunaisho.jp/guidelines/（2024年8月閲覧）
2) 「病気がみえる vol.12 眼科」（村田敏規，他/監，医療情報科学研究所/編），p190，メディックメディア，2019
3) 「眼科当直医・救急ガイド」（眼科診療プラクティス編集委員/編），pp22-25，pp264-265，文光堂，2004

プロフィール

政岡未紗（Misa Masaoka）
高知大学医学部附属病院 眼科学講座
『目は口ほどにものを言う』というだけあり，眼を観察することで全身疾患の診断の助けになることもあります（本来のことわざの意味は違いますが）．眼科は診断から治療まで自科で完結できるのも魅力の1つかと思います．

第1章 頭・首

2. 頭が痛い②
片頭痛

福井智也

> **Point**
> ・片頭痛の診断には，POUNDing を活用しよう
> ・二次性頭痛に注意！SNNOOP を確認する
> ・治療薬は何から始める⁉

はじめに

　片頭痛は片側性，拍動性，日常生活の制限を特徴とする頭痛であり，悪心・嘔吐などの消化管症状や光・音過敏を伴うことが知られている．20〜40歳の女性に多いとされており，全世界の有病率は14％に至ると推定されている[1]．本邦においても片頭痛の年間有病率は8.4％であり，最も有病率の高い30歳女性においては20％に達するとの報告がある[2]．
　片頭痛のメカニズムに関しては不明な点も多いが，頭痛発作には神経ペプチド（カルシトニン遺伝子関連ペプチド，下垂体アデニル酸シクラーゼ活性化ポリペプチドなど）が関与していることが知られている．

> **症例**
> 　30歳代の女性，頭痛を主訴に来院．頭痛は20歳代の頃からあるが，市販の鎮痛薬で改善していた．症状はギザギザしたものが見えた後に，ズキズキとした痛みが出現する．痛みは発症から1時間でピークとなり，頭痛がひどくなると悪心を伴い，動けなくなるほどであった．鎮痛薬を切らしてしまい，薬の内服ができなくても1〜2日くらいで頭痛は改善していた．
> 　半年ほど前から月に1回同様の頭痛が起こっていたが，市販薬で頭痛が改善しなくなっていた．来院する1カ月前に別の病院を受診し，CT検査で異常がなく片頭痛だろうと言われNSAIDsを処方されていたが，NSAIDsが効かなかったため受診した．
> 　身長160 cm，体重50 kg，バイタルサインに特記する異常なし，一般身体所見・神経学的診察ともに異常なし．診察中もずっと横になってうずくまっている．
> 　この患者さんは本当に片頭痛だろうか？次の検査，治療はどうしたらよいだろうか？

表1　片頭痛の病歴聴取はPOUNDing

P	Pulsatile quality（拍動性）
O	4〜72 hOurs（4〜72時間続く）
U	Unilateral location（片側性）
N	Nausea/vomiting（吐き気）
D	Disability intensity（日常生活に支障）

文献4より引用

1. （専門医を呼べるとしても）自分でやるべきこと

1 片頭痛の診断を正しく行えるか

　救急外来での頭痛診療において最も重要なことは，**二次性頭痛**〔特にSAH（subarachnoid hemorrhage：くも膜下出血）〕を正しく診断・除外することである．
　以下の項目に注意し，適切な検査が行えるようにする．

1）片頭痛の診断にはPOUNDingを活用しよう！

　過去の報告では救急外来を受診する一次性頭痛患者の90％以上が片頭痛であったが，救急外来で片頭痛と診断されたものは30％程度であり，ほとんどの患者さんにおいて片頭痛の特異的治療を受けるに至っていない．
　患者さんは救急外来を受診するほどに困っている状態であり，早期に診断し症状の緩和を行うことが救急外来での役目となる．
　片頭痛を疑う患者さんの病歴聴取としては**POUNDing**が有名だ[3]．**表1**に示す5項目の質問事項のうち4項目以上を満たせばLR（likelihood ratio：尤度比）が24，3項目を満たせばLRは3.5，2項目以下ではLRは0.41と報告[3]されている．

> ●ここがポイント
> ・頭痛診療では病歴聴取が最も重要！
> ・POUNDingで4項目以上陽性であれば片頭痛と診断できる！

2）やっぱり怖い二次性頭痛！ red flagを確認せよ！

　頭痛診療をしていると，片頭痛らしい病歴だが本当に二次性頭痛が隠れていないのか？ このまま画像検査を行わずに診断してしまってよいのであろうか？ 頭痛があれば全員に画像検査を行う必要があるのだろうか？ などなど悩みは尽きない．
　そこでPOUNDingとともに確認しておきたいのが，**二次性頭痛を疑うred flag**である．重要な聴取項目として**SNNOOP10リスト**として過去に紹介されており[5, 6]，**表2**に重要なものを抜粋する．このどれかに該当するものがあれば，画像検査を追加することを検討する．
　二次性頭痛の原因となる疾患を**表3**に示す．
　また，SAHに対する重要な聴取事項として，**雷鳴頭痛**がよく知られている．雷鳴頭痛はバットで殴られたような突然発症する強い頭痛といわれていることも多いが，よりSAHらしい病歴を拾うのであれば，『**発症から10分以内に痛みのピークまで達する頭痛**』と表現した方がよいであろう．
　患者さんに病歴聴取するときも，『突然の頭痛ですか？』よりも『頭痛が起こったときに何をしていましたか？』などの質問にした方が有用だ．

表2　SNNOOP10

S	Systemic symptoms including fever	発熱を含む全身症状
N	Neoplasm in history	悪性新生物の既往
N	Neurologic deficit or dysfunction	神経症状，意識障害
O	Onset of headache is sudden or abrupt	突然発症の頭痛（雷鳴頭痛）
O	Older age	50歳以降に新規発症
P	Pattern change	パターンの変わった頭痛
	Positional headache	姿勢によって変化する頭痛
	Precipitated by sneezing, coughing, or exercise	くしゃみ，咳，運動によって誘発される頭痛
	Pregnancy or puerperium	妊娠中もしくは産褥期
	Posttraumatic onset of headache	外傷後に発症した頭痛

文献5を参考に実臨床で出会うものを選んで作成

表3　二次性頭痛の原因疾患

くも膜下出血	髄膜炎・脳炎
椎骨動脈解離	脳梗塞
子癇	脳出血
下垂体出血	側頭動脈炎
静脈洞血栓症	脳腫瘍
外傷後（硬膜下血腫）	緑内障
可逆性脳血管攣縮症候群	

追加して，**作業を中断せざるを得ないほどの頭痛**だったかどうかも重要な聴取事項になる．

● ここがポイント
頭痛の発症時刻をはっきり言える人はキケン！

2 片頭痛の前兆について

前兆は約30％の片頭痛患者に認められる．典型的な前兆症状としては視覚異常（星または瞬き，ジグザグ，視野欠損）がほとんどであるが，他にも片側の上下肢・顔面の感覚障害，失語，めまいなどがある．また，特殊な片頭痛として脳卒中様の症状を前兆とする片頭痛も存在する（脳幹性前兆を伴う片頭痛，片麻痺性片頭痛など）．

前兆は徐々に起こり5〜60分継続し可逆性である．前兆中もしくは前兆後に頭痛が出現するが，前兆のみで頭痛が出現しないこともある．

2. 片頭痛の薬物療法

1 鎮痛薬について

片頭痛の急性期薬物治療として，**step care（段階的治療）**と**stratified care（層別治療）**という考え方が提唱されている．step careは片頭痛患者に対して，まずはアセトアミノフェンやNSAIDs

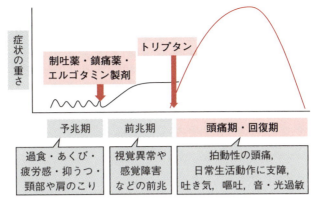

図　片頭痛の経過と内服タイミング
文献4より引用

のような安価で比較的安全な薬剤から使用し，治療が奏効しない場合にトリプタンなどの高価でより片頭痛に特異的な薬剤を使用する考え方である．対してstratified careは片頭痛による支障度に応じて，薬剤を選択する方法である．

　2時間後の頭痛改善や頭痛による障害時間軽減の観点からは，**stratified careが推奨**されている[7]．具体的には，
・軽〜中等度の頭痛：NSAIDs
・中等度以上の頭痛 or NSAIDsに反応しない頭痛：トリプタン
・トリプタン単独で効果がない頭痛：トリプタン＋NSAIDs
　とされている（**処方例**も参照）．

　また，**トリプタンは内服のタイミング**も重要とされている．最もトリプタンが効果を発揮するのは，**頭痛が発症してから1時間以内**である（図）．前兆期に使用しても効果は乏しく，さらに治療が遅れてallodynia※が出現してしまってからの内服になっても効果は乏しくなる．

※allodynia（異痛症）：通常痛みを感じないような軽微な刺激でも痛みを感じてしまう感覚異常．頭や髪を触られるだけでも強く痛がる．

●ここがポイント
・『まずアセトアミノフェン，NSAIDs』ではなく，症状に応じて薬剤を選択する．
・トリプタンを処方するときは内服のタイミングを説明する！

2 制吐薬について

　片頭痛は悪心・嘔吐などの消化器症状を伴うことが多く，制吐薬も治療に使用される．特に**メトクロプラミドの静脈内投与**は鎮痛作用もあることが報告[8]されており，使用が推奨されている．ただし，メトクロプラミド単剤ではなく**鎮痛薬との併用**が推奨されている（**処方例**も参照）．

> ●処方例
> ・軽～中等度の頭痛：
>   ロキソプロフェンナトリウム水和物60 mg（ロキソニン®）1回1錠　頓用　連続使用時は6時間以上空けて内服
> ・中等度以上の頭痛 or NSAIDs に反応しない頭痛：
>   スマトリプタン50 mg（イミグラン）1回1錠　頓用　頭痛発症後早期に内服
>   効果不十分の場合には2時間後に1錠追加内服可能　1回2錠　1日4錠まで追加可能
> ・トリプタン単独で効果がない頭痛：
>   トリプタンとNSAIDsを併用
>
> ・制吐薬：
>   メトクロプラミド10 mg（プリンペラン®）1回10 mg　ゆっくり静注
>   ※必ず鎮痛薬と併用

3. 専門医を呼べない状況ならどうするか

　二次性頭痛を示唆する病歴がないことを丁寧に確認する．片頭痛の診断となれば上記の処方を先述のstratified careに基づいて処方し，後日の外来受診を勧める．

4. こんなときは要注意

1 CTで見つからないSAHがある!?

　意識が清明な患者さんであれば，発症して6時間以内の頭部CT検査によってSAHをほぼ確実に除外できるといわれている．ただし発症からの時間が経過するごとにCTの検出感度は低下していく．また，貧血の合併（ヘモグロビン＜10 g/dL）によってもCTの検出感度が落ちることが知られている．

　以下の症状があり，雷鳴頭痛などSAHを強く疑う病歴があれば別の追加検査を考慮せよ！

・発症から6時間以上経過
・貧血の合併（ヘモグロビン＜10 g/dL）
・頸部痛
・意識障害
・神経症状

　従来，頭部CTの次点で腰椎穿刺がSAHの診断目的に推奨されていたが，手技の難易度に比して検出率が4％程度とかなり低い．施設により制限はあるが，動脈瘤の評価やその他の二次性頭痛の原因も検出できるMRI/MRA撮影を行うことが望ましい．

- **●ここがピットフォール**
  頭部CTで所見がなくても油断しない！ やっぱり病歴聴取が大事！

2 トリプタンの禁忌に注意

トリプタンは片頭痛診療のキードラッグであるため，片頭痛の治療介入として適切に使用される必要がある．トリプタンは血管収縮作用をもつ薬剤のため，下記の場合は禁忌となり使用できない．

- ・虚血性疾患（心臓，脳，末梢血管）をもっている場合
- ・外眼筋麻痺性／片麻痺性／脳幹性前兆を伴う片頭痛
- ・エルゴタミン製剤を使用している場合
- ・コントロールされていない高血圧症
- ・SSRI（selective serotonin reuptake inhibitor：選択的セロトニン再取り込み阻害薬）との併用（セロトニン症候群を起こす可能性あり）

また，雷鳴頭痛を呈す疾患として知られているRCVS（reversible cerebral vasoconstriction syndrome：可逆性脳血管攣縮症候群）に対しては病態を悪化させるため禁忌とされている．
※後述のAdvanced Lectureを参照

トリプタンを使用できない患者さんに対して，セロトニン受容体作動薬やカルシトニン遺伝子関連ペプチド受容体拮抗薬の開発が進められている．中〜重度の片頭痛患者に対してカルシトニン遺伝子関連ペプチド受容体拮抗薬の頭痛出現前の内服が約半数の頭痛出現を抑制したとの報告も出ており[9]，本邦においても新規承認薬が増えてきている．

5. 患者さんを帰す際の注意事項

薬剤だけに頼らず**生活指導を行うことも重要**だ．生活習慣の是正が片頭痛の再発を予防できる可能性があり，下記の事項を指導することが肝要である．

- ・良好な睡眠をとる．
- ・規則正しい食生活を行う．
- ・定期的な運動を行う．
- ・頭痛のトリガーを避ける（ストレス，絶食，アルコールなど）

Advanced Lecture

■ RCVS（可逆性脳血管攣縮症候群）について

RCVSは中年女性に多く，数日〜数週にわたってくり返す頭痛を起こすため片頭痛と誤診されやすい．また，RCVS患者の**30％**に**片頭痛が既往**にあることが知られている．片頭痛との明確な

鑑別点は**雷鳴頭痛**を伴うことである．

　頭痛の原因は脳血管の無秩序な拡張と攣縮によるものとされており，血管収縮を起こす**トリプタンは禁忌**となる．頭痛のトリガーとして交感神経の過活動を誘発させる入浴・シャワーや性行為などがあげられる．

　MRAで特徴的な血管攣縮像を認めることがあるが画像所見は正常なことが多く基本的に病歴で診断される．治療法は確立していないがCa拮抗薬が有効との報告[10]がある．

おわりに

　頭痛診療は掴みどころがなく，かつ重篤な疾患が隠れていることがあるため，非常に難しく忌避している人も多いと思う．本書のtipsが，皆さんにとって少しでも日々の診療の一助となり，自信となれば幸いだ．

　怖がらずに，まずは丁寧な病歴聴取から！　始めていってほしい．

引用文献

1) Stovner LJ, et al：The global prevalence of headache：an update, with analysis of the influences of methodological factors on prevalence estimates. J Headache Pain, 23：34, 2022（PMID：35410119）
2) Sakai F & Igarashi H：Prevalence of migraine in Japan：a nationwide survey. Cephalalgia, 17：15-22, 1997（PMID：9051330）
3) Detsky ME, et al：Does this patient with headache have a migraine or need neuroimaging? JAMA, 296：1274-1283, 2006（PMID：16968852）
4) 乙宗佳奈子：頭が痛い② 片頭痛．レジデントノート，19：1297-1303，2017
5) Do TP, et al：Red and orange flags for secondary headaches in clinical practice：SNNOOP10 list. Neurology, 92：134-144, 2019（PMID：30587518）
6) García-Azorín D, et al：Sensitivity of the SNNOOP10 list in the high-risk secondary headache detection. Cephalalgia, 42：1521-1531, 2022（PMID：36003002）
7) Lipton RB, et al：Stratified care vs step care strategies for migraine：the Disability in Strategies of Care（DISC）Study：A randomized trial. JAMA, 284：2599-2605, 2000（PMID：11086366）
8) Eken C：Critical reappraisal of intravenous metoclopramide in migraine attack：a systematic review and meta-analysis. Am J Emerg Med, 33：331-337, 2015（PMID：25579820）
9) Dodick DW, et al：Ubrogepant for the treatment of migraine attacks during the prodrome：a phase 3, multicentre, randomised, double-blind, placebo-controlled, crossover trial in the USA. Lancet, 402：2307-2316, 2023（PMID：37979595）
10) Singhal AB：Reversible cerebral vasoconstriction syndrome：A review of pathogenesis, clinical presentation, and treatment. Int J Stroke, 18：1151-1160, 2023（PMID：37246916）

参考文献・もっと学びたい人のために

1) 「頭痛の診療ガイドライン2021」（日本神経学会，他/監，「頭痛の診療ガイドライン」作成委員会/編），医学書院，2021
https://www.jhsnet.net/pdf/guideline_2021.pdf（2024年8月閲覧）

プロフィール

福井智也（Tomoya Fukui）
橋本市民病院 救急科（救急・IVR・フライトドクター）
自治医科大学を卒業後，故郷の徳島県で勤務した後に縁があって和歌山県で生活しています．現在は二次救急病院である橋本市民病院の救急外来で勤務しています．一次から三次救急まで幅広く診療しつつ，救急IVR医としての修練やフライトドクターの経験も積ませていただいており，非常に充実した日々を過ごしています．

第1章 頭・首

3. 脳震盪
いつから運動させるか

髙島拓也

● Point ●

- 脳震盪は頭部外傷に伴う精神状態の変化を指す
- 脳震盪の診断において他の頭蓋内病変を見逃さないことが重要である
- セカンドインパクト症候群や震盪後症候群に留意する
- 脳震盪後の運動は，段階的復帰プログラムに則して実施する

1. 脳震盪の概要と症例

　脳震盪は**頭部への衝撃や加速度が加わることで生じる疾患**であり，特にコンタクトスポーツや格闘技での発症率が高い[1]．米国神経学会は「意識消失の有無にかかわらず，外傷によって引き起こされる精神状態の変化」と定義している[2]．脳震盪の症状としては頭痛やめまいが多いが，健忘や嘔気，見当識障害など多岐にわたる（表1）[3]．急性期は十分な安静が必要であるが，仮に脳震盪からの回復途上で頭部への刺激がくり返されると，**セカンドインパクト症候群**といった致命的な合併症の他，**脳震盪後症候群**などの中長期的な合併症をきたす可能性がある[4]．これらの合併症を防ぐためにも，症状が完全に消失した後に段階的復帰プログラム（graduated return to

表1　脳震盪の症状と有病率

脳震盪の症状	有病率（%）
頭痛	93
めまい	75
集中力の低下	57
見当識障害	46
視力障害，光覚過敏	38
嘔気，嘔吐	29
眠気	27
健忘	24
聴覚過敏	19
耳鳴り	11
焦燥感	9

文献3より作成

表2　段階的復帰プログラム（GRTP）

ステップ	具体的な活動	目標
①安静	日常運動（歩行など）	仕事／学校の日常生活を段階的に再開する
②軽い有酸素運動	最大心拍数の70％以下での，エアロバイクや少し早いウォーキング	心拍数の増加
③スポーツに関連した運動	頭部への衝撃のリスクがない個人トレーニング	加速度や遠心力の負荷
④接触プレーのない練習	接触の起きない範囲で高強度のチームトレーニング	実際の練習での負荷，協調運動や認知機能への負荷
⑤接触プレーを含む練習	通常のトレーニング	自信の回復，パフォーマンスの評価
⑥協議復帰	試合復帰	回復

GRTP：graduated return to play
段階的競技プログラムは受傷後24〜48時間安静の後に症状が消失してから取り組む．各段階にはそれぞれ最低24時間以上かけ，症状の増悪や再燃が認められれば前の段階に戻る．筋力トレーニングは最短でも段階③か④まで待つ．成人では10〜14日以上，小児では1カ月以上症状が遷延する場合には，脳振盪管理に精通した専門医にコンサルすべきである[5]．
文献5, 6を参考に作成

play：GRTP）（表2）に則ったリハビリを進めることが重要である[6]．特に，アスリートは競技復帰への焦りやプレッシャーから十分な安静をとらないまま無理に競技に復帰し，症状を増悪させるケースも見受けられる．重症化を防ぐためにも**本人や周囲に十分な情報提供を行い，協力して治療を進めること**が重要である．本稿では，脳震盪の基本的な知識と対策，注意点について述べる．

症例

高校3年生の男性．ラグビー部の主将．大会直前の夜間練習試合で強いタックルを受け，側頭部を打撲した．一過性の意識消失があり，頭痛とめまい，軽い嘔気を自覚した．現場にて顧問の先生により，SCAT5（sport contact assessment tool 5）[5]による評価を受けた．その結果，脳震盪が疑われ，顧問の先生に付き添われ，夜間救急外来を受診した．

来院時には意識清明，頭痛とめまいは自覚するも軽快傾向にあり，頭部CT検査で異常所見は指摘されなかった．担当医は，頭部打撲による脳震盪と診断した．脳震盪は再発しやすいため，受傷後少なくとも24時間は安静を保つよう指導し帰宅としたが，患者さんの練習参加への意欲は強く，翌朝より通常通りの練習に参加した．

練習中に頭痛，めまい，嘔気が出現したため，再度救急外来を受診した．脳震盪の再発と診断し，本人と家族に丁寧な情報提供と説得を行い，経過観察入院とした．翌日には症状が完全に消失しGRTPが開始された．10日後に競技復帰することができた．

※SCAT5[5]はこちらからダウンロード可能：https://www.jstage.jst.go.jp/article/neurotraumatology/42/1/42_1/_article/-char/ja/（2024年8月閲覧）

本症例は患者さんの競技への復帰意欲が強く，早期に練習を再開したため，症状が再増悪した症例である．このまま練習を継続していれば，セカンドインパクト症候群や脳震盪後症候群を発症した可能性もあり，非常に危険な状況といえる．脳震盪に続発する合併症を防ぐためにも，帰宅させる場合には，十分な説明と本人や周囲の理解が必須である．

一方，受診までに顧問の先生がSCAT5を用いて評価し，スムーズに受診に至っている．SCAT5は受傷現場で患者さんの状態把握に適しており，各競技団体でも普及が進んでいる[5]．

本症例における脳震盪への対応としては，強いボディコンタクトによる受傷機転により一過性

表3　脳外科医コンサルトが必要な頭部CT所見

・頭蓋骨骨折，頭蓋底骨折
・1 cm以上の硬膜下/硬膜外出血
・脳底槽の圧迫やミッドラインシフトを伴う脳内出血
・広範な，もしくは脳室や後頭蓋窩に達するくも膜下出血
・1 cm以上/2カ所以上の脳挫傷
・脳浮腫
・気脳症

文献2を参考に作成

表4　頭部CT検査を考慮する状況

T	Toddler	2歳未満
R	Repeated vomiting	頻回の嘔吐
A	Acceleration of headache	増強する頭痛，激しい頭痛
U	Unknown mechanism	受傷機転不明
M	Multiple trauma	多発外傷
A	Amnesia	健忘（V4の混乱した会話）の持続，30分以上の逆行性健忘
A	Abnormal neurological findings	神経学的異常
B	Battered child/Bleeding tendency	小児虐待，出血傾向
C	Convulsion	（外傷後に出現した）痙攣
D	Drug, EtOH	薬物中毒，アルコール
E	Elderly	高齢60歳以上（カナダのガイドラインでは65歳以上）
F	Fx of skull	頭蓋骨頭蓋底骨折を疑う所見
G	GCS change	意識障害（GCS≦14），意識消失
H	High energy trauma	高エネルギー外傷

文献2,4,7を参考に作成

の意識障害を認めており，頭部CT検査にて頭蓋内病変が存在しないことを確認している．

早期の運動再開による症状の増悪もあり，安全に競技復帰するためにGRTPに則ってリハビリを行ったことも重要なポイントである．

2. (専門医を呼べるとしても) 自分でやるべきこと

脳震盪は救急外来で頻繁に遭遇し，walk-inで受診することが多い．脳震盪の診断においては，**頭部外傷の一般的な診察に則り，専門医の介入が必要な頭蓋内疾患（表3）を除外すること**が重要である．**受傷機転の聴取**も重要であり，症状が軽微であっても激しい受傷機転であれば頭部CTの撮影を行う[4]．頭部CT検査を考慮する基準として，"TRAUMA ABCDEFGH"（表4）がある[2,4,7]．一方，受傷機転や症状が軽微な患者さんであっても丁寧な身体診察や病歴聴取を実施し他の鑑別疾患や病変を見逃さないよう心がける．

脳震盪では，早期の運動負荷は再発のリスクを高めることが知られており，症状が消失した後

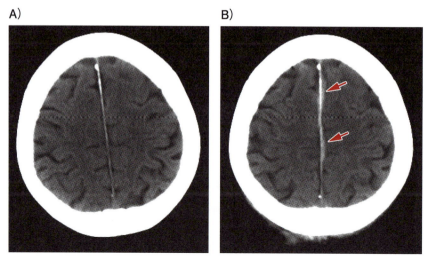

図1 スポーツ外傷による急性硬膜下血腫
A）同一患者の受傷前の頭部CT．B）受傷後の急性硬膜下血腫．→：少量の急性硬膜下血腫を架橋静脈周辺に認める．文献9より転載．

も十分な安静を維持することが望ましい．具体的には，受傷後24〜48時間は安静にし，身体が接触するような負荷の強い練習のみならず，テレビ・パソコン・ゲームといった視覚や聴覚への刺激も最小限に抑えることが望ましいとされる[2, 3]．

> ●ここがポイント：セカンドインパクト症候群！
>
> 脳震盪の重大な合併症としてセカンドインパクト症候群がある．セカンドインパクト症候群は，症状が完全に回復する前に再び頭部外傷を受けることで致命的な脳浮腫をきたすものとされている[6]．発症すると致死率は50％以上との報告もあり，神経学的な後遺症を残すことも知られている[8]．少なくとも脳震盪の回復期では，スポーツ復帰や頭部に衝撃が生じうる活動は避けるべきである[6]．

3. 専門医を呼ぶべきか，呼ぶタイミング

脳震盪そのもので緊急で専門医を呼ぶ必要はないが，頭部CTで表3の頭蓋内疾患を認めた場合や意識障害が遷延する場合には専門医に相談すべきである[2]．軽症頭部外傷の6〜10％では，頭部CTで異常所見を認めるとの報告[2]もある．特に少量の硬膜下血腫は見逃しやすいため注意を要する（図1）[9]．

4. 専門医を呼べない状況ならどうするか

急性硬膜下血腫などの頭部外傷による頭蓋内出血では，致命的な脳障害をきたす可能性が高く，早急に専門医が対応できる医療施設へ搬送するべきである[2]．表3を満たさない小さな頭蓋内出血であれば，入院して経過観察（図2）とするが，この場合でも遠隔診療などで専門医と情報共

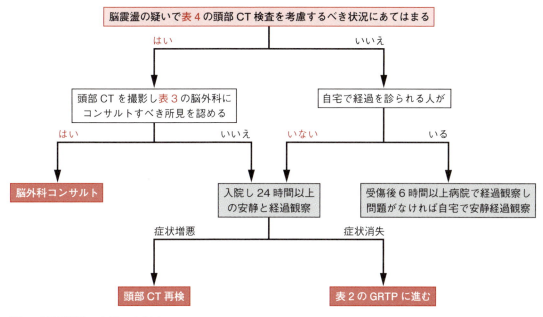

図2　脳震盪疑い症例への対応
頭部CT検査を考慮する状況であっても，症状が改善し経過観察可能な家族がいるなら十分な説明のうえ帰宅とすることが多い．文献2を参考に作成．

有できる環境が望ましい．

　脳震盪の診断で経過観察入院とする場合は，くり返し神経症状を確認し症状の増悪があれば再度頭部CT検査（図2）を行う[4]．少量の出血所見に対し経過観察入院とする場合は，初回の頭部CT撮影から2〜3時間程度でフォローCTを撮影し，出血の増大がないかを確認する必要がある．

5. 患者さんを帰す際の注意事項

　頭部CT検査を考慮する状況（表4）に該当する場合は，原則的に経過観察入院とする．脳震盪の症状が改善もしくは軽微である場合には帰宅も可能だが，近くで経過観察できる人がいない場合は入院が妥当である（図2）．帰宅とした場合でも，受傷後24時間は安静を指示し，単独での生活は極力さける[4]．一般的な頭部外傷と同様に，症状の変動があれば直ちに医療機関を受診するよう説明する[2]．

　また，睡眠時間の確保や適切な水分・食事摂取も心がける．頭痛が強い場合には鎮痛薬の使用も検討する[1]．

Advanced Lecture

1 脳震盪後症候群

　脳震盪患者ではしばしば3カ月以上症状が持続する脳震盪後症候群をきたす．脳震盪後症候群の診断基準を表5に示す．症状の多くは数週間〜3カ月以内に消失するが，受傷後1年経過して

表5 脳震盪後症候群の診断基準

	国際疾患分類第10版（ICD-10）	精神障害の診断と統計の手引第4版（DSM-IV）
前提条件	意識障害を伴う頭部外傷歴	意識消失，健忘症または痙攣を伴う頭部外傷歴
症状	8症候のうち3症候以上 ①頭痛 ②めまい ③疲労感 ④過敏 ⑤睡眠障害 ⑥集中障害 ⑦記憶障害 ⑧ストレス・感情・アルコールの許容障害	1）注意力や記憶の認知障害 2）8症候のうち3症候以上が3カ月以上続く 　①頭痛 　②めまい 　③疲労感 　④過敏 　⑤睡眠障害 　⑥情緒障害 　⑦人格障害 　⑧無関心 3）症状が受傷後に発症か悪化 4）社会的な役割を果たす機能の障害 5）頭部外傷などに起因する認知症は除外

（Boake C, et al：Diagnostic criteria for postconcussional syndrome after mild to moderate traumatic brain injury. J Neuropsychiatry Clin Neurosci, 17：350-356, 2005 より）
文献4より転載

も，15〜25％の患者さんに症状が残存するとの報告もある[4]．

2 軽症頭部外傷におけるMRIの位置づけ

軽症頭部外傷において頭部CTで異常所見がみられない患者さんの約30％にMRIで軸索損傷が確認されたとの報告[2]もある．しかし，軽症頭部外傷の急性期においてMRIの所見によって治療内容に影響を与えることは少なく，初療の段階でMRIを撮影する意義は乏しい[4]．

おわりに

頭部外傷の診療においてまずは脳外科医の介入が必要な疾患を除外することが重要である．一方，脳震盪後には脳震盪後症候群やセカンドインパクト症候群をきたす可能性があり，スポーツ活動や日常生活への復帰に際して適切な情報提供をすることが求められる．

近年，各スポーツ団体や教育現場でも脳震盪の啓発がなされ，脳震盪後の合併症や注意点の認知度も増えてきている．一方，スポーツや教育関係者ではない方に対する啓発はいまだ不足していると感じる．患者さん本人は受傷により復帰が遅れることへの焦りがあり，諭すためには周囲の協力が必要不可欠になる．ERという限られた時間のなかで本人や周囲の人間とコミュニケーションを適切にとり，十分な情報提供を行うスキルが求められる．

引用文献

1）Bloom J, et al：Clinic-based evaluation of sports-related concussion in adolescents and adults. UpToDate, 2023
2）Evans RW & Whitlow CT：Acute mild traumatic brain injury（concussion）in adults. UpToDate, 2022

3) Meehan WP 3rd & O'Brien MJ：Concussion in children and adolescents：Clinical manifestations and diagnosis. UpToDate, 2022
4) 「頭部外傷治療・管理のガイドライン 第4版」（日本脳神経外科学会，日本脳神経外傷学会/監，頭部外傷治療・管理のガイドライン作成委員会/編，日本外傷学会/編集協力），医学書院，2019
5) 荻野雅宏，他：スポーツにおける脳振盪に関する共同声明—第5回国際スポーツ脳振盪会議（ベルリン，2016）—解説と翻訳．神経外傷，42：1-34, 2019
https://www.jstage.jst.go.jp/article/neurotraumatology/42/1/42_1/_article/-char/ja/（2024年8月閲覧）
6) Meehan WP 3rd & O'Brien MJ：Concussion in children and adolescents：Management. UpToDate, 2022
7) Vos PE, et al：EFNS guideline on mild traumatic brain injury：report of an EFNS task force. Eur J Neurol, 9：207-219, 2002（PMID：11985628）
8) Engelhardt J, et al：Second Impact Syndrome. Myth or reality? Neurochirurgie, 67：265-275, 2021（PMID：32169407）
9) 石井隆之：脳震盪 いつから運動させるか．レジデントノート，19：1304-1311, 2017

プロフィール

髙島拓也（Takuya Takashima）
徳島大学病院 救急集中治療科
救急科専門医，集中治療科専門医

救急と集中治療を専門にしていますが，どちらもコミュニケーションが大切だなと感じます．他科の先生との対話の機会も多く，患者さんや家族とも限られた時間のなかでコミュニケーションが求められます．医療の知識だけでなくコミュニケーションスキルも求められたりする，ちょっと特殊な職場ですが，皆さんも救急や集中治療に興味をもってくださると嬉しいです！

第1章　頭・首

4. 顔面骨骨折

小林憲太郎

●Point●

- 気道緊急，出血性ショックに注意
- まずは診察が大切．神経所見を含めた症状を見逃さない
- 骨折が疑われた場合は画像診断，CT検査が有用
- 頭蓋底骨折を合併していれば脳神経外科医へ即コンサルト
- 手術適応があっても待機的に行うことがほとんどであるが，外眼筋の絞扼が疑われる場合は緊急手術が考慮される

はじめに

　顔面骨骨折は頭部・顔面外傷に伴い比較的よくみられる外傷である．救急外来などでの初診時には気道緊急や出血性ショックを伴うことがあり緊急性の評価が大切であるが，その後の評価・治療方針として頭蓋底骨折のサインや複視がなければ緊急性は低く，CTによる画像診断をもとに各種専門科の治療につないでいくことが大切である．

1. （専門医を呼べるとしても）自分でやるべきこと

1 受傷機転の把握
　顔面骨骨折はコンタクトスポーツや交通外傷，他人からの暴力などさまざまな外傷が原因で起こる．受傷機転から受傷部位や受傷範囲を想定することで診察上の見落としも少なくなるはずである．

2 診察
1）緊急性の評価，処置
　顔面外傷では**気道緊急**や**出血性ショック**となることがしばしばあり，注意を要する．
　下顎部の骨折・腫脹では気道閉塞や舌根沈下が起こり，歯牙などの異物が口腔内にある場合も気道閉塞が起こりうる．また，外頸動脈系の動脈損傷を合併すると血液誤嚥による気道閉塞や出血性ショックに陥ることもあるので外傷診療の基本にしたがって**気道と循環の評価・処置を優先**する．

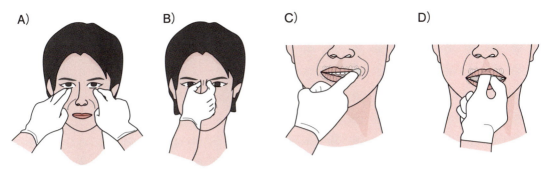

図1 顔面触診の実際
A) 眼窩周囲を中心に軽く圧迫する．B) 鼻骨をつまんで左右に動かす．C) 口腔内粘膜の連続性の確認．D) 歯牙の動揺の有無を確認．

2) 主訴
本人との意思疎通が可能であれば疼痛，知覚，視覚，聴覚や顎運動異常などの症状の有無を確認する．

3) 視診
顔面全体の腫脹，変形，出血，軟部組織損傷の有無を確認する．腫脹が強いと変形などの評価が困難となるので必ず触診もあわせて行う．

4) 触診
触診にて詳細な診察を行う（図1）．外表からは見えにくい口腔内の診察も詳細に行い，歯牙のぐらつきや粘膜面の凹凸も確認できるとよい．

5) 神経学的診察（視覚，眼球運動所見を含む）
顔面骨骨折によりさまざまな神経学的異常所見が想定されるので，詳細な診察が必要である．

●ここがポイント：診察所見で注意すべきこと

1) 眼窩部
- raccoon eye：眼窩部周囲の皮下出血のことでパンダの眼徴候とも呼ばれる．前頭蓋底骨折を示唆する所見として有名である．
- 視力障害：視力が低下していれば眼球自体の損傷もしくは視神経管損傷による視神経損傷が疑われる．あわせて対光反射も確認する．
- 複視・眼球運動障害：「ものが二重に見える」といった主訴がある場合，眼窩壁の骨折による眼球運動障害が疑われるので眼球運動の詳細な診察を行う．
- 眼瞼の腫脹が強く眼球の評価が困難そうにみえても，一度は開瞼を試みて瞳孔や眼球および眼球運動の評価を行う努力をする．

2) 口腔顎骨部
- 咬合のずれ：骨折による咬合のずれが生じることがあるが，もともと不整の場合もあるため注意を要する．
- 開口困難：疼痛による開口困難は顎関節の関節突起を含む骨折を疑うべき所見である．

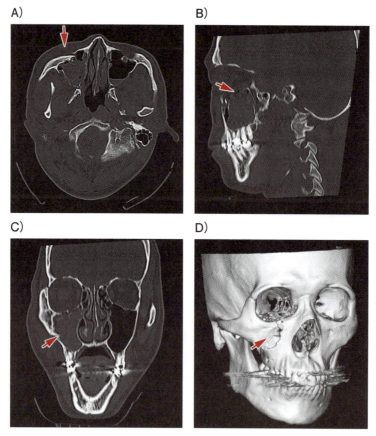

図2 頭部のCT画像
A）水平断（axial），B）矢状断（sagittal），C）前額断（coronal），D）3D．➡は骨折部位を示す．

- **舌圧子試験**：舌圧子を奥歯で咬合させ，それをひねることで疼痛がみられれば骨折の疑いがあるというもの．CT検査をgoldstandardとした検証試験にて感度95％，特異度68％，陰性的中率92％というデータがあり[1]，口腔顎骨部の骨折を疑った際にCT検査を行うか否かの判断材料として有用であると考えられる．

3）その他
- **顔面神経麻痺**：側頭骨骨折の疑い
- **三叉神経領域の知覚異常**：顔面骨骨折によって生じやすい
- **持続する鼻漏，耳漏**：頭蓋底骨折の疑い
- **歯の動揺・脱落，歯肉出血・裂創，咬合不全**：歯牙損傷に注意

3 検査（画像診断）

単純X線撮影では得られる情報が少ないため，CT検査を施行することが望ましい．画像の再構成にて水平断，矢状断，前額断，3Dでの画像評価が可能である（図2）．

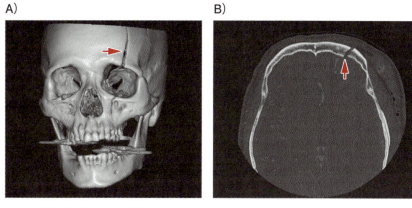

図3　前頭骨骨折のCT画像
A）3D，B）CT画像（水平断）．→は骨折部位を示す．

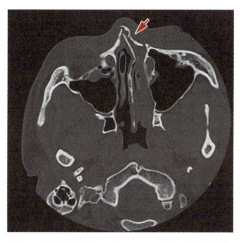

図4　鼻骨骨折（→）のCT画像（水平断）

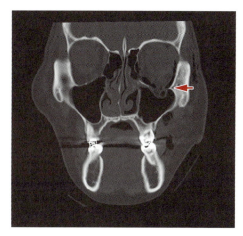

図5　眼窩吹き抜け骨折（→）のCT画像（前額断）

4 治療

1）前頭骨骨折（図3），前頭蓋底骨折
持続する鼻汁は髄液鼻漏の可能性があり，逆行性感染をきたすこともあるので注意を要する．床上安静を保つ．

2）鼻骨骨折（図4）
変形の程度や整容面を考慮して手術適応が判断される．形成外科については，受傷後1週間以内に受診すれば十分である．

3）眼窩壁骨折
眼窩縁と比べて眼窩壁は骨が薄く，いわゆる眼窩吹き抜け骨折（blow-out fracture，図5）が起こりやすい．複視の有無で治療方針が異なる（図6）．

4）頬骨骨折
三脚骨折（tripod fracture，上顎骨外側・頬骨弓部・頬骨前頭縫合の骨折）が有名である．機能・整容の面から手術適応が検討されるため，後日形成外科受診を検討する．

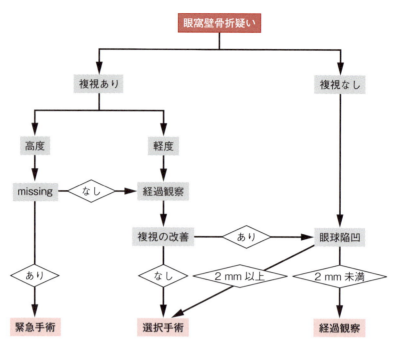

図6　眼窩壁骨折の治療：臨床症状からみたフローチャート
文献2より引用

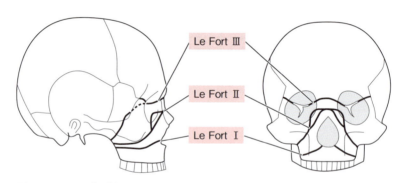

図7　Le Fort型骨折
Le Fort Ⅰ：上顎骨歯槽の上方での骨折．Le Fort Ⅱ：顔面中央部がピラミッド状に骨折．Le Fort Ⅲ：顔面頭蓋と脳頭蓋の骨性連結が離断．文献3, p153より転載．

5）上顎骨骨折

両側の上顎骨体部にまたがる骨折をLe Fort型骨折と呼び，3型に分類される（図7）が実際はこれらが複合的に骨折していることが多い．**頭蓋底骨折を伴うこともあり注意が必要である**．骨折の程度によるが頭蓋底骨折を伴っていたり，疼痛などにより経口摂取困難であることが多く入院となることが多い．入院後形成外科の診察を行う．

6）下顎骨骨折

関節突起以外の骨折は手術適応となることが多い．経口摂取可能かどうかにもよるが，近日中に口腔外科（もしくは形成外科）受診を行うよう調整する．

7）歯牙損傷

成人の歯牙は32本ある．顔面外傷に伴い歯牙が損傷を受けると破折，脱臼および亜脱臼を生じることがある．歯牙は脱臼もしくは亜脱臼しても整復にて生着する可能性があるので，脱落歯は生理食塩水，牛乳もしくは本人の唾液で保存し歯科医師に相談する（第2章3を参照）．

2. 専門医を呼ぶべきか，呼ぶタイミング

① **頭蓋底骨折がみられる場合**は即，脳神経外科にコンサルトする．もちろん頭蓋内病変の検索も必須である．
② **複視が高度であり，骨折により外眼筋が眼窩外へ突出（missing）している場合**は筋の絞扼を伴っている可能性があるので緊急手術の適応となる（図6）．早急に形成外科にコンサルトを行う．
③ その他，**顔面骨に骨折があれば主に機能・整容面での精査加療目的**で形成外科に待機的にコンサルトを行う．
④ **上下顎の骨折について，咬合不全があれば顎間固定が考慮されるので待機的に口腔外科へのコンサルトを検討したい．
⑤ **歯牙の脱臼・亜脱臼について生着の可能性**もあるので，可能であれば早期に歯科医師へのコンサルトを検討．

3. 専門医を呼べない状況ならどうするか

① **頭蓋底骨折**についてはなるべくベッドアップせず，床上安静として入院経過観察とする．
② **高度な複視を伴う眼窩壁骨折**については入院として，受傷後24時間以内に治療方針の決定（形成外科医の診察）ができるよう調整を行う．

4. 患者さんを帰す際の注意事項

① 首から上の受傷であるので，いわゆる**「頭部外傷後の注意書き」**を渡し，内容を説明する．
② **顔面骨に骨折があることを必ず説明し**，機能・整容面での専門医受診を勧める．
③ 複視，顔面の運動感覚障害，鼻漏などが今後出てくる可能性について説明し，出現時はすぐに受診するように伝える．

引用文献

1) Caputo ND, et al：Re-evaluating the diagnostic accuracy of the tongue blade test：still useful as a screening tool for mandibular fractures? J Emerg Med, 45：8-12, 2013（PMID：23490109）
2) 「頭蓋顎顔面の骨固定 基本とバリエーション─脳神経外科医・形成外科医のための1stステップ」（小室裕造，他/編），克誠堂出版，2013
3) 「外傷初期診療ガイドラインJATEC™ 改訂第6版」（日本外傷学会，日本救急医学会/監，日本外傷学会外傷初期診療ガイドライン改訂第6版編集委員会/編），へるす出版，2021

参考文献・もっと学びたい人のために

1) 「外傷専門診療ガイドラインJETEC™ 改訂第3版」（日本外傷学会/監，日本外傷学会外傷専門診療ガイドライン改訂第3版編集委員会/編），へるす出版，2023

プロフィール

小林憲太郎（Kentaro Kobayashi）
国立国際医療研究センター病院 救命救急センター 救急科
医学部6年時，徳島の地で上山裕二先生に救急医療の面白さを教えていただき救急科を志しました．その後新宿で救急医療を実践して20年になりました．上山先生とこのような形でコラボレーションできることが非常に光栄です．

第1章　頭・首

5. 追突されて首が重たい

濱口隼人

Point

- 頸部痛を訴える患者さんを診るときは，病歴聴取（受傷機転や痛みの程度），身体診察（深部腱反射など）を丁寧に行う
- X線撮影が必要かどうか検討するためにNEXUSとCCRの指標を参照する
- 外傷性頸部症候群は過度に安静にしない

1. （専門医を呼べるとしても）自分でやるべきこと：初期対応

　救急搬送であれ，walk-in（歩いてくる患者さん）であれ，どのような来院方法であっても，外傷初期診療ガイドラインJATEC™（以下，JATEC™と表記）[1]に則り初期診療を行い，primary surveyで生理学的に安定すれば，secondary surveyにて解剖学的異常がないかの診察に移る．頸部の診察はsecondary surveyで行う．なお，歩いてくる脊髄損傷（中心性脊髄損傷）もあり，walk-inでも安心してはいけない．

1 病歴聴取，身体診察

　しっかりとした会話ができるようであれば，受傷機転や痛みの程度を患者さんから聴く．患者さんが歩けても，外力の程度によっては骨折，脱臼，神経損傷を念頭におかなければならない．
　四肢の運動麻痺，感覚鈍麻のほか，paresthesiaといって正座したときのようなぴりぴりしたしびれ痛い感じがないかどうか確認する（paresthesiaは脊髄損傷を疑う）．また，一般的な神経学的所見も可能な限り行う．
　深部腱反射は必須で，亢進により脊髄圧迫を疑う．**Hoffman・Tromner・Babinski反射**などの病的反射の有無も重要である．**Jackson test，Spurling test**にて，脊髄や神経根に障害がないかどうかも確認する．

2 画像診断

　以前はJATEC™でも頸椎の診察とX線（**正面，側面，開口位**）読影が講義されていたが，現在は頸椎のX線・画像の見方についての講義は少ないと思われる．最近では生理学的安定があれば，すぐにpan scan CT撮影が可能な施設も多く，このときに頸椎もあわせて撮影することも多いのではないだろうか．
　CTは情報が多いので，X線ではわかりにくい骨折や脱臼なども見つかりやすい．ただ，sagittal

> ①後頸部正中に圧痛なし
> ②中毒患者ではない
> ③意識障害がない
> ④神経学的な異常所見なし
> ⑤注意をそらすような激痛のある外傷はない

> 鈍的外傷患者において①〜⑤をすべて満たせば，頸椎X線不要．ただし，1つでも満たさなければ撮影を要する．

図1　The NEXUS Low-Risk Criteria
NEXUS：the National Emergency X-Radiography Utilization Study．34,069人の患者データ，感度99.6％，特異度12.9％．NEXUSでは，臨床的に重要でない骨折は治療方針に影響を与えないので，頸椎X線撮影を不要と考えている．単独の剥離骨折，椎間関節にかからない単独横突起骨折，椎弓にかからない単独棘突起骨折，25％以下の圧迫骨折などは除外と考える．
文献2を参考に作成．

（矢状断）やcoronal（冠状断）ではX線の読影で使用していた読影方法を知っていた方がよいし，やはりCTの撮影がすぐにできない病院や僻地診療所では，X線の読影のしかたや診察のしかたは重要と考える（**2.** 参照）．

　診察が終わった時点で，X線撮影が必要かどうかを考えるのだが，下記に述べる2つの指標があるので紹介する．

2. X線撮影が必要かどうか

■ X線撮影が必要かどうか検討するための指標

1）NEXUS：the National Emergency X-Radiography Utilization Study[2,3]（図1）

　鈍的外傷患者においてNEXUSの5つの条件をすべて満たせば，頸椎X線不要．ただし，1つでも満たさなければ撮影を要する．

2）カナダ頸椎ルール：Canadian Cervical-spine Rule（CCR）[4]（図2）

・意識清明（GCS：15）で中毒患者ではないことが条件
・高危険因子（65歳以上，危険な受傷機転，四肢にparesthesia）がなく，低危険因子（単純な追突事故，救急室で坐位可能，歩行可能，遅発性頸部痛，頸椎正中の圧痛なし）であり，左右45°頸部を回転可能であれば頸椎X線は不要

　1），2）のうち，CCRの方が感度・特異度ともに優れているとする報告もある[5]．
　以上の2つのルールはあくまでも指標にすぎないので，判断に迷う場合は，上級医や専門医に相談すべきである．

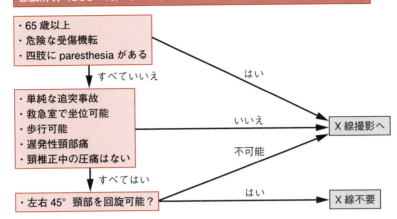

図2　カナダ頸椎ルール（Canadian Cervical-spine Rule：CCR）
8,924人のうち，1.7%の頸部外傷の患者のデータを元に作成，感度100%，特異度42.5%．
文献4より引用．

3. 頸椎固定解除基準（図3）[6]

1 正確な身体所見がとれる場合

　頸椎・頸髄損傷を疑わせる自覚所見，他覚所見，神経学的所見，受傷機転のいずれか1つがあればCTまたはX線単純撮影を行う．自・他覚所見または神経学的所見で異常所見がない場合や重篤な受傷機転がない場合は，次の手順で頸椎カラーを除去する．まず患者さんに自動的に頸椎を左右に45°程度ゆっくり動かしてもらい，痛みがあれば中止して頸椎カラーを再装着する．痛みがなく可能であれば坐位で前後屈してもらい，痛みがなければカラーを除去する．

2 正確な身体所見がとれない場合

　高エネルギーでの受傷や麻痺がある場合など脊椎・脊髄損傷の可能性がある受傷機転や所見がある場合，またアルコールや薬物摂取，中毒患者，身体部位のどこかに強い痛みがある場合〔distracting injury：気を散らす外傷（一番痛みが強い部位以外にも外傷が隠れている場合がある）〕は，頸椎CTまたは頸椎X線単純撮影を行い，頸椎カラー固定を継続する．その後再評価を行い，正確な所見がとれるようになれば前述の方法で固定を解除する．ただし，正確な身体所見がとれない場合は専門医に判断を委ねるべきである．CT単独での頸椎固定解除には議論があり，その理由はCTでははっきりしない靱帯損傷でも不安定性頸椎は存在するためである．

4. 外傷性頸部症候群の診断と治療

　診断と治療について，日本整形外科学会HP[7]に基づいて解説する．

1 症状

　交通事故などで頸部の捻挫の後，長期間にわたって頸部痛，肩こり，頭痛，めまい，手のしび

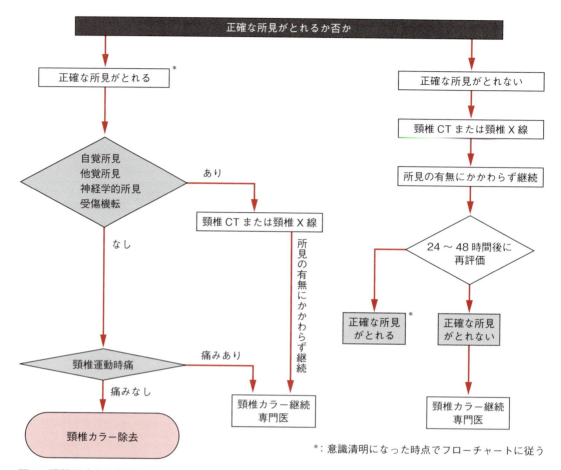

図3　頸椎固定解除基準
文献6, p170より転載

れ，などの症状が出る．X線検査での骨折や脱臼はなく，正確な診断名は，外傷性頸部症候群となる．一般的にむちうち損傷，外傷性低髄液圧症候群などといわれることもある[7]．

2 原因と病態

　受傷時に頸椎に対する損傷を避ける防御のための筋緊張により，衝撃の大きさによっては筋の部分断裂や靭帯損傷が生じる．受傷後1〜3カ月程度局所に疼痛が起こるが，この期間に局所を安静にし，常態化すると痛みが長引くことになる．また，骨折や脱臼がないのに長期にわたって頸椎カラー装着を行うと頸部痛や肩こりが長期化する原因となる[6]．

3 診断

　X線・MRIとも年齢に応じて変性変化があるが，外傷との関係はなく，骨折や脱臼がないことの確認が必要である[7]．

4 予防と治療法

1) 予防

受傷2～4週間の安静の後は痛みの長期化の予防のために頸椎を動かすことが重要となる．安静期間はできるだけ短い方がよく，ストレッチを中心とした体操をしっかり行うことが最良の治療となる[7]．

外傷性頸部症候群では，頸部痛を主症状として，頭痛やめまい，上肢のしびれ，腰痛，眼症状，顎関節痛，睡眠障害，うつ状態などのさまざまな副症状を呈する．身体診察では，首で最も太くてしっかり支えている筋肉である胸鎖乳突筋の圧痛があり，棘突起すなわち後頸部正中の圧痛はないはずだ．もしMMT（manual muscle test：徒手筋力検査）低下や感覚鈍麻・しびれ感（paresthesia含む）があれば，神経根の損傷や，頸椎椎間板ヘルニア，中心性脊髄損傷〔特に高齢者はOPLL（ossification of posterior longitudinal ligament：後縦靱帯骨化症）があることも多く，外傷を契機に症状が出現することもある〕などを疑う必要がある．外傷性頸部症候群はこれらを除外したものである．

2) 疫学調査

カナダのケベックで行われたむち打ち関連症候群（whiplash associated disorders：WAD）に対する特別調査団の報告書においても，WADの平均回復期間は31日であり，1年で回復しなかったのは1.9％に過ぎなかったと報告[8]されている．これらの結果から外傷性頸部症候群の諸症状のほとんどは一時的なものであり，永続的障害はほとんど残さず一定期間で回復するものと考えられている．

3) 治療法

外傷性頸部症候群は，**骨折や神経学的異常所見を呈さないで頸部痛を訴える病態**である．その治療法は，頸部に異常はないことを患者さんに説明して安心感を与え，カラーの装着を行わずに局所の軽い安静を指示する．痛みに応じて湿布や鎮痛薬（NSAIDs）を処方し，**過度に安静にしないで早期に日常生活に戻るように積極的に勧めることが重要**である．入院および点滴は患者さんに重傷感を与えるため，安易に指示することは控える必要がある．

なお，警察診断書に関しては，当直医や救急医で作成することよりも，コンサルト後に整形外科医が記載することが多いと思われる．初期診察では2～3週間での治癒見込みと記載することが多いかと思われるが，これはcase-by-caseであるので，一概にはいえない．

Advanced Lecture

1 頸椎X線について

頸椎X線で最も情報量が多いのは側面像である．前述の通り，**正面・側面・開口位の3方向**で撮影する．実際はCTの方が頸椎X線より情報量が多い（CTで見つかる骨折の約6割しかX線では見つからない）．外傷においては，斜位は頸椎ではそれほど情報量が得られず，また機能撮影は不安定性をみるため，急性期を過ぎた時期や，慢性期の診断に必要となるので，外傷の初期診療時は原則として3方向でよいと考える．

2 頸椎X線を読影する前に確認すること

頸椎は7本あり（哺乳類は一部のナマケモノ以外7本，キリンも7本！），X線の場合，頸椎が

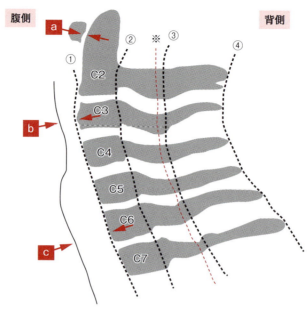

図4 頸椎側面像のみかた
①椎体前面ライン
②椎体後面ライン
※側塊のライン
　（これが脊柱管後面ではないことに注意）
③spinolaminar line（脊柱管後面ライン）
④棘突起ライン
ⓐ atlanto-dens interval（正常：3 mm未満）
ⓑ retropharyngeal space（正常：7 mm未満）
ⓒ retrotracheal space（正常：22 mm未満）
（距離は➡ ⬅の間を指す）

7本写っていることを確認する．頸椎損傷の約40％がC6＋7の下位頸椎に存在するため，7本写っていないと骨折を見逃す可能性がある．

撮影できなければ，両手を下に引っ張り，肩を下げて下位の頸相が写るようにしたり，swimmer's viewでの撮り直しをし，それができないならCT撮影を行う．なお，単独損傷はC2が25％で最も多いとされる．

3 ABCD fanning（図4）

X線側面像やCTの矢状断読影では，①alignment（軸）→②bone（骨）→③cartilage（軟骨）→④distance of soft tissue（軟部の距離）の順番で確認すると抜けが少なくなる．

①alignment（軸）

椎体の前面・後面・spinolaminar line・棘突起のそれぞれのラインがあることを確認する．spinolaminar lineは椎体の側面についている側塊のラインと間違いやすいので，脊柱管後面のラインがspinolaminar lineであることに注意する．これは延長すると大後頭孔に達するので，これが転位していれば頭部が脱臼していることになる．なお，棘突起のラインは，C1は通らないので，C2～7までを確認する．

②bone（骨）

肩と重なる部分は見にくいので，見逃さないように注意する．骨折がある場合や不明瞭な場合は，CT撮影や専門医へコンサルトが必要となる．

③ cartilage（軟骨）
椎間板と椎間関節をみる．これがずれていれば脱臼を疑う．

④ distance of soft tissue（軟部の距離）
　atlanto-dens interval（環椎軸椎間距離），retropharyngeal space（咽頭と椎体前面までの距離），retrotracheal space（気管と椎体前面までの距離）があり，これらの成人の正常値は 3 × 7 ＝ 21 と覚えるのが，一般的である．これ以上広がると靱帯の断裂や，血腫が貯まっていることになるため，CTでの精査やさらなる診察が必要となるだけでなく，気道圧迫によるバイタルサインの変化も注意深く観察しなければならない．さらに，fanningといって，棘突起間の開きが他と比べて1.5倍以上あれば，極冠靱帯損傷や棘突起骨折を疑う．正面開口位では，環椎の骨折の有無，軸椎の歯突起骨折の有無をみる．

引用文献

1) 「外傷初期診療ガイドラインJATEC™ 改訂第6版」（日本外傷学会，日本救急医学会 / 監，日本外傷学会外傷初期診療ガイドライン改訂第6版編集委員会 / 編），へるす出版，2021
2) Hoffman JR, et al：Selective cervical spine radiography in blunt trauma：methodology of the National Emergency X-Radiography Utilization Study（NEXUS）. Ann Emerg Med, 32：461-469, 1998（PMID：9774931）
3) Hoffman JR, et al：Validity of a set of clinical criteria to rule out injury to the cervical spine in patients with blunt trauma. National Emergency X-Radiography Utilization Study Group. N Engl J Med, 343：94-99, 2000（PMID：10891516）
4) Stiell IG, et al：The Canadian C-spine rule for radiography in alert and stable trauma patients. JAMA, 286：1841-1848, 2001（PMID：11597285）
5) Eyre A：Overview and Comparison of NEXUS and Canadian C-spine Rules. Am J Clin Med, 3：12-15, 2006
6) 「外傷初期診療ガイドラインJATEC™ 改訂第5版」（日本外傷学会，日本救急医学会 / 監，日本外傷学会外傷初期診療ガイドライン改訂第5版編集委員会 / 編），へるす出版，2016
7) 日本整形外科学会：外傷性頚部症候群
https://www.joa.or.jp/public/sick/condition/whiplash_injury.html（2024年8月閲覧）
8) Spitzer WO, et al：Scientific monograph of the Quebec Task Force on Whiplash-Associated Disorders：redefining "whiplash" and its management. Spine（Phila Pa 1976), 20：1S-73S, 1995（PMID：7604354）

プロフィール

濱口隼人（Hayato Hamaguchi）
新百合ヶ丘総合病院 外傷再建センター
自治医大を卒業し，義務があけ，今は骨折治療を中心とした外傷整形外科医として，勤務しています．いかなる環境でも楽しみ，こだわりをもって道を進めば，楽しい人生を送れると思っています．

第2章　耳・鼻・口

1. 耳のトラブル
耳内に虫が入ってしまった患者さんがきたら…

舩冨裕之

Point

・生きている虫をそのまま除去しようとせず，殺虫して動きを止めてから除去する
・小児では頭部・身体を確実に固定する．除去が困難な場合には無理に深追いしない
・除去した後は鼓膜や外耳道の二次損傷を確認する

はじめに

　外耳道異物を主訴に夜間の救急外来を受診する患者さんは多く，特に夏から秋にかけての時期では虫の活動性も上がるため，虫異物も多い．強い痛みや音など不快な症状が出現するため，患者さんがパニックに陥ることも少なくない．
　そのような場面に遭遇しても落ち着いて対処できるよう，またわざわざ夜間に耳鼻科医にコンサルトすることなく自分で解決できるよう，外耳道の虫異物への対応について前もって確認しておきたい．

症例
　60歳代男性．夜間就寝中に突然右耳に強い痛みが出現し，症状が持続するため救急外来を受診した．耳の中でカサカサ音がしていると訴えている．

1. （専門医を呼べるとしても）自分でやるべきこと

1 病歴聴取

　いつ，どんな状況で症状が出現したのか，虫が動いているか否かを確認する．また，外耳道や鼓膜，中耳の損傷を疑うような出血や疼痛，聴力低下，めまいなどの症状がないかを確認する．
　その他，慢性中耳炎の既往や鼓膜チューブ留置の有無，抗菌薬や局所麻酔薬に対するアレルギー歴，抗血小板薬・抗凝固薬などの内服薬も確認しておく．

2 身体所見・検査

　外耳道異物で最も重要な身体所見は視診である．耳介を後上方に牽引して外耳道を真っ直ぐにし，十分な光をあてて耳鏡で観察する．ヘッドライトや顕微鏡・内視鏡などがあれば，それらを

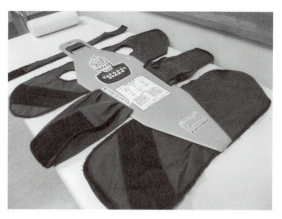

図1　当院で使用している小児固定用のpapoose board

使用することが望ましい．異物確認とともに，外耳道損傷や鼓膜損傷の有無も確認する．小児など自分で異物を入れた場合には，反対側の外耳道にも異物がないかを確認する．

3 処置

1）患者さんへの説明

患者さんに耳内異物の状況，除去の必要性，処置の際に生じうる不快感や合併症（外耳道からの出血，鼓膜損傷）の可能性について説明する．小児では除去の成功率を上げるため，また合併症を減らすために頭部・身体の固定が必要であることを説明する．除去が困難な場合では，鎮静や全身麻酔が必要となりうることも説明しておく．

2）頭部・身体の固定

小児の場合には保護者や看護師にしっかり固定してもらう，あるいはpapoose board（図1）を用いるなどして確実に頭部・身体を固定する．

患者さんが暴れるなどして固定が不十分な場合には，鎮静について検討する（Advanced Lecture参照）．

3）殺虫して動きを止める

除去をスムーズに行うため，また虫が暴れて外耳道や鼓膜が損傷しないよう，**絶対に虫が生きたまま除去しようとしてはいけない**．まずは虫の動きを止めてしまうことが重要である．8％キシロカインスプレー（キシロカイン®ポンプスプレー8％）の耳内への噴霧は速効性があり，疼痛緩和にもなるため使用しやすい．ただし鼓膜損傷がある場合に8％キシロカインスプレーを使用すると内耳麻酔による激しいめまいを起こしてしまうため，全身麻酔下での摘出を検討する．

オリーブオイルを耳内に滴下して虫を窒息死させる方法もあるが，8％キシロカインスプレーよりも時間がかかるとの報告がある[1]．95％アルコールが最も殺虫に適しているとの報告[2]もあるが，外耳道損傷部に激痛を生じうるので使用しないほうがいい．

4）耳内異物の除去

耳内異物除去に使用する代表的な器具を図2に示す．耳用鑷子やアリゲーター鉗子を用いたり，耳用吸引管で吸引を試みたりしてもいいが，外耳道の深部に器具が触れると強い痛みが生じることに留意する．器具の使用に慣れていない場合には，虫を破損させたり合併症を引き起こしたりする可能性もあるため，次に示す耳洗浄を勧める．

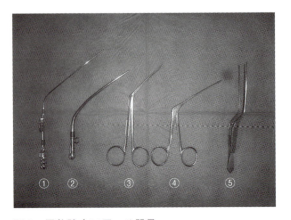
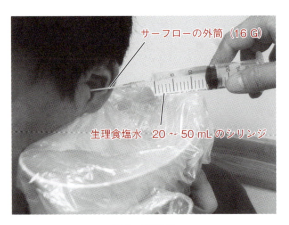

図2 異物除去に用いる器具
①フレーザー型吸引具, ②耳用吸引管, ③耳垢鉗子, ④耳小骨鉗子, ⑤膝状鑷子

図3 耳洗浄

●耳洗浄の手順
20〜50 mLのシリンジに16 Gのサーフローの外筒をつけたものと,人肌程度に温めた生理食塩水を用意する.サーフローの外筒を耳内に1〜1.5 cm程度挿入し,外耳道壁の後上方に沿って勢いよく生理食塩水を注入する(図3).異物が流し出されるまでくり返す.

耳洗浄は,耳内を直視する必要がなく,合併症も少ない簡便な方法だが,いくつかの注意点がある.めまいを誘発しないように,外耳道内に注入する生理食塩水は必ず人肌に温めておく.**慢性中耳炎や虫異物による鼓膜損傷,鼓膜チューブ留置がある場合**には,この方法は使用してはいけない.また,虫以外の外耳道異物に対しても使用できるが,**異物が豆類などの植物性食物や,ボタン電池である場合**も使用してはいけない.食物は水分を吸収して膨張するため除去がより困難となってしまう.ボタン電池が耳内にある状態で水を注入すると,周囲の組織を腐食させて壊死してしまう危険性がある.

5) 異物除去後の確認
耳内を観察して異物の残存がないことを確認する.鱗粉など異物が残っていれば耳洗浄をくり返す.また鼓膜や外耳道損傷の有無を再度確認する.

2. 専門医を呼ぶべきか,呼ぶタイミング

外耳道や鼓膜,中耳の損傷を疑うような症状および所見がある場合は,専門医へのコンサルトが必要である.また外耳道異物が**ボタン電池や磁石,鋭利なもの(木の枝やヘアピンなど)**である場合は緊急処置が必要であり,除去を試みる前に専門医にコンサルトする.

異物除去が困難と予想される場合には,処置による合併症を引き起こさないよう,**無理に深追いをしないことが重要**であり,そのような場合にも専門医にコンサルトする.

3. 専門医を呼べない状況ならどうするか

　除去が困難で専門医が呼べない場合には，緊急で異物を除去しなくても問題ないことを説明し，翌日に専門医を受診するよう勧める．虫が生きているままでは不快感や疼痛が強く，外耳道や鼓膜損傷のリスクもあるため，最低限殺虫は行っておく．

4. 患者さんを帰す際の注意事項

　異物除去に成功し，外耳道や鼓膜に損傷を認めない場合には，特にフォローは不要である．外耳道損傷が疑われる場合には抗菌点耳薬を処方し，2～3日以内に専門医を受診するように指示する．鼓膜損傷があれば急性中耳炎のリスクとなるため，内服抗菌薬の処方も検討する．

●処方例

オフロキサシン（タリビッド®耳科用液0.3％）1回6～10滴，1日2回，点耳，3日間
セファレキシン（ラリキシン®錠）250 mg，1回1錠，1日4回（朝，昼，夕，眠前），3日間

Advanced Lecture

■ 小児の外耳道異物

　小児の外耳道異物では，ビーズやBB弾を自分で耳内に入れてしまうことが多く，これらの異物は骨部外耳道にはまり込んだりして摘出に難渋することも多い．しかも異物が入ったことによる不快感や，処置への恐怖心で暴れる小児の異物除去は困難をきわめる．

　小児の外耳道異物における鎮静の有用性について，いくつか報告がある．Ansleyらは，鎮静を行うことで救急外来での異物除去の成功率が向上したと報告した[3]．Brownらの報告[4]によれば，小児患者の耳内異物174例のうち43例で鎮静を行っており，うち半数以上が非鎮静下では除去困難な症例であった．また救急外来で異物除去できず，手術室へ搬送した症例は1例もなかった．Bysiceらの報告[5]では，小児の耳内異物のうち70.4％の患者さんでは救急外来で異物除去が可能であったが，29.6％では専門医コンサルトが必要であった．12％の患者さんで鎮静を必要とし，鎮静による合併症はなかった．鎮静と異物除去の成功率は有意に関連しており，年齢が3歳以下または複数回の異物除去を試行した場合に専門医コンサルトされる可能性が高かった．

　鎮静が安全に行われる状況であれば，耳内異物除去の成功率を上げるため，また合併症を防ぐためには鎮静を検討する必要がある．また3歳以下であれば，鎮静下での異物除去を試みる前に専門医へのコンサルトを考慮したほうがいいだろう．

引用文献

1) 梅田陽子，他：外耳道内昆虫異物とその摘出法．東京女子医科大学雑誌，52：397-401, 1982
2) Antonelli PJ, et al：Insecticidal activity of common reagents for insect foreign bodies of the ear. Laryngoscope, 111：15-20, 2001（PMID：11192884）
3) Ansley JF & Cunningham MJ：Treatment of aural foreign bodies in children. Pediatrics, 101：638-641, 1998（PMID：9521948）

4) Brown L, et al：Procedural sedation use in the ED：management of pediatric ear and nose foreign bodies. Am J Emerg Med, 22：310-314, 2004（PMID：15258875）
5) Bysice A, et al：Management of pediatric aural foreign bodies：Towards a universal Otolaryngology referral algorithm. Int J Pediatr Otorhinolaryngol, 167：111493, 2023（PMID：36905801）

参考文献・もっと学びたい人のために

1) 「Rosen's Emergency Medicine-Concepts and Clinical Practice 10th Edition」（Walls RM, et al），pp666-681, Saunders, 2022
2) Friedman EM：VIDEOS IN CLINICAL MEDICINE. Removal of Foreign Bodies from the Ear and Nose. N Engl J Med, 374：e7, 2016（PMID：26886547）
3) 「この一冊で全身攻略！救急での異物除去」（千代孝夫/編），pp114-129，羊土社，2016

プロフィール

舩冨裕之（Hiroyuki Funatomi）
東京ベイ・浦安市川医療センター 救急集中治療科
若手救急医と一緒にさまざまな症例をファーストタッチで診療しています．重症対応も楽しいですが，マイナートラブルをうまく対処できたときも嬉しいです．自分でいろいろやってみたい！という方はぜひ当院に見学に来てみてください．

第2章　耳・鼻・口

2. 鼻血が止まりません

八坂剛一

> ● Point ●
> ・出血部位が鼻腔の前方か後方かを判断する
> ・前方の出血に対しては鼻翼圧迫法，鼻腔タンポン法で対応する
> ・後方の出血に対しては後鼻腔タンポン法を試みる
> ・後方の出血，外傷性もしくは腫瘍性の出血は専門医コールを考慮する

はじめに

　成人の60％が経験するとされている鼻出血は救急初療で遭遇する頻度の高い疾患である．鼻出血が持続しても致死的になることは少ないが，持続すると心配となり救急外来受診，救急車要請につながる．最近は圧迫止血もせずに頭部を後屈させながら来院する症例も散見し，「鼻翼を圧迫して血液は飲み込まず出す」などの応急処置の啓発も必要と感じる．また，ほとんどの鼻出血は非専門医で対応可能であるが，内視鏡下止血術などの専門的止血が必要になる症例が存在していることも事実である．

> **症例①**
> 　30歳代男性．既往も内服歴もなし．1時間経っても鼻出血が止まらないため救急車で搬送されてきた．担当した研修医Aは来院時にも鼻出血が持続していたため，すぐに耳鼻科医師へコンサルトをした．20分後に耳鼻科医師が到着したときには救急隊の適切な鼻翼の圧迫により止血されていた．「私も暇じゃないんだから，こんなんで呼ばないで」と叱られた．

症例①の解説：鼻出血は鼻腔前方からが多く，鼻翼圧迫法（図3参照）や鼻腔タンポン法（図4参照）で止血可能なものが多いので，耳鼻科医師を呼ぶ前にこれらの治療を試みてみよう．

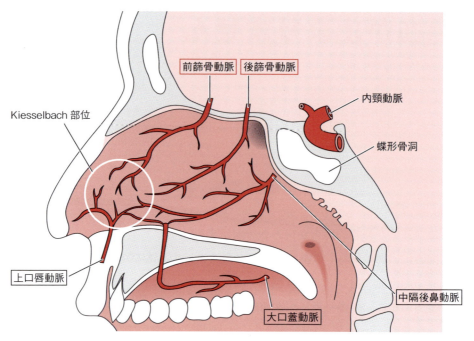

図1　鼻腔の血管支配
内頸動脈系（□の囲み）：前篩骨動脈，後篩骨動脈．外頸動脈系（□の囲み）：上口唇動脈，大口蓋動脈，中隔後鼻動脈

症例②

80歳代後半女性．脳梗塞により要介護5，抗血小板薬内服中．施設のラウンドをした際，枕元に鮮血が付着していたため救急要請され搬送となった．担当となった研修医Bはバイタルサイン安定，Hb11 g/dLと貧血も高度ではないが，鮮血であり抗血小板薬も内服しているため内視鏡医に上部消化管内視鏡を依頼した．緊急内視鏡を施行することとなり，内視鏡を挿入する際に右鼻腔より持続する出血を確認した．

症例②の解説：鼻出血が吐血や喀血と間違われることがある．この症例とは逆に吐血や喀血を鼻出血と勘違いして対応した場合は大変だ．きちんとした病歴聴取や診察が大切である．

1. 基礎知識：鼻腔の血管支配（図1）

鼻腔の血管は主に外頸動脈系であり，一部内頸動脈系の血管である眼動脈の枝が分布している．鼻腔前下方には大口蓋動脈，上口唇動脈，中隔後鼻動脈，前篩骨動脈，後篩骨動脈が吻合しているKiesselbach部位がある．ここは血管網が豊富なため鼻出血の好発部位となっており**Kiesselbach部位を含む鼻腔前方からの出血が90％を占める**[1]．止血方法や転帰予測において，**出血部位が鼻腔前方か，鼻腔後方かを分けて考えることが重要である**．

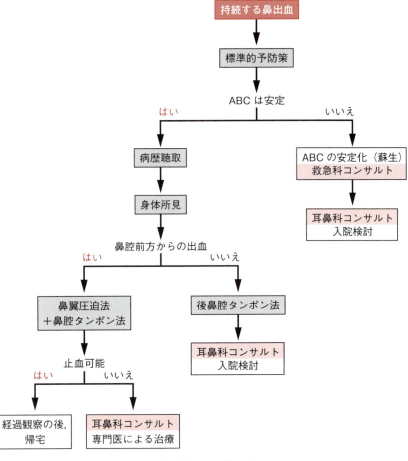

図2 非専門医がやるべき，鼻出血対応アルゴリズム
感染防御を行い，まずはABCの安定化，その後，出血部位が前方か後方かを判断する．部位に応じた処置を行う．ABC不安定，後方からの出血，止血困難例では専門家へコンサルトを行おう．

●ここがポイント

出血部位が，前方か，後方かを絶えず意識する！

2. 自分でやるべきこと

非専門医がやるべき，鼻出血対応アルゴリズムを示す（図2）．

1 診断

1) まずは感染防御

患者接触前に標準的予防策を行おう．特にゴーグルを忘れないように．以前，「血液は飲み込まずに出してください」と言ったら，口からペッと血を吐き出されて近づけている私の顔にかかっ

表　知りたい情報と病歴聴取の内容

①鼻出血の程度	いつから，どれだけ，持続的か間欠的か？
②鼻出血の位置	どちらの鼻腔から？前方？後方，口腔内に？
③鼻出血の原因	外傷性？鼻腔内の手術歴や疾患は？
④止血を妨げる要因	抗血小板薬，抗凝固薬の内服は？
⑤基礎疾患の有無	高血圧，肝機能障害，血液凝固異常など

たことがあった．本当にゴーグルをしていてよかったと感じた実例である．

2）次にABC

A（Airway：気道確保），B（Breathing：呼吸補助），C（Circulation：循環安定）を確認する．ABは，基本的には安定しているが，嚥下した血液を嘔吐，誤嚥をすることによりABが不安定になることを防ぐため，患者さんを坐位にして膿盆をもたせ，頭をやや前屈させた姿勢で診察する．血圧（C）は高い症例が多いが，出血持続症例や嘔吐による迷走神経反射で血圧が低下している場合には側臥位にして観察する．必要あれば輸液を考慮する．

3）病歴聴取（表）

出血の程度を知るために，いつから，どれくらいの量が出たのか，持続的か間欠的かを確認する．的確な止血を行う情報として，どちらの鼻腔から出血しているか，前方から，もしくは後方から口腔内に流れてくるかを確認する．鼻出血の原因として，外傷があったかどうかを確認して，顔面を含む多部位外傷や高リスク外傷であれば「外傷初期診療ガイドラインJATEC™」[2]などの観察技法に基づく全身観察が必要である．また，鼻腔内の手術歴や腫瘍などの疾患がある場合は専門的治療を必要とする可能性が高くなる．止血を妨げる要因である抗血小板薬，抗凝固薬の内服歴を確認し，必要があれば凝固能検査，補正を行う．また，反復する鼻出血を契機に遺伝性出血性毛細管血管拡張症や血液疾患が診断されることもある[3〜6]．

4）身体所見

前述したように坐位で軽い前屈姿勢をとり，**鼻腔前方から出てくるのか，後方から口腔内に垂れ込んでくるのか**を確認する．鼻腔前方からの出血では鼻鏡検査で出血部位が確認できる場合もあるが，鼻腔後方からの出血では内視鏡を用いた確認が必要となる場合が多い．適切な鼻腔タンポン法による前方のパッキングをしているのに出血が持続する場合は後方からの出血を疑う．

5）鑑別

意思疎通がとれない患者や高齢者では，「突然血を吐いた」「枕元に血を吐いていた」などと状況証拠による受診がある．その場合は，**吐血や喀血，上部消化管出血や肺疾患との鑑別**が必要となることもある．このような疾患の方が緊急度や重症度が高いためしっかりと鑑別することが重要である．

● ここがピットフォール

外傷性や腫瘍性，吐血や喀血を除外しよう！

2 治療

鼻腔前方からの出血に対しては鼻翼圧迫法や鼻腔タンポン法で止血可能な症例も多い．また鼻腔後方からの出血が疑われる場合は後鼻腔タンポン法，特にバルーンタンポン法＋鼻腔タンポン

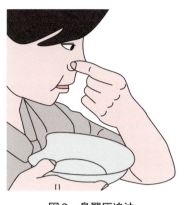

図3　鼻翼圧迫法

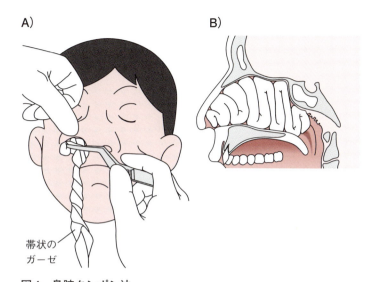

図4　鼻腔タンポン法
A）出血している鼻腔に帯状のガーゼを挿入．B）内方から圧迫止血をする．

法で止血を試みよう．

1）鼻翼圧迫法（図3）

頻度の高い鼻腔前方からの出血に有効である．坐位で軽い前屈姿勢をとり，口呼吸をさせながら，**鼻翼を拇指と示指で左右から強く圧迫する**．これは家庭でもできる first aid であり，血液を飲み込まないことと同時に啓発することも大切である．医療機関では後述する鼻腔タンポン法と併用して止血を促進する．

2）鼻腔タンポン法（図4）

鼻腔前方からの出血に有効である．出血している鼻腔に帯状のガーゼを挿入して内方から圧迫止血を試みる．その際，血管収縮を期待してアドレナリン（ボスミン®），刺激を緩和するためリドカイン（キシロカイン®），抗菌薬入り軟膏を塗布してもよい．止血効果の期待できるスポンゼル®，サージセルなどを併用する方法もある．帯状のガーゼを挿入する際に**最初に挿入する部分をできるだけ奥に垂直に詰める**ことが，多くのガーゼを挿入できしっかりと圧迫を行えるコツである．

1本につながったガーゼがない場合は，「**片端を外に出して抜きやすくする**」「**挿入したガーゼの枚数を記載しておく**」ことが重要である．

3）後鼻腔タンポン法（図5）

鼻腔後部からの出血の場合，前述の鼻腔タンポン法では鼻腔後方への圧迫が十分に効かないため，後鼻腔タンポン法を試みる．ベロックタンポンとバルーンタンポンとがあるが，ベロックタンポンは疼痛が強いため，バルーンタンポンを用いることが多い．バルーンタンポンには専用バルーンも販売されているが装備されていないことも多いため，**導尿用カテーテルで代用する方法**を勉強しておこう．導尿用カテーテルを出血している鼻腔より挿入して口腔内へ出たところでバルーンを拡張させ，それを牽引して鼻腔後方を圧迫する．その状態をキープするために鼻腔入り口で小鉗子や厚く巻いたテープによるストッパーをかけておく．さらに，後鼻腔バルーンの前方に鼻腔タンポン法を併用することにより鼻腔全体を圧迫できる．後鼻腔タンポン法を用いて止血

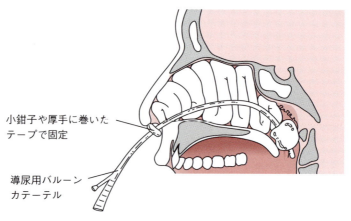

図5 後鼻腔タンポン法（導尿用カテーテルによるバルーンタンポン）＋鼻腔タンポン法

した症例は再出血のリスクも高く，入院観察や耳鼻科による専門的治療が必要になることが多い[7]．

> ●ここがポイント
> 頻度の高い前方からの出血には，鼻翼圧迫法＋鼻腔タンポン法！

3. 専門医を呼ぶべきか，呼ぶタイミング

1 専門医コンサルトのタイミング

外傷や腫瘍に伴う鼻出血を除くと多くの症例が非専門医で初期対応可能と思われる．耳鼻科医師が常駐している病院における非専門医による救急外来の治療統計では，14.9％の症例で耳鼻科医師に診療依頼している[5]．耳鼻科不在の救急外来ではオンコールによる専門科対応が必要となる症例はこれよりもっと少ないと感じる．また，耳鼻科外来における鼻出血の統計から，入院となる症例は5〜6％と報告があり，後方からの出血や高血圧などの持病がある症例，抗血小板薬，抗凝固薬の内服症例が多かったという報告がある[3〜5]．

外傷や耳鼻科系腫瘍に伴う鼻出血，鼻腔後方からの出血，鼻腔前方からの出血であっても鼻翼圧迫法や鼻腔タンポン法により止血困難な場合には耳鼻科医師コンサルトや耳鼻科医師が待機している病院への転送を考慮すべきと考える．

2 専門医による治療

1）焼灼術

鼻腔の前方で出血部位が確認でき出血量が多量でないものに対して施行する．薬剤（硝酸銀など），電気（monopolarやbipolar）を用いる方法がある．

2）内視鏡下止血術

鼻鏡検査で出血部位が確認できないものや鼻腔後方からの出血が疑われる場合には内視鏡下止血術を施行する．内視鏡下止血術は，内視鏡を用いて出血部位を確認し同時に電気凝固やレーザー

などを用いて止血処置が行える．硬性内視鏡の発達および内視鏡下手術手技の向上により鼻腔後方の出血においても的確な処置が可能となった．後述する動脈塞栓術や動脈結紮術に比べ侵襲や合併症が少ないため外科的治療の第一選択となっている[8, 9]．

3）動脈塞栓術，動脈結紮術

内視鏡下止血術が普及したことにより近年では施行されることは少なくなっている．内視鏡下止血術においても止血困難である症例，外傷性鼻出血，鼻腔腫瘍に伴う鼻出血では動脈塞栓術や動脈結紮術を必要とする場合がある．**動脈塞栓術**は顎動脈領域の出血に対してseldinger法によって行う．血管造影の併用により出血部位の同定が可能であるが，血管へのアプローチが難しく，施設や施行医が限られてくる．**動脈結紮術**は上顎洞を広く開窓して顎動脈やその枝を直視下に確認して結紮やクリッピングを行う．侵襲が大きく，感染症などの合併症も多い[10]．

4. こんなときは要注意

多部位外傷や高リスク外傷に伴う鼻出血では，局所にとらわれず全身を評価しよう．外傷初期診療ガイドラインJATEC™でいうprimary surveyを行い全身状態を安定化させてから鼻出血の評価，治療を行おう．

5. 患者さんを帰す際の注意事項

鼻腔タンポン法などガーゼを充填して止血した症例は，病歴や止血方法，挿入したガーゼ枚数を記載した紹介状を渡して，日中に耳鼻科を受診することを指示する．また，「鼻出血の際は軽く前屈にして鼻翼を圧迫し，血液は飲み込まず出す」などの応急処置を教育する．

おわりに

鼻出血の救急要請がかかった場合に「私は耳鼻科ではないのでムリ．耳鼻科がいる病院に行ってください」などと断らずにできるだけ対応しよう．時間外，休日などで耳鼻科不在の場合は鼻翼圧迫法や鼻腔タンポン法などの圧迫による止血を試みよう．ほとんどの場合は一時止血可能である．その状態で日中の耳鼻科受診へつなげてあげよう．鼻翼圧迫法などの応急処置の啓発もよろしくお願いします．

引用文献

1) Alvi A & Joyner-Triplett N：Acute epistaxis. How to spot the source and stop the flow. Postgrad Med, 99：83-90, 94, 1996（PMID：8650098）
2) 「外傷初期診療ガイドラインJATEC™改訂第6版」（日本外傷学会，日本救急医学会/監，日本外傷学会外傷初期診療ガイドライン改訂第6版編集委員会/編），へるす出版，2021
3) 本間悠介，他：当科における鼻出血症例の検討．耳鼻咽喉科展望，51：442-446, 2010
4) 成尾一彦，他：入院加療を要した鼻出血症例の検討．日本鼻科学会会誌，47：1-7, 2008
5) 泉田 博，他：救急医が初療を行った非外傷性鼻出血症例の検討．日本救急医学会雑誌，25：93-101, 2014

6) 神人 彪, 他:鼻出血にて入院加療を要した遺伝性出血性毛細血管拡張症3例の検討. 日本鼻科学会会誌, 61:131-140, 2022
7) 吉見亘弘, 他:鼻出血症例の検討. 耳鼻咽喉科臨床学会誌, 156:139-143, 2021
8) 梅本真吾, 他:入院管理を要した鼻出血症例206例の検討. 日本鼻科学会誌, 58:243-249, 2019
9) 坂口正範:入院治療を要した鼻出血症例. 信州医学雑誌, 52:253-256, 2004
10) 川浦光弘:救急疾患への対応 鼻出血−止血治療までの流れ−. 日本耳鼻咽喉科学会会報, 108:1129-1134, 2005

プロフィール

八坂剛一 (Kouichi Yasaka)
さいたま赤十字病院 高度救命救急センター
日本救急医学会専門医, 高気圧医学専門医
埼玉県災害医療コーディネーター, 日赤災害医療コーディネーター, 統括DMAT
埼玉県は全国一人口に対する医師が少なく, 俗にいう救急車のたらい回しも多く存在します. このような不足している領域で仕事をすることは地域医療にも通ずると考えて励んでおります. 一緒に頑張っていただける先生を待っています.
MCLS, JPTEC世話人, PEMEC, ICLSディレクターなどoff the job training, 健康や多職種交流のためにマラソン, トレイルランニングも頑張っています.
ブログ:https://ameblo.jp/saitamaqq

第2章　耳・鼻・口

3. 抜けてしまった歯ってどうするの？

山下貴弘

> **Point**
> ・歯の損傷は"氷山の一角"．必ず他の外傷の有無を評価する
> ・破折か脱臼か．歯の損傷の正確な評価を行おう
> ・完全脱臼の場合は，可能な限り早く脱落歯を保存液に漬けて歯科を受診してもらう

はじめに

　救急外来で歯の損傷の症例にかかわることはさほど多くはないが，救急外来を訪れる歯の損傷の症例のほとんどは他の外傷を伴っている．受診理由が「歯が抜けた」「歯が折れた」であったとしても受傷機転や身体評価から他の外傷について評価を行うことは必須である．そのうえで，歯の損傷に対して適切な初期対応を行うことが初療医のスキルとして求められる．

> **症例**
> 　30歳代の男性，自転車走行中に前のめりにこけて顔を強打したという主訴で受診した．口の中を見ると血だらけで歯も何本か欠けたり抜けている．痛みのためか呼吸も荒く喋りづらそうだ．口の中を詳細に観察しようとしていたら通りがかった指導医が「これは気道閉塞を起こすかもしれないぞ！」とテキパキと指示や処置を開始した．口腔内の出血が持続しており気道確保のため気管挿管と圧迫止血を行い，CTを撮影したところ下顎骨骨折を認めた．

1. （専門医を呼べるとしても）自分でやるべきこと

　歯の損傷を起こしているということは少なくとも顔面や頭頸部に外力が加わったということを意味する．まずは受傷機転を確認しながら「外傷初期診療ガイドラインJATEC™」[1]に沿って評価を行うことはどのような外傷であっても変わりはない．

1 生理学的な外傷の初期評価（primary survey）

　primary surveyでは生理学的な外傷の評価を行い，致死的な病態がないかを判断する．バイタルサインを測定し，ABCDの評価を行う．顔面・口腔に損傷を認める場合は気道閉塞の可能性があり[1]，歯の損傷を見つけたら**気道閉塞の評価を行う"スイッチ"を入れる**ことが重要である．気

道の異常を認める場合は人を集め必要な蘇生治療を行う．顔面は目が行きやすく血流が豊富で出血も派手に見えるため，顔面外傷があると診察時に注意が向きがちになるが，実は胸やお腹も打っていた…なんてこともあるのでprimary surveyで異常がある場合は，全身の原因検索を行うのがセオリーである．

> ●ここがピットフォール：目立つ外傷に隠れた致死的な病態を見逃さない！
> 外傷の診察時は目立つ所見に注意が向きがちになるもの．ただ本当に急ぐのは生命や機能に影響を及ぼす外傷であり，それらを見逃さないようにする．

1）出血が持続していたら

口腔内に限らず，出血への対応の基本は圧迫である．まずは吸引などで血腫を除去し出血点を同定したうえでガーゼを用いて圧迫を行う．気道閉塞のリスクがある場合は，前もって気管挿管などの確実な気道確保を行うことが望ましい．圧迫で制御できない出血がある場合は，早期に専門医へのコンサルトを行う．

2）抜けた歯が見つからなかったら

抜けた歯の所在がわからない場合，脱落歯の誤嚥や誤飲をしていることがある．抜けた歯が見当たらなければ胸部X線で歯を誤嚥・誤飲していないか確認しよう（**Advanced Lecture**参照）．

2 解剖学的な外傷の初期評価（secondary survey）

バイタルサインに問題がなく生理学的異常を認めなければ，解剖学的に外傷の評価を行う．歯の損傷を伴う場合に特に注意が必要なのはいうまでもなく**顔面外傷**である．複視の有無や頭蓋底骨折を疑う所見がないか，鼻出血や不正咬合の有無などは特に注意して観察したほうがよいだろう．顔面骨骨折の合併が疑われればCTで評価を行う．口腔内に挫創などがある場合もCTで異物の混入などを同時に確認できる．**折れた歯のかけらが口腔挫創内に埋没していることもあり，異物の確認は重要である**[2,3]．頭頸部についても外力が加わっていることが予想され，十分に評価を行おう．無論，体幹部・四肢に外傷がないかの確認も必要である．

3 損傷歯の評価

外傷の全体像を把握して優先的に対応する外傷がなければ，損傷歯の詳細な評価に移る．**歯の損傷は破折と脱臼に分類される**．大雑把に表現すると，歯の破折は「歯が欠けた」「歯が折れた」などの状態が該当し，歯の脱臼は「歯が抜けた」「歯がぐらついている」の状態である．細かくは**表1**のように分類される[4]．

損傷歯の評価において最重要ポイントは，"**完全脱臼か否か**"**の鑑別**である．完全脱臼であれば早急な対応により再植が期待できるからだ．損傷部の歯肉を観察し歯根が残っていないか，また抜けた歯の歯根部が保たれているかを観察し完全脱臼であるかどうかを鑑別しよう．

4 完全脱臼時の対応

完全脱臼の場合は，早急な対応で歯の再植が期待できる．歯根の表面にある歯根膜細胞は乾燥に弱く，時間の経過とともにどんどん再植の生着率が下がっていく．再植の予後は受傷からの時間の他に歯槽骨外に置かれていた条件と直接相関する[4]．つまり，**歯が脱落した後どのように保存されていたかがとても重要となる**．

表1　歯の外傷の分類

分類	定義・備考
破折	
歯冠破折	亀裂・露髄を伴わない・露髄を伴うものなどに分類される
歯根破折	歯根部に達する破折
脱臼	
震盪	異常な動揺や歯の転位を伴わない，歯の支持組織への外傷
亜脱臼	歯の転位はないが，明らかな動揺を伴う歯周組織への外傷
側方脱臼	歯の歯軸方向以外への転位
陥入	歯の根尖方向への転位
挺出	歯の切縁方向への転位
完全脱臼	歯槽からの歯の完全な脱離

文献4を参考に作成

1）脱落歯の取り扱い

歯根部表面に存在する歯根膜の取り扱いにより再植の生着率が変わってくる．

●**脱落歯の取り扱いの注意点**
・抜けた歯を持つときは歯冠部を持ち，歯根部には触らない．
・歯が汚染している場合は生理食塩水でそっとすすぐ．擦ったりしない．
・保存液に浸す．

上記の対応を早急に行うことで再植可能な時間を引き延ばすことができる．歯根膜は乾燥状態で30分以上放置されると半分以上，2時間の放置でほとんどが死滅する[3]．そのため受傷後に**なるべく早く保存液に浸漬させる**ことが重要となる．

●**ここがポイント：完全脱臼した歯は早期に保存液に漬けておこう！**
脱臼後の保存状態によっては，歯の再植の予後は刻一刻と悪くなってしまう．患者さんの状態の評価ももちろん大切だが，抜けた歯を持参してくれた場合は急いで保存液に浸しておこう．

2）保存液について

表2に保存液の望ましい順[4]について示す．生理食塩水は病院には必ずあるものだが，保存可能時間は1〜2時間と短く[3]，早急な処置が難しければ牛乳（保存可能時間6時間）[5]もしくは歯の保存液（保存可能時間24時間）[6]を入手して浸漬させるのが望ましい．

3）脱落歯の再植

脱落歯を元の位置に戻せそうであれば，歯冠部を持ち，そっと元の位置に歯を戻して患者さんにガーゼを噛んでもらい再度抜けないようにする．実際は抜けた歯を元に戻すのは難しく，処置中に歯根部を触ったりしてしまうと生着率の低下や感染のリスクとなってしまう．また，適切な再植には固定手技が必要なため，救急外来においては再植にこだわるよりは，脱落歯を保存液に漬けて24時間以内に歯科口腔外科を受診してもらう方がよいかもしれない．再植する場合は表3に示す項目がないかを確認しよう[4]．**意識障害などがある場合は歯が再度脱落した際に誤嚥してしまう可能性があるため再植してはいけない**．また，乳歯の場合は再植の適応とならない．

表2 脱落歯の保存溶液（望ましい順）

保存用溶液
①移植臓器輸送用溶液（Viaspanなど）
②細胞培養用培地〔Hank's Balanced Salt Solution, "歯の保存液"など〕
③冷たいミルク（ロングライフミルクや低脂肪乳を除く）
④生理食塩水

文献4より引用．歯の保存液については，図参照．

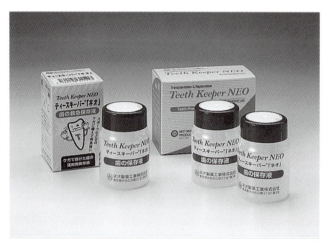

図　歯の保存液
画像提供：ネオ製薬工業株式会社

表3 歯の再植禁忌となる可能性がある項目

・免疫不全な状態
・重度の先天性心奇形
・重度のコントロールがされていない痙攣発作
・重度の心身障害
・重度のコントロールされていない糖尿病
・歯槽の状態が健全でない場合

文献4より引用

2. 専門医を呼ぶべきか，呼ぶタイミング

　ERで対応する外傷で歯科口腔外科を早急に呼ぶべきシーンはほとんどなく，上記の対応ができれば翌日歯科口腔外科を受診してもらう方針でほとんどの症例は問題ない．

3. 専門医を呼べない状況ならどうするか

　気道緊急や出血性ショックのリスクがあるが自施設での気道確保や出血のコントロールが困難，専門医を呼べないなどの状況であれば早急に高次医療機関への転送を検討する．ただし，すでに気道緊急に至っていたり出血性ショックを伴っている場合などは搬送中に状態が急変する可能性が高く，可能な限り自施設で安定化処置を行ったうえで搬送することが望ましい．

4. こんなときは要注意

　受傷機転が明確でないときや不審な点があるときは，虐待の可能性も考慮して他の部位に打撲痕などないか確認しておく．
　受傷時の記憶がない場合は失神など内因疾患が先行している可能性を疑おう．また，外傷では説明のつかない症状や所見を伴っている場合も内因疾患の合併を考慮して検査・処置を行う．

5. 患者さんを帰す際の注意事項

　早急に歯科を受診するように指示する．歯科が開いていない時間だから救急外来を訪れたという患者さんも多いと思われるので，あらかじめ自分の働いている地域で夜間休日の歯科診療に対応している施設の有無（地域の歯科医師会の救急当番など）は知っておこう．
　また，行った処置の内容を診療情報提供書に記載する．**受傷の状況や時間経過なども詳細に記載することで，適切な治療につながる．**
　歯の外傷への予防的抗菌薬投与についての明確な推奨はないが，合併する外傷や背景によっては投与を検討する[7, 8]．投与する場合は以下のいずれかを処方する[9]．

> ●処方例（成人）
> ・アンピシリン（ビクシリン®）：1回250 mg 1日3〜4回，内服3日間
> 〈ペニシリンアレルギーのある場合は以下のいずれかを選択〉
> 　・クリンダマイシン（ダラシン®）：1回150 mg 6時間ごと，内服3日間
> 　・アジスロマイシン（ジスロマック®）：1回500 mg 1日1回，内服3日間
> 　・クラリスロマイシン（クラリシッド®）：1回200 mg 1日2回，内服3日間

　後日感染兆候が出てくる可能性はあるため，歯科口腔外科での経過観察を依頼するのが望ましい．創が汚染している場合は破傷風の予防も考慮する．
　頭を打っている場合には頭部打撲後の注意書きを渡し，症状が出たときなど再度受診するように伝える．

Advanced Lecture

■ 歯を誤嚥・誤飲しているときは

　脱落している歯を**誤嚥した場合**は気道閉塞や誤嚥性肺炎の原因となるため，すみやかな除去が必要となる．一方，歯を**誤飲した場合**に早期の対応が必要となるのは，誤飲した歯が鋭利な形をしていて消化管を損傷する可能性があるときなどである[10]．また食道内に停留しそうな異物も早期の除去が望ましい[11]．判断に迷う場合は，消化器内科に内視鏡摘出の適応について相談しよう．

おわりに

　歯の損傷は"氷山の一角"であり，優先度が高い他の生理学的・解剖学的異常を伴っていることが多い．とはいえ，患者さんにとっては歯の損傷も一大事である．適切な初期対応を行うことで，その後の経過や精神的影響によい効果をもたらすことができるかもしれない．

　歯の外傷症例に携わる機会は少ないかもしれないが，いざ自分が診療するとなったら適切な対応ができるように備えておこう．

謝辞

　本文の執筆にあたり，公益財団法人 大原記念倉敷中央医療機構 倉敷中央病院 歯科 渡辺禎久先生にご指導とご助言を賜りました．心より御礼申し上げます．

引用文献

1) 「外傷初期診療ガイドラインJATEC™改訂第6版」（日本外傷学会，日本救急医学会/監，日本外傷学会外傷初期診療ガイドライン改訂第6版編集委員会/編），へるす出版，2021
2) 増井伸高：歯が欠けました―歯の破折，歯の脱臼を見極めろ！ medicina, 60：117-121, 2023
3) 横尾 聡：口腔外傷．耳鼻咽喉科・頭頸部外科，91：141-146, 2019
4) 日本外傷歯学会：歯の外傷治療のガイドライン 平成30年7月改訂．2018
   http://www.ja-dt.org/file/guidline.pdf（2024年8月閲覧）
5) Majewski M, et al：Traumatic dental injuries - practical management guide. Pol Merkur Lekarski, 50：216-218, 2022（PMID：35801610）
6) 歯の救急保存液 ティースキーパー「ネオ」：
   https://www.neo-dental.com/prd/pdf/yogu/zp/TS.pdf（2024年8月閲覧）
7) Ogle OE：Controversies in Dental Traumatology. Dent Clin North Am, 68：151-165, 2024（PMID：37951631）
8) Fouad AF, et al：International Association of Dental Traumatology guidelines for the management of traumatic dental injuries：2. Avulsion of permanent teeth. Dent Traumatol, 36：331-342, 2020（PMID：32460393）
9) 金子明寛，他：JAID/JSC感染症治療ガイドライン2016 ― 歯性感染症―．日本化学療法学会雑誌，64：641-646, 2016
10) 赤松泰次，他：連載 消化管異物の診断と治療 成人における消化管異物．臨牀消化器内科，37：845-850, 2022
11) 石山晃世志，他：連載 消化管異物の診断と治療 食道異物の診断と治療．臨牀消化器内科，38：106-110, 2022

プロフィール

山下貴弘（Takahiro Yamashita）
大原記念倉敷中央医療機構 倉敷中央病院 救命救急センター 救急科
ER診療に従事しながら災害医療関係の活動もさせていただいています．両者のマネージメントに共通するのは"適切な情報の収集・評価と優先順位づけ"ということに気づいてから，より一層お互いの学習が楽しくなりました．一見別の分野のようでも"overlap"に気づくことで視点がガラッと変わりますので，さまざまな分野に興味をもって学んでみてください．

第2章　耳・鼻・口

4. あごが外れた
顎関節脱臼

野村　悠

● Point

- 大きな開口後に生じる前方脱臼が多く，閉口できないのが特徴である
- 用手的整復では患者さんをリラックスさせ，閉口運動を利用し，下顎頭を回転させるように力を加える
- 整復困難であれば，鎮痛・鎮静を考慮する

> **症例**
>
> 　20歳代女性．あくびをしたらあごが外れたため救急要請し，当院搬送となった．あごが外れたのははじめてとのこと．来院時，閉口困難でオトガイ部の健側偏位あり，右顎関節脱臼と診断した．
> 　Hippocrates法を実施したが痛みと恐怖で整復困難のため，口腔外整復法を試みたところ1回で整復された．
> 研修医　：そういえば，どうやって救急車を呼んだの？
> 患者さん：友達にメッセージアプリでお願いしました…
> 研修医　：なるほど…

1. 顎関節脱臼の概要

■ 顎関節脱臼とは

　いわゆる「あごが外れた」状態であり，下顎頭（関節突起）が関節結節（関節隆起）を超えて前方移動し，動きが固定されたことで閉口できなくなった状態を指す[1]．日本顎関節学会では『下顎頭が下顎窩から前方，後方あるいは上方に転位し，顎運動障害が生じた状態』と規定している[2]．
　あくびや食事，笑うなどの大きな開口により生じることが多いが，歯科処置や上部消化管内視鏡検査などの医療処置でも起こりうる．
　男性より女性に多く（下顎窩が浅いため），既往のある人は習慣性脱臼になりやすい．顎関節の骨形態異常や変性，脳梗塞・脳出血やParkinson病など神経筋機構の異常による咀嚼筋の不調和，心理的因子やジストニア様薬物作用などでも起こりやすい[3〜5, 7〜9]．
　顎関節の解剖を図1に，顎関節脱臼の骨の位置関係を図2に，脱臼方向による分類を表に示す．

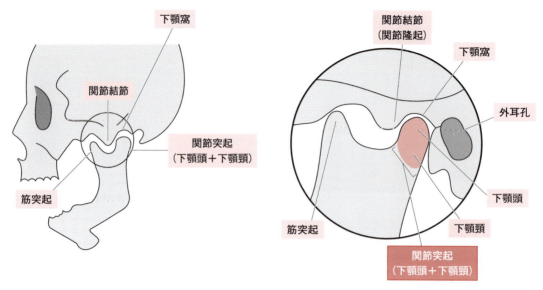

図1　顎関節の解剖

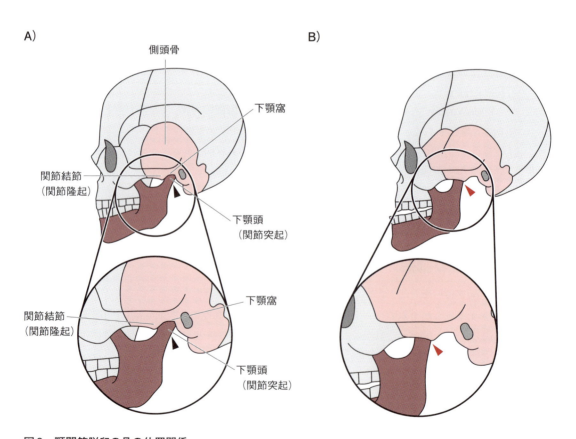

図2　顎関節脱臼の骨の位置関係
　A）正常．下顎頭（関節突起）が下顎窩に収まっている（▶）．B）顎関節脱臼（前方脱臼）．下顎頭（関節突起）が関節結節を超えて前方に逸脱している（▶）．

表　顎関節脱臼の分類

分類	特徴
前方脱臼	・最も多く遭遇する ・大きな開口が原因で発症する ・外傷による発症は稀 ・習慣性脱臼になりやすい
その他の脱臼	・側方脱臼，後方脱臼，上方脱臼などがある ・外傷に関連することが多く，周囲の骨折を伴いやすい ・頻度は稀 （側方脱臼） 　多くは下顎骨骨折を合併する （後方脱臼） 　外耳道損傷や側頭骨骨折と関係する （上方脱臼） 　下顎窩骨折と関係する

2. （専門医を呼べるとしても）自分でやるべきこと

診療の流れは，①病歴聴取→②身体診察→③（場合によっては）画像検査→④診断と治療の順で行う．

1 病歴聴取

大きな開口や外傷の有無と，それに引き続いて出現した症状を確認する．
よくある症状：閉口困難，疼痛，嚥下困難，会話困難など

2 身体診察

顎関節脱臼にみられる身体所見を以下に示す．
・閉口困難（図3A）や流涎
・耳介の前方に陥凹が見えるか触れる
・頬骨弓下部で下顎頭の隆起を触れる
・片側性ではオトガイ部が健側へ偏位し，下顎骨は患側が下がって斜めになる（図3B）

3 画像検査の適応

・外傷で発症した場合や骨折が疑われる場合にはパノラマX線撮影もしくはCT撮影を行う．
　※骨折の精査にはCT，歯の精査にはパノラマX線撮影がそれぞれすぐれている[10]

4 診断と治療

診断：症状や身体所見から臨床的に診断する
治療：基本的な流れは，**整復→固定→処方→歯科受診**，である
　整復：基本は用手的整復（**3. 顎関節脱臼の整復法**を参照）
　固定：開口制限による整復直後の再脱臼予防が目的
　処方：痛みや腫れが強ければNSAIDsを処方する
　歯科受診：時間が経って整復できない場合や骨折を伴う場合，厳密な生活指導が必要な場合などは，歯科・口腔外科での専門的治療が必要となる

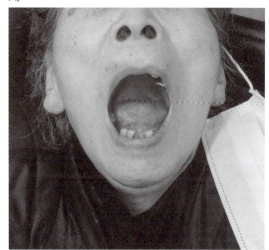 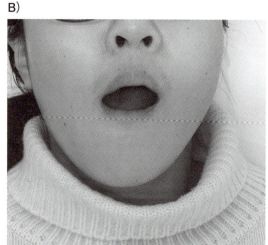

図3 顎関節脱臼の視診
A) 両側顎関節脱臼. オトガイ部の偏位がない. 閉口はできない. B) 左顎関節脱臼. オトガイ部が健側（右側）へ偏位している. 患側（左側）下顎骨は下がって斜めになっている. 閉口はできない.

5 生活指導

開口制限，食事指導と歯科・口腔外科受診を勧める.

3. 顎関節脱臼の整復法

顎関節脱臼の整復法としては，古典的には口腔内に術者の指を入れて行うHippocrates法が有名だが，指を入れずに行う口腔外整復法や手指を使わない非用手的整復法などもある.
用手的整復のポイントは，

- 患者さんの開閉口運動により，患者自身の閉口筋力も利用すること[11]
- 患者さんの頭部を固定するとともに，下顎頭を引き下げながら回転させるように力を加えること[12]

などがあげられ，これらは指を口腔内外どちらに置いても変わらない.

1 用手的口腔内整復法

・術者の指を口腔内に入れて行う整復法である.
・指を噛まれる危険があるためガーゼやバイトブロックなどによる術者のケガ予防が必要である.

1) Hippocrates 法（図4）

術者が患者さんの前側に立ち，母指を口腔内に入れて整復する方法. 最もよく知られた手技である.

2) Borchers 法（ボルカース法）（図5）

術者が患者さんの後側に立ち，あとはHippocrates法と同様に整復する方法. 頭部の固定を術

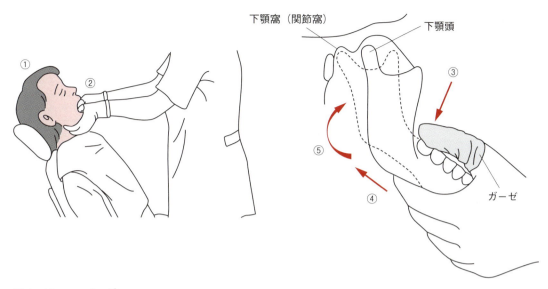

図4 Hippocrates法
①患者さんを座らせ，壁や背もたれで頭部を固定する．②術者の母指にガーゼを巻いてから患者さんの下顎臼歯に母指を置き，残りの指で下顎を支える．③下顎臼歯を下方へ押し下げる．④下顎臼歯を後方（患者背側）へ持って行く．⑤下顎頭が下顎窩に引き込まれるのを感じたら，前歯部を上方に回転させ下顎全体を手前に引く．文献4より改変して転載．

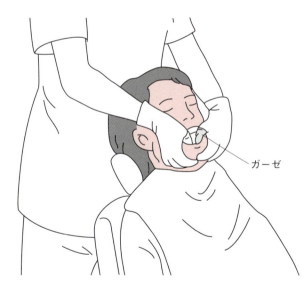

図5 Borchers法
術者が患者さんの後側に立ち，あとはHippocrates法と同様に整復する方法．文献4より改変して転載．

者自身が行うため，助手が必要ない手技である．

3）wrist pivot法（図6）[5, 6]

術者が患者さんの前側に立ち，母指をオトガイ，他の指を咬合面に置いて整復する方法．成功率や整復の速さがHippocrates法と比べて遜色なく，両側脱臼で術者のケガや感染リスクがなければ最初に行う手技とする文献もある[9]．

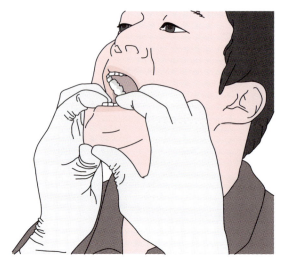

図6　wrist pivot 法
①患者さんと向き合う．②親指を顎下にあて下顎をつかむ．③下顎臼歯の咬合面に指を置く．親指で上向きに力を加え，他の指で下向きに力を加える（骨折を防ぐために均等に力を加える）．④両手を前方に回転させて整復する．文献5，6を参考に作成．

2 用手的口腔外整復法

術者の指を口腔内に入れずに行う整復法である．

指を噛まれる危険はないが，手技の難しさや成功率の低さを指摘する文献もある[8, 9]．

1）百合野の整復法（図7）[13]

1980年に日本医事新報で紹介された手技である．患者さんを仰臥位にし，斜前下方に向けて下顎頭（関節突起）に力を加えて整復する方法である．

① 患者さんを仰臥位にして全身の力を抜いてもらい，術者は患者さんの頭側に立つ
② 患側とは反対の手で患者さんの下顎体を軽く抑え込むように把持する
③ 患者さんに口を開閉するように指示し，患者さんの開閉口に合わせて術者は下顎体を上下に動かす
④ 術者は脱臼側の手の母指で下顎頭（関節突起）を触れる
⑤ 術者は下顎頭を触れながら，患者さんの開閉口と術者による下顎体の上下運動を軽くくり返す
⑥ 患者さんの開閉口と術者による下顎体の上下運動のタイミングを合わせる
⑦ 母指で触れた下顎頭を斜前下方に押し出すと同時に，反対の手で把持している下顎体を挙上する

筆者は近年，この百合野の整復法を第一選択としているが，専攻医に口頭で指導しながら手技をさせる場合でも数秒で整復できることが多く，最もお勧めの方法である．

2）Chenらの整復法（図8）[14]

UpToDateにも口腔外整復法として紹介されている手技である．患者さんを坐位または仰臥位にし，頬部に触れる筋突起を圧迫しながら押し戻して整復する方法である．

① 一方の手の指で下顎角を把持し親指を上顎の頬骨隆起にあてる（図8A）
② 反対側では，位置がずれて触れるようになった筋突起の真上に親指を置き，他の指を乳様突起の後ろに置く（図8B）
③ 一方の下顎角を前方に引っ張ると同時に，反対側の筋突起を後方へ押すと，一方の脱臼が整復される．たいていは反対側も同時に整復される

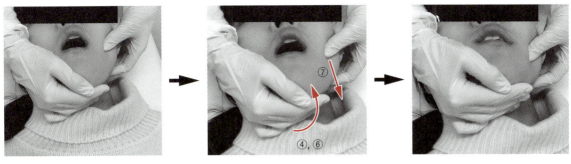

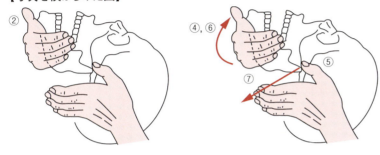

図7 百合野の整復法
①患者さんを仰臥位にし,患者さんの頭側に立つ.②健側の手で下顎体を把持する.③患者さんに口を開閉するように指示する.④患者さんの開閉口に合わせて下顎体を動かす.⑤脱臼側の母指で下顎頭を触れる.⑥開閉口と下顎体の上下運動をくり返す.⑦下顎頭を斜前下方に押し出す.⑧同時に下顎体を挙上する.⑨整復される.

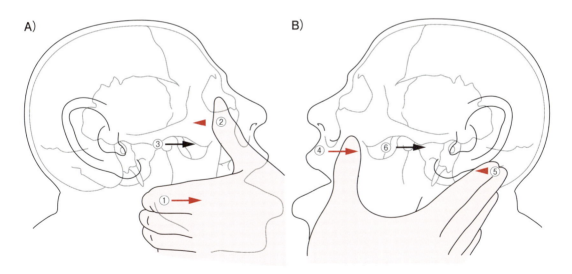

図8 Chenらの整復法
①一方の手の指で下顎角を包んで持ち,より前方に引っ張る(➡).②親指を頬骨隆起部に置き支点にする(▶).③この方法は同側関節をさらに脱臼させ(➡),脱臼した顎を回転させ,反対側の整復を容易にする.④反対側では,親指を前方変位した筋突起の真上に置き,脱臼した下顎骨を押し戻すために力を加える(➡).⑤手指は乳様突起の後ろに置き反対向きの力を加える(▶).⑥脱臼した下顎頭は関節窩に押し戻される(➡).文献14より引用.

3 非用手的整復法

簡単な器具を用いて行う整復法が紹介されている．指を噛まれる危険がなく，整復率も高いとされているため，用手的整復前に試す価値があるかもしれない．

1）咽頭反射[15]

舌圧子で咽頭反射を誘発して整復を試みる方法．咽頭反射により閉口筋が抑制され，下顎骨が下がり下顎頭が解放される．

なお，嘔吐リスクがあるため吸引の準備が必要である．

2）シリンジ法[16]

シリンジを噛んでゴロゴロ転がすことで整復を試みる方法．31例中30例が整復され，77％は1分以内に整復されたとの報告[16]がある．

4 整復の手順

いくつかの文献でアルゴリズムが示されているが定まったものはなく，患者さんへの負担と術者の安全を踏まえたうえで，手慣れた手技から試みるとよい[8, 9, 17]．

筆者は個人的に以下の手順をお勧めする．

> ①口腔外整復法（百合野の整復法）→②咽頭反射→③口腔内整復法（Hippocrates法）
> →整復できなければ，鎮静・鎮痛を行い再度，口腔外整復法→口腔内整復法

> ●鎮静・鎮痛の例
> 　術者や施設が慣れた方法を選択するとよい．
> 　・鎮静（例）：ミダゾラム（ミダフレッサ® 静注0.1％），2 mg，静注
> 　・鎮痛（例）：1％リドカイン（1％キシロカイン®），1～2 mL，関節内注射
> 　　　　　　　関節突起がずれて生じた陥凹部に直接注入

4. 専門医を呼ぶべきか，呼ぶタイミング

以下の場合には迅速に歯科・口腔外科医へ紹介する．
・前方脱臼以外の脱臼あるいは骨折を伴う前方脱臼
・何種類もの整復方法を試しても整復できない前方脱臼
・2回以上脱臼したことがある患者さん

5. こんなときは要注意

以下のような状況では安易に整復を開始すべきではない．
・骨折を疑う所見（下顎骨の圧痛，動揺，轢音など）があるとき
・外傷による脱臼のとき
・分泌物貯留や下顎骨損傷により気道閉塞が起きているとき（**気道確保最優先**）

6. 患者さんを帰す際の注意事項

再脱臼や習慣化防止のため，整復後の生活指導が必要である[5, 8, 9, 18]．

開口制限：再脱臼予防のため数週間行う
- 投石帯や弾性ネット，チンキャップなどをつけて固定する
- 頸部カラーを付けると開口制限しやすい人もいる
- あくびをするときには下あごを支える
- 制限すべき期間は文献により1〜4週間程度と定まっていない

食事指導：1週間は柔らかいものを食べるようにする

歯科・口腔外科受診を勧める

おわりに

顎関節脱臼について述べた．整復方法は教科書で見覚えはあるが自信がもてない手技の1つではないだろうか？ 整復できず，こちらの焦りが患者さんに伝わってさらに難渋する…という経験をしたことがある．頻繁に遭遇するわけでもないが，ぜひ口腔外整復法も試していただき，患者さんにも術者にも負担の少ない整復方法を選択できるようになっていただければ幸いである．

引用文献

1) 兼子隆次：あごがはずれた．医学のあゆみ，186：947-950, 1998
2) 古谷野潔，和気裕之：一般歯科臨床での顎関節脱臼への対処法．歯界展望，130：138-150, 2017
3) 上山裕二：顎が外れた．レジデントノート，14：1931-1936, 2012
4) 藤井信男：あごがはずれた．救急医学，34：770-772, 2010
5) 顎関節脱臼（顎脱臼）．「マイナーエマージェンシー 原著第4版」（Buttaravoli P, 他/著, 渡瀬剛人/総監訳），pp224-226, エルゼビア・ジャパン，2024
6) Lowery LE, et al：The wrist pivot method, a novel technique for temporomandibular joint reduction. J Emerg Med, 27：167-170, 2004（PMID：15261360）
7) Chan TC, et al：Mandibular reduction. J Emerg Med, 34：435-440, 2008（PMID：18242920）
8) Gottlieb M & Long B：Managing Temporomandibular Joint Dislocations. Ann Emerg Med, 80：539-547, 2022（PMID：35842342）
9) Prechel U, et al：The Treatment of Temporomandibular Joint Dislocation. Dtsch Arztebl Int, 115：59-64, 2018（PMID：29439762）
10) 外傷におけるパノラマX線写真とCTの使い分け．「マイナー外科救急レジデントマニュアル」（堀 進悟/監, 田島康介/編），pp38-40, 医学書院，2016
11) 依田哲也：臨床に有用な基礎知識 顎関節脱臼の対処法．日顎誌，31：93-99, 2019
12) 柴田考典：顎関節脱臼の徒手整復法は？ 日本医事新報，4876：61-62, 2017
13) 百合野方希：下顎関節脱臼の新しい整復手技．日本医事新報，2943：29-30, 1980
14) Chen YC, et al：A safe and effective way for reduction of temporomandibular joint dislocation. Ann Plast Surg, 58：105-108, 2007（PMID：17197953）
15) Awang MN：A new approach to the reduction of acute dislocation of the temporomandibular joint：a report of three cases. Br J Oral Maxillofac Surg, 25：244-249, 1987（PMID：3474022）
16) Gorchynski J, et al：The "syringe" technique：a hands-free approach for the reduction of acute nontraumatic temporomandibular dislocations in the emergency department. J Emerg Med, 47：676-681, 2014（PMID：25278137）
17) 田中惇也：顎が外れました 顎関節脱臼の整復法をマスターせよ！ Medicina, 60：110-115, 2023
18) American College of Emergency Physicians：dislocation of the mandible. Temporomandibular joint disorder.「Tintinalli's Emergency Medicine, 9th ed」（Tintinalli JE, et al/eds），MCGRAW-HILL EDUCATION, 2020

プロフィール

野村 悠(Yuh Nomura)
川崎市立多摩病院 救急災害医療センター / 聖マリアンナ医科大学 救急医学
医療を通して夢ある元気な地域づくりをめざす総合医．滋賀県湖北地域や旧朽木村でへき地医療に従事した後，川崎・横浜の救急医療に携わっています．プライマリ・ケア＋救急医療で日本の地域医療を支えましょう！

第2章 耳・鼻・口

5. 餅が喉につまった

重冨雄哉

> **● Point**
> ・誤嚥が発生する背景を知り，異物や介在部位ごとの差異として現れる所見，症状，治療法を知り，行うべき処置を怠らない
> ・上気道閉塞は致死的な病態であり，救命には技術，知識が不可欠である
> ・診断には病歴聴取が鍵となる
> ・再発を避けるために家族への予防対策の教育も重要である
> ・外科的気道確保の技術向上は off the job トレーニングが有用である

はじめに

　気道食道異物の歴史は古く，わが国では，古事記に記録されており，お餅の誤嚥は江戸時代の書物には民間療法としての治療法も記されている[1]．国内の食物による窒息死については，時期としては年末年始，特に1月1日から1月3日の期間が最も窒息死が多く発生しており，これは雑煮を含めた餅による食物窒息であった[2]．年末年始という医療資源が乏しい時期においては，研修医が初療にあたる場合も多いだろう．われわれの周囲で起こるコモンな病態ではあるが，致死的な状況にも陥りやすく正しい対処をしなければ死に至る可能性もある．気道食道異物についての診断，治療法について説明する．

> **症例**
> 　糖尿病教育入院中の70歳代前半の女性患者さんの部屋を訪室したところ，差し入れの大福を食べていた．後ろから声をかけたところ，突然患者さんは苦しそうにして喉を手で覆うようにし，声を出せなくなった．口を開けてもらうと喉の奥に白い大福がチラリと見えたが手が届きそうにない．背中を叩いてみるが効果はなさそうであった．慌てているところに通りがかった上級医がすかさず，患者さんの後ろに回り，腹部突き上げ法を行い，異物除去に成功した．

気道異物

　気道異物は，異物の存在する場所や異物誤嚥後の時間経過によって，以下のような状態を呈する．

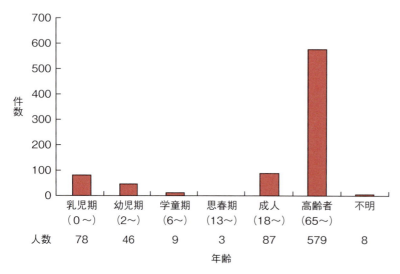

図1 救急要請があった気道異物事故の年代別事故件数
高齢者に多いことがわかる．文献3より引用．

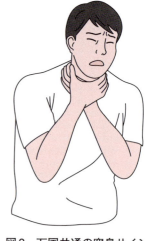

図2 万国共通の窒息サイン

① **完全な気道閉塞を引き起こした場合**は，事故現場で直ちに除去できないと心肺停止状態（CPA）に至り，死亡もしくは低酸素状態による重篤な意識障害を残す．
② **不完全な閉塞の場合**は呼吸困難，激しい咳嗽，喘鳴，チアノーゼ，胸痛などを訴える．
③ **無症状**で経過した場合は，肺炎，無気肺などを起こす．

　窒息状態を起こすのは，ほとんどが餅や肉塊などの食物による上気道閉塞（喉頭異物）で，高齢者や乳幼児，嚥下障害や意識障害（泥酔，認知症など）のある人が起こりやすい．

　気管・気管支に異物が入ると，刺激や気道の狭窄によって呼吸困難や咳嗽，喘鳴を生じるが，異物が気管支内に入り動かなくなると無症状になることが多い．

　誤嚥窒息事故の約80％は70歳以上の高齢者といわれており（図1），今後も高齢者の増加に伴い事故は増加する可能性が高く，皆さんも遭遇する機会があるだろう．**上気道閉塞は時間経過とともに救命の可能性が低くなるため，早急で適切な処置が必要となる．**

1. （専門医を呼べるとしても）自分でやるべきこと

1 診断

1）丁寧に病歴聴取を行う

　多くの症例では突然の咳，喘鳴が出現し異物が固定されると症状が消失もしくは減弱する．そのため，**病歴聴取**（本人の嗜好，直前の状況：手の届くところに口の中に入るものがなかったか，またそのものが減っていないか）が誤嚥の診断には重要で，丁寧な病歴聴取があれば80％の気道異物は診断が可能である[4]．特に**高齢者**では，気管支炎様の症状が遷延している場合や小児では**生来健康であったにもかかわらず突然喘息様の症状が出現している場合は窒息を想起する必要がある．**

2）窒息サインを見逃さない

　上気道も含む閉塞による窒息は，万国共通の窒息サイン（図2）を呈する場合がある[5]．食物に

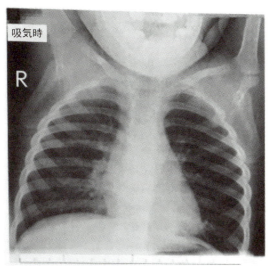 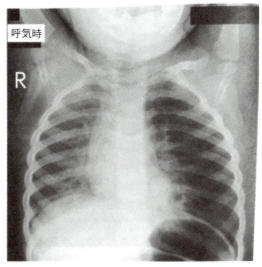

図3 Holzknechtサイン
左主気管支のピーナッツ異物．左肺は過膨張し透過性が亢進している．左肺で排気が行われず，縦隔陰影が呼気時に健側に移動している．文献6より転載．

よる窒息は，アナフィラキシーや急性喉頭蓋炎などの窒息と比較し急速に進行するため迅速な処置が必要である．

下気道（気管支）に異物が存在する場合は患側の換気不全が出現し，チェックバルブ機構による過膨張や無気肺となる．身体診察では打診による鼓音，聴診による呼吸音の減弱，消失を認めることが多い．

3）画像診断

単純X線検査では，吸気時・呼気時に撮影をするとHolzknechtサイン（縦隔陰影の左右移動，図3）を認めることがある．

単純X線検査で判断がつかない場合や詳しい位置確認を行いたい場合は，胸部CT検査を行う．異物が長時間存在することで肉芽形成した場合は診断が困難となる．MRI検査を行うことで喀痰・分泌物による閉塞か，肉芽か異物かの鑑別が可能だが，金属透過性が高いため，金属の可能性が否定されていなければならない．

2 治療

気道異物は致死的となる可能性が高い疾患のため，緊急コールし最初から上級医，看護師などのスタッフとの連携が必要である．

1）初期対応

1歳以上の小児ならびに成人の初期対応として，意識がある場合には**腹部突き上げ法（Heimlich法）もしくは胸部突き上げ法**が推奨されている．窒息が解除できず意識がなくなった場合はCPRを行い異物が見えるときのみ異物を除去する．盲目的な掻き出しはしない．**乳児の場合には背部叩打法と胸部突き上げ法を組合わせた方法**が推奨されている．

2）気道管理

気道異物は，完全気道閉塞に陥る危険性があるため，酸素投与，モニター監視下で異物除去を

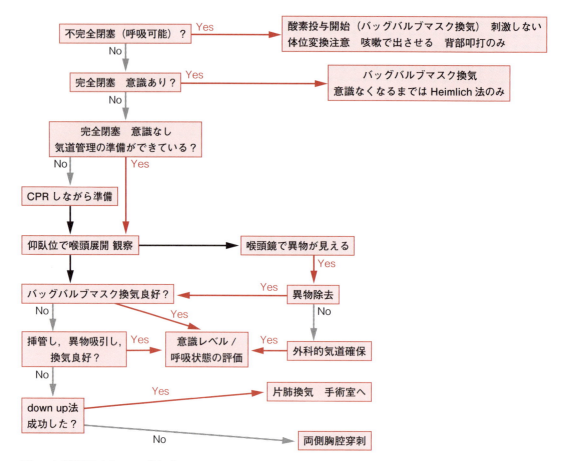

図4 気道閉塞時のアルゴリズム
外科的気道確保した場合はdown up法は施行できないため吸引を行う．文献7を参考に作成．

行い，喘鳴や呼吸苦が強く酸素化が悪い場合は気管挿管などの高度な気道管理を行う．
① **直視下で異物が確認できない場合**は，下気道の閉塞が疑われる．その場合は直視下の気道確保を行い，図4のアルゴリズムにて治療を行う．
② **異物により喉頭展開での視野が確保できない場合**，すみやかな外科的気道確保を検討する．

> ●ここがポイント：down up法
>
> 挿管し，気管チューブを押し入れた（down）後に，元の位置まで戻す（up）手技．異物が硬いものであれば，片方の気管支に押し込み，柔らかい異物であれば貫き異物の下で換気することができる[7]．

〈外科的気道確保〉

外科的気道確保には，輪状甲状靱帯からのアプローチと気管からのアプローチがある．救命の場においては，できるだけ早く気道確保を行うことが最優先であり，手技が複雑でなく，確実で合併症が少ない手技を選択する．

輪状甲状靱帯からのアプローチは，輪状甲状靱帯穿刺と輪状甲状靱帯切開の2種類があり，「部位の同定しやすさ」「体表面からの距離」「重要な血管や神経が少ない」ことから緊急時のアプロー

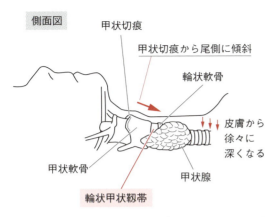
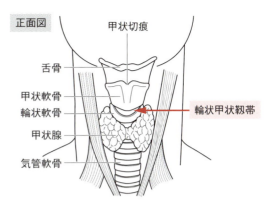

図5　輪状甲状靱帯からのアプローチに必要な解剖
文献8, p41より転載

表1　輪状甲状靱帯穿刺と輪状甲状靱帯切開の違い

輪状甲状靱帯穿刺	
適応年齢	乳幼児から高齢者まで
合併症	皮下気腫,出血,甲状腺損傷,声帯損傷など
換気方法	高圧ジェット換気法,高流量酸素換気,バッグバルブマスク換気が可能(緊張性気胸,縦隔気腫などの合併症に注意)
輪状甲状靱帯切開	
適応年齢	12歳以下は禁忌
合併症	輪状軟骨離断,後方への気管穿孔,皮下気腫,出血,縦隔気腫,声帯損傷,声帯下狭窄など
換気方法	直視下の気管挿管と同様,吸引も可能

チに適している(図5,表1).輪状甲状靱帯穿刺は乳幼児から適応となるが,**輪状甲状靱帯切開は12歳以下では気道狭窄の原因となるため禁忌**となっている.その場合は,穿刺により酸素化を行い,適切な部位にて気管切開を行う.多くの病院には輪状甲状靱帯穿刺キットを救急カートに準備しているので自施設の物品を確認するといいだろう(図6).手技に関しては数回のトレーニングをすると手技の成功率が上昇するといわれており[9],off the jobでのトレーニングを推奨する.

3) 異物除去

異物除去を始めるにあたってまず,喉頭鏡,マギール鉗子,異物鉗子,吸引セット,救急カートを準備する.喉頭展開し異物が見えれば,鉗子で除去する.この際,義歯の金具や薬の包装(press through pack:PTP)などの鋭利なものは粘膜を傷つける可能性もあるため注意する.異物の除去が困難な場合は押し込んでしまうと気道閉塞が進行する可能性もあり,自身での除去が不安であれば気道管理に努め上級医を呼ぶ.

〈en bloc 法〉

挿管チューブと吸引装置を接続することができるメコニウム吸引器が自施設にあれば,可能な処置として,en bloc法がある.これは,**気道異物が大きい場合に適応**となる.挿管チューブ自体を吸引器として用いる方法で,挿管チューブを異物に押し当て,チューブに異物が一塊となった

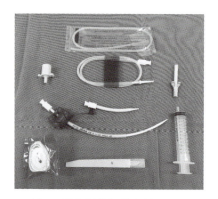

図6　輪状甲状靱帯穿刺キット

状態でそのまま抜去する．その後，再度挿管をしなければならない．

4）窒息解除後の管理

　心肺蘇生後，低酸素脳症などの場合には，集中管理が必要となる．また，バイスタンダーによる窒息解除がされている場合でも，Heimlich法による合併症（臓器損傷や骨折），誤嚥性肺炎の併発が起こりうるため経過観察や画像検索を怠ってはならない．基礎疾患や年齢を考慮し，上級医と相談のうえ，入院を検討する．

2. 専門医を呼ぶべきか，呼ぶタイミング

　除去が困難な場合は，直達喉頭鏡などが使用可能な耳鼻咽喉科へコンサルトする．下気道部分であれば，気管支鏡での除去，外科的な開胸術での除去が必要であり，呼吸器内科，外科へのコンサルトを検討する．

3. 専門医を呼べない状況ならどうするか

　気道確保ができている限り慌てることはないが，対応可能な医療機関への転院を検討する．異物の位置が移動した場合は，完全閉塞に陥る可能性もあるため気管挿管などの高度な気道確保を行い，転院搬送に備える．

4. こんなときは要注意

　異物が移動したときには気道閉塞に陥る危険性が高い．気道確保がなされていない患者さんは，不用意に刺激せず，体位変換にも注意する．完全閉塞しても対応ができるように救急カート，気道確保のデバイスを準備しておく．

食道異物

経口的に嚥下された異物の80〜90％は自然排泄され，10〜20％が内視鏡的に摘出され，約1％が外科的処置を必要とする[10]．年齢層は2〜5歳の小児と60〜70歳の中高年にピークを有する2峰性を示す．食物，PTP，魚骨などの骨類は全年齢で認め，小児では玩具（プラスチック・紙），電池，硬貨，高齢者では義歯が多くなる[11〜13]．

異物の介在部位は食道入口部が最多で，大動脈交差部，横隔膜貫通部と続く．

1. （専門医を呼べるとしても）自分でやるべきこと

1 診断

1) 病歴聴取や患者さんの変化に注目

気道異物と同様に病歴聴取が重要だが，小児や認知症の併存する高齢者で誤飲の場面を目撃されていない場合は，食事摂取量の低下（小児ではミルクを飲まない），流涎の増加，嚥下痛，体重減少，再燃をくり返す誤嚥性肺炎などで受診することもあり注意する．

2) 画像診断

単純X線検査は多くの施設で可能であり，第一選択となる．金属，磁石，碁石はX線非透過性でそれ以外の多くはX線透過性（表2）[14]であり，単純X線検査のみでの診断が困難な場合は，腹部CT検査を行う．

内視鏡検査では診断と同時に異物摘出も可能であり，除去後の粘膜評価もできる．しかし食道腔外に異物が迷入してしまった場合には検知はできず，食事直後では，食物残渣に埋もれてしまう場合もあるため診断が困難となる．

2 治療

緊急性があるかどうかにより，分類される（表3）[15]．

ボタンやコインであれば，透視下でのバルーンカテーテル，磁石カテーテルでの除去も可能だが，粘膜の評価には内視鏡での観察が必要となることがあるため，近年では内視鏡下での摘出が一般的である．PTP，魚骨など把持可能な異物にはV字型鉗子，円筒状や細長い異物にはスネア，

表2 画像診断においてX線に映りやすい物質と映りにくい物質

X線	異物
大抵は特定できる	ステーキの骨 下記以外の金属や異物
確認できない	食物塊 魚骨，鶏の骨 木材 プラスチック ガラス 薄い金属物

文献14より引用．
異物のほとんどはX線で確認できるが，薄い金属，木材，プラスチック，ガラス，魚や鶏の骨などは容易には確認できず，食塊閉塞のX線検査では，偽陰性率が約87％と報告されており，これらの症例では，CTスキャン（感度90〜100％，特異度93〜100％）が優れている．

表3 消化管内異物の分類

緊急性のある異物
消化管を損傷する可能性のある異物
・鋭利な形をもつ異物 　　PTP包装，有鈎義歯，針，魚骨，爪楊枝，カッターナイフなど
・内容物・作用が消化管を損傷する可能性のある物質 　　乾電池，2つ以上の磁石，ボタン電池など
消化管の閉塞をきたす可能性のある異物
・巨大な胃石，ビニール袋，内視鏡切除した巨大な切除標本など
緊急性の少ない異物
鋭利でなく塞栓をきたす可能性のない異物
・硬貨，パチンコ玉，体温計内の水銀，ビー玉など

消化管内異物はその形状，内容物の毒性の有無などにより，緊急性の有無を判断する必要がある．文献15より引用．

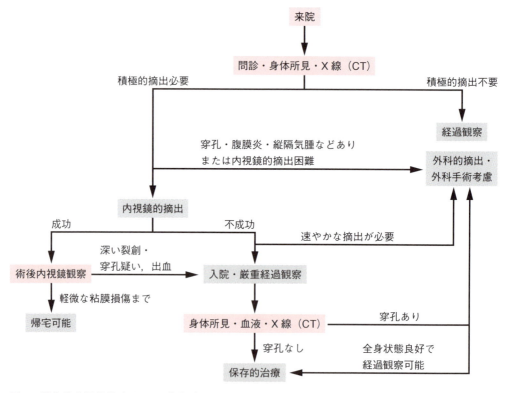

図7　消化管内異物診療のアルゴリズム
　　　　　は診断に必要な検査など，　　　　　は治療（方針）を示す．文献15より引用．

　柔らかい固形物には透明フード，把持が難しい異物には回収ネットなどが用いられている．また異物回収時の食道粘膜損傷を防止するため，補助具として粘膜切除術などの治療時に用いられるチューブやバルーン，キャップなどが用いられる[16]．内視鏡摘出時に異物が食道壁を損傷し穿孔する場合もあるため，摘出後には再評価を行う必要がある（図7）．
　外科的処置の適応としては，鋭利な異物が壁内に刺入し摘出困難な場合，膿瘍や穿孔が疑われ

る場合，異物が鉗子で把持できない場合，内視鏡的に確認できない（食道腔外に異物が迷入など）場合である．

2. 専門医を呼ぶべきか，呼ぶタイミング

緊急的な対応が必要な場合（表3）は，消化管異物は内視鏡および外科的治療を行う．自施設で治療が可能かを確認し，専門医にコンサルトを行う．

3. 専門医を呼べない状況ならどうするか

停滞しても人体に影響のない小さい異物であれば経過観察は可能だが，自然排泄に長時間を有する場合や症状が強い場合には可及的すみやかな摘出術を検討する．

4. こんなときは要注意

異物誤嚥に気づかず，嚥下機能低下，食欲低下を呈して来院する高齢者に出会い，食道異物を疑った場合は内視鏡などの精査を考える．消化管損傷のリスクがある異物は除去後に粘膜が損傷し，潰瘍から穿孔に至る場合があるため経過観察は慎重に行う．

5. 患者さんを帰す際の注意事項

異物誤嚥，誤飲に関しては，**再発予防**が重要である．乳幼児や高齢者に対し再発防止のために家族や保護者，施設関係者に教育・指導を行う．

1 乳幼児に対する注意
・コインやタバコ，医薬品などは手の届かないところに保管し，床から1m以下には置かない．
・ボタン電池を使う製品は容易に蓋が外れないようにする（JIS規格製品であれば蓋が簡単に開かない構造となっているが，廉価な海外製品：縁日のおもちゃ・100円ショップのおもちゃなどはこの規定が遵守されていない場合がある）．
・食事中に遊ぶ，走る，笑うと誤飲・誤嚥しやすいので禁止する．仰臥位でものを食べさせない．テレビを見ながらの食事は親も目を離すことが多いので禁止する．
・乳幼児にはピーナッツなどの豆類やそれを含むお菓子を与えない．

2 高齢者に対する注意
・薬剤のシートを1錠ずつ切り離さない（現在はメーカーに対し各学会がPTP誤嚥を防ぐために1錠ずつで保管ができないようにしている）．必要であれば薬剤の1包化を提案する．
・認知機能が低下している場合は，小児と同様に手の届くところに保管しない．

- 義歯の取り扱いに注意する．口腔ケアの際には義歯を外してケアをする．
- 嚥下機能を評価し，本人が摂取可能な食事を提供する（評価には嚥下造影検査，嚥下内視鏡検査が有用である．現在は嚥下機能に応じた食品が多くあり，院内の栄養科スタッフや言語聴覚士とも相談するとよい）．

おわりに

　気道食道異物は，発症時の受診もあれば，本人・家族が気づかず，症状から受診する場合もある．特に本人・家族が気づいていない場合には，医療従事者も見落としがちなため，病歴聴取・身体診察を念入りに行い想起できるように努力する．また，気道緊急への対処は日常勤務ではあまり遭遇しない．特に外科的気道確保のような日常的に実施されないような手技は機会をみつけ，くり返しトレーニングをすることが備えとなる．現在は，さまざまな成人教育コースがあるため積極的な参加を推奨する．

Column

お餅と日本人

　正月になると必ずといっていいほど，お餅を喉につまらせて亡くなったというニュースが流れる．そしてそのニュースは，当たり前のように受け入れられている．こんにゃく入りミニカップゼリーの製造者のような形状変更や注意喚起などの努力がお餅の場合は求められず，製造責任は，窒息事故があってもあまり問われていない．消費者行政担当大臣が会見で，「餅は喉につまるものだという常識を多くの人が共有している」と発言するように，お餅ははるか昔，古代奈良時代から存在し，稲の精霊が宿る神聖なものであったこと，そして室町時代にはすでに鏡餅が存在し，お雑煮をお正月に食べていたという歴史が長い食品であるためである．食べる側が注意して食べなければならないというのが日本全体のコンセンサスのようで，これからも冬になれば医療従事者を悩ませるだろう[17]．

引用文献

1) 「気道食道異物摘出マニュアル」（日本気管食道科学会/編），pp2-5, 金原出版，2015
2) Taniguchi Y, et al：Epidemiology of Food Choking Deaths in Japan：Time Trends and Regional Variations. J Epidemiol, 31：356-360, 2021（PMID：32536639）
3) 竹田 豊，他：気道異物に対する救急隊員並びに市民による異物除去の検討．（平成11年度自治省消防庁委託研究報告書），2000
   https://plaza.umin.ac.jp/GHDNet/00/kajiti2.htm（2024年8月閲覧）
4) 平林秀樹：気道異物の診断と治療．耳鼻臨床，101：244-245, 2008
5) 「BLSプロバイダーマニュアル AHAガイドライン2020準拠」（American Heart Association/著），p86, シナジー，2022
6) 「気道食道異物摘出マニュアル」（日本気管食道科学会/編），pp41-53, 金原出版，2015
7) Tatsuya N, et al：Foreign body in the adult airway.「The Walls Manual of Emergency Airway Management 6th ed」（Brown CA, et al, eds），pp1010-1023, Lippincott, Williams & Wilkins, 2022
8) 「外傷初期診療ガイドラインJATEC™ 改訂第6版」（日本外傷学会，日本救急医学会/監，日本外傷学会外傷初期診療ガイドライン改訂第6版編集委員会/編），へるす出版，2021
9) Wong DT, et al：What is the minimum training required for successful cricothyroidotomy?：a study in mannequins. Anesthesiology, 98：349-353, 2003（PMID：12552192）

10）小越和栄, 他：治療内視鏡に関するリスクマネージメント．Gastroenterol Endosc, 46：2600-2609, 2004
11）外間尚子, 他：当科における消化管異物の検討─食道義歯異物に対する全身麻酔下摘出の有用性について─．日本気管食道科学会会報, 59：200-207, 2008
12）「気道食道異物摘出マニュアル」（日本気管食道科学会／編），pp9-16, 金原出版, 2015
13）齋藤善光, 他：咽喉頭食道異物を主訴に受診した1714例の検討．日本気管食道科学会会報, 72：1-9, 2021
14）Birk M, et al：Removal of foreign bodies in the upper gastrointestinal tract in adults：European Society of Gastrointestinal Endoscopy（ESGE）Clinical Guideline. Endoscopy, 48：489-496, 2016（PMID：26862844）
15）今日の臨床サポート．消化管内異物
  https://clinicalsup.jp/jpoc/contentpage.aspx?diseaseid=273（2024年8月閲覧）
16）島田英雄, 他：消化管内視鏡による食道異物摘出の工夫．日本気管食道科学会会報, 71：115, 2020
17）小坂香奈子, 他：おもちと日本人．J Life Sci Res, 10：5-8, 2012

プロフィール

重冨雄哉（Yuya Shigetomi）
光輝病院　理事長
経歴：2006年3月　愛知医科大学医学部 卒業
　　　2006年4月　浜松医科大学（JA静岡厚生連遠州病院たすき掛け）初期研修医
　　　2008年4月　六日市病院
　　　2019年4月　現職

第2章　耳・鼻・口

6. 魚の骨が喉に刺さった
魚骨異物

松本大賀

Point

- 口腔から魚骨を探す際には，無闇に探し回らなくてよい
- 口腔咽頭部なら症状が軽度で合併症がなければ，取れなくても翌日耳鼻科外来受診でよい
- 発熱や咽頭痛，嚥下障害や嚥下時痛など合併症を示唆する症状に注意する
- 食道や胃十二指腸内の魚骨は消化管穿孔が懸念されるため内視鏡による摘出が必要

はじめに

　魚骨異物は，アジアなど魚の消費量が多い国で頻度の高い疾患である．日本の報告によると魚骨異物の原因となった魚は，ウナギの仲間が14.4％と最多で，サバ，サーモン，アジが続く．なかでもカレイやヒラメの魚骨異物は，下咽頭や食道に多く（30％），摘出に内視鏡や手術が必要になる症例が多い（65.5％）[1]．年齢層は4歳以下と中高年に多く，特に4歳以下が全体の1/4を占める[1]．中高年においては入れ歯が重要なリスク因子で，口蓋表面からの触覚フィードバックがなくなるため魚骨異物のリスクを高めるとされる[2]．

症例

　特記すべき既往歴のないADLが自立した70歳代男性が，咽頭異物感を主訴に来院した．受診2時間前に夕食でウナギを食べた．食事中に左咽頭部に異物感を自覚し，1時間ほど様子を見ていたが症状が改善しないという．患者さんは普段から入れ歯をつけており，ウナギの骨が咽頭部に刺さったのではないかと心配している．

1. （専門医を呼べるとしても）自分でやるべきこと

1 口腔から直視下に魚骨を探す

　口腔から魚骨を探す際は，口蓋垂から舌根の範囲を慎重に探すとよい．魚骨が刺さる部位には，口蓋扁桃，舌扁桃，喉頭蓋谷（図1, 2），梨状窩（図3）などがある．部位ごとの割合は報告によってばらつきがあるが，日本の報告では口蓋垂から舌根にかけての範囲が87.4％を占め，特に口蓋扁桃に多かった（63.0％）[1]．小児においても口蓋扁桃が相対的に大きいため，口蓋扁桃に

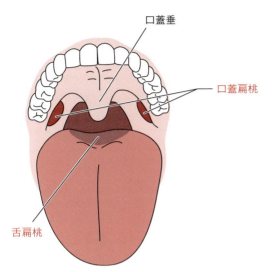

図1　口腔の正面図
赤字は魚骨の刺さる割合の高い部位．文献3を参考に作成．

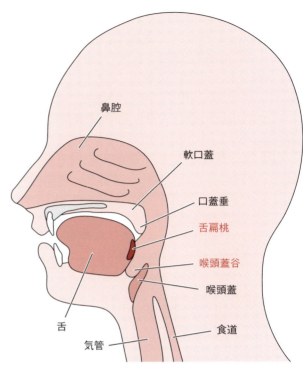

図2　口腔から気管までの側面図
赤字は魚骨の刺さる割合の高い部位．文献3を参考に作成．

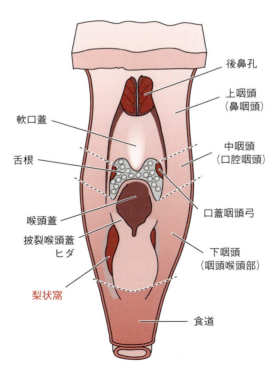

図3　後方からみた咽頭
赤字は魚骨の刺さる割合の高い部位．文献3を参考に作成．

刺さることが多いとされる[1]．口腔からの観察は患者に咽頭反射を引き起こしうるため，漫然と眺めるのではなく**口蓋扁桃など頻度の高い部位をすばやく観察することが重要**だ．

　患者の訴える部位をヒントに魚骨を探すこともポイントである．症状部位として口腔内，頸部，胸を患者が指差した場合，おのおの77.7％，94.3％，100％の確率で指差した付近に魚骨が見つかったという報告がある．さらに，患者が片側の症状を訴えた場合，全例で同側に魚骨があった[4]．患側で患者の訴える部位を慎重に観察するとよい．

2 ここがポイント：視診で魚骨を探すときには深追いする必要はない！

　口腔から魚骨を直視下に探す際，無闇に探し回らなくてよい理由が2つある．

　1つ目は，魚骨が実際には刺さっていなかったり，自然に取れてしまっていたりすることが多いという報告だ．古い研究だが，13歳以上の魚骨異物疑いの患者358人について口腔・中咽頭の診察後，魚骨が見つからない場合に内視鏡検査が実施された．診察あるいは内視鏡で魚骨が特定できたのは117人（32.7％）だった[4]．別の報告でも，魚の摂取後に咽頭部に鋭い痛みを自覚した71人のうち魚骨が見つかったのは21％で，残り79％は魚骨が見つからなかった[5]．小児でも同様の傾向がみられ，魚骨異物で救急外来を受診した14歳以下の小児416人のうち，咽頭，食道，胃で魚骨が見つかったのはそれぞれ57.7％，1.4％，0.2％で，残りの40.6％は魚骨が見つからなかった[6]．執拗に魚骨を探しても，実際には魚骨が刺さっていない，または自然に取れたケースは多い．

　2つ目は，魚骨が刺さっていても口腔から直視できない場所にあったり，口腔中咽頭でも直視下に除去できなかったりすることも多いという報告だ．魚骨異物疑いの358人を対象にした前述の研究では，魚骨が特定できた117人のうち67.5％は口腔または中咽頭に魚骨があったが，口腔から直視して除去することができたのは26.6％のみだった．魚骨異物の約30％は診察で見える口腔内や中咽頭になく，口腔内・中咽頭にあっても直視下に除去できたのは1/4のみだった[4]．

3 直視下に魚骨を見つけた場合は摘出する

　口蓋扁桃などにある魚骨は簡単に鑷子摘出できる．視認できても摘出前に自然に取れて見失うこともあり，最初の診察で魚骨が見つかっても11.1％は，摘出を試みる前に自然に魚骨が取れたという報告がある[1]．

2. こんなときは要注意

1 気道緊急のred flags

　分単位での緊急対応が求められるのは，異物が気道を塞ぎ，気道緊急に至ったケースである．**頻呼吸や流涎，嗄声，stridor，sniffing positionなどのred flag signsを迅速に評価する**．気道緊急であればすぐに上級医に報告し，人を呼ぼう．

2 致死的合併症を示唆する症状

　稀ではあるが，**魚骨異物による致死的合併症の所見がないか確認する必要がある**．深頸部感染症/膿瘍や食道穿孔の他，縦隔炎/縦隔膿瘍，大動脈食道瘻，気管食道瘻，縦隔気腫/肺気腫，心膜炎/心タンポナーデといった多様な合併症の報告[1]がある．頸部の穿孔では，頸部痛，嚥下障

害，嚥下時痛，発声障害，皮下気腫を，食道穿孔では胸骨後面の胸痛，心窩部痛，発熱，ショックを呈するので注意する．また，深頸部感染症/膿瘍の所見として発熱や強い咽頭痛，頸部痛がないかも必ず確認する．これらがあればCT検査で合併症評価をすべきである．

3 食道内の魚骨異物を示唆する症状

下咽頭より先の食道や胃十二指腸内に魚骨異物がある場合は消化管穿孔を生じるリスクが懸念され[7]，緊急〜24時間以内の上部内視鏡による摘出が必要となる．食道内の魚骨異物を示唆する所見として胸痛や流涎，嚥下時痛，嚥下障害なども必ず確認しよう．

4 魚骨異物に対する画像検査の適応やモダリティ選択

魚骨異物に対する画像検査の適応やモダリティ選択には議論がある．

> ●ここがピットフォール：頸部単純X線検査で魚骨異物を否定するのは誤り！
> 頸部単純X線検査の魚骨異物に対する感度は低く，ルーチン撮影の必要性は議論がある．Nganらの研究では，魚骨が特定できた117人のうち頸部単純X線検査で魚骨が写っていたのは36人（32％）のみだった[4]．献体を用いた研究でも，感度は39％，特異度は72％と報告されている[8]．頸部単純X線検査で魚骨が写っていなくても，魚骨の存在は否定できない．

魚骨異物に対する単純CT検査の感度は90〜100％，特異度は93.7〜100％と報告され[9]，単純X線検査に比べ感度・特異度が高い．特に合併症を示唆する症状がある場合は単純CT検査が合併症所見を見つける点で有用だ．さらに，食道や胃の魚骨異物を疑う場合は，消化管穿孔のリスクを考慮し感度・特異度の高い単純CT検査を行うことが多い．

一方で，単純CT検査のメリットが乏しいシナリオもある．例えば，咽頭部の魚骨異物を疑うケースで，症状が軽く合併症を示唆する症状がない場合，口腔から直視できなければ，単純CT検査で魚骨を見つけても摘出に鼻咽頭ファイバーが必要となる．被曝量が増える点でも単純CT検査のメリットは乏しく，翌日に耳鼻科で鼻咽頭ファイバー検査を実施すればよい．疑っている病態・状況により画像検査の意義は変わるため，適応やモダリティは目的に応じて選択されるべきだ．

3. 専門医を呼ぶべきか，呼ぶタイミング

1 口腔・咽頭部の魚骨異物を疑う場合

1）症状が軽度で，発熱などの合併症を示唆する所見がない

口腔から魚骨が見えず，症状が軽度で合併症を疑う所見がなければ，魚骨が摘出できていなくとも緊急の耳鼻科コンサルトは不要である．翌日の耳鼻科外来受診を指示する．

2）症状が強い，あるいは発熱などの合併症を示唆する所見がある

頸部単純CT検査を撮像し，魚骨異物の部位と合併症所見を評価する．合併症の所見があれば耳鼻科と合併症に応じた専門各科にコンサルトする．魚骨が単純CT検査に写っているが自身で摘出できない場合は，鼻咽頭ファイバーでの摘出を耳鼻科に依頼する．

2 食道の魚骨異物を疑う場合

　食道では異物の種類を問わず穿孔が懸念されるため，上部内視鏡検査での緊急摘出が必要だ．一般的に，魚骨は食道穿孔ハイリスクの"sharp-pointed object"に含まれるため2〜6時間以内に緊急での摘出が必要となる[7]．食道を通過し胃内に入った場合は，大部分が合併症をきたさず自然に排出されるといわれ，十二指腸を通過した"sharp-pointed object"は97％で消化管穿孔をきたさず通過したという報告がこれを支持する[10]．一方で，"sharp-pointed object"では35％で合併症をきたしたという報告もあるため[11]，胃・十二指腸にある摘出可能な魚骨は上部内視鏡で摘出すべきとされる．胸痛や流涎，嚥下障害，嚥下時痛などがあり食道の魚骨異物を疑うとき，信頼できる病歴で食道異物が確からしいなら，上部内視鏡での緊急摘出を消化器内科に依頼する．この場合，食道穿孔などの合併症を疑わなければ単純CT検査は必須ではない．同様に，単純CT検査などの画像検査で食道の魚骨異物を診断した場合も，上部内視鏡での緊急摘出が必要なため消化器内科にコンサルトを実施する．単純CT検査でTreitz靱帯を越えた魚骨異物を見つけた場合，または食道穿孔や縦隔膿瘍を示唆する所見があれば外科へのコンサルトが必要である．

3 画像検査で魚骨異物が見つからなかった場合

　口腔・咽頭部以外の魚骨異物を疑う場合，魚骨異物の病歴が確からしいにもかかわらず単純CT検査で魚骨異物が見つからなければ，症状に応じて上級医と方針を決めることが望ましい．単純CT検査で魚骨異物が見つからなかったが，後に消化管穿孔をきたし手術で魚骨異物を発見した症例報告は散見される[12]．単純CT検査の感度は90〜100％と報告されているが[9]，単純CT検査で特定が困難な小さな魚骨が存在する可能性は0ではないため注意が必要である．

　画像検査で食道に魚骨異物が見つからなくても，食道の魚骨異物を示唆する症状が継続すれば上部内視鏡検査の実施について消化器内科にコンサルトする．腹痛などの症状が続く場合も消化器内科や外科へのコンサルトが必要となる．画像検査で魚骨異物が見つからず無症状の場合，上級医と相談のうえで帰宅を検討する．帰宅する場合は，症状出現時に再診するよう説明しフォローの外来を組む．

4. 専門医を呼べない状況ならどうするか

　上記の通り専門医へのコンサルトが必要な場合は転院させる必要がある．上級医と相談して適切な高次医療機関への転院調整をしよう．

5. 患者さんを帰す際の注意事項

1 口腔・中咽頭の魚骨異物を疑うケース

　帰宅させるケースは主に2通りだ．1つは**口腔・中咽頭の魚骨異物を疑うケース**である．症状が軽度で合併症を疑う所見がなければ，身体診察前に診療の見通しを患者に平易に伝えるとよい．例えば，「実際は刺さっていなかったり，自然と取れてしまったりする例も多いです．口の中から探してみて見つからなければ，無理はせずに翌日耳鼻科で診てもらいましょう」などと説明する．帰宅時には，**発熱や咽頭痛の増悪など再診すべき症状を明確に示すことが重要**だ．前述の通り"魚

骨が見えないから魚骨はない"と断定しないことがポイントである．

❷ 食道や胃十二指腸の魚骨異物を疑い単純CT検査を実施したが魚骨異物が見つからず，無症状だったケース

もう1つは，食道や胃十二指腸の魚骨異物を疑い単純CT検査を実施したが魚骨異物が見つからず，無症状だった場合である．帰宅の際には，フォロー外来の前でも症状が出現したときには再診するよう十分に説明する．初診時に単純CT検査で見つけることが困難な小さい魚骨異物が合併症をきたした症例[12]があることを留意する必要がある．

おわりに

魚骨異物は救急外来で遭遇することの多い疾患である．一方で，自信をもった意思決定ができている研修医は多くないのではないだろうか．不安だからといって各専門科に丸投げしたり，何となく診療をしたりせず，本稿でとり上げたような根拠を意識したマネジメントができるようになりたい．合併症を示唆する症状や画像検査の限界，魚骨異物が見つかる部位に応じた意思決定を十分に理解したうえで，診療の見通しを患者と共有し，期待される疾患経過や注意すべき症状を帰宅時に丁寧に説明できることをめざそう．

引用文献

1) Shishido T, et al：Characteristics of fish-bone foreign bodies in the upper aero-digestive tract：The importance of identifying the species of fish. PLoS One, 16：e0255947, 2021（PMID：34403441）
2) Goh BK, et al：CT in the preoperative diagnosis of fish bone perforation of the gastrointestinal tract. AJR Am J Roentgenol, 187：710-714, 2006（PMID：16928935）
3) Part Ⅰ §11-5 気道の解剖 めんどうだけど解剖用語を覚えよう．「必ずうまくいく！気管挿管 改訂版 カラー写真とイラストでわかる手技とコツ」（青山和義/著），pp26-28，羊土社，2009
4) Ngan JH, et al：A prospective study on fish bone ingestion. Experience of 358 patients. Ann Surg, 211：459-462, 1990（PMID：2322040）
5) Knight LC & Lesser TH：Fish bones in the throat. Arch Emerg Med, 6：13-16, 1989（PMID：2712982）
6) Lim CW, et al：Factors Associated with Removal of Impactted Fishbone in Children, Suspected Ingestion. Pediatr Gastroenterol Hepatol Nutr, 19：168-174, 2016（PMID：27738598）
7) Ikenberry SO, et al：Management of ingested foreign bodies and food impactions. Gastrointest Endosc, 73：1085-1091, 2011（PMID：21628009）
8) Lue AJ, et al：Use of plain radiography and computed tomography to identify fish bone foreign bodies. Otolaryngol Head Neck Surg, 123：435-438, 2000（PMID：11020181）
9) Liew CJ, et al：Finding nemo：imaging findings, pitfalls, and complications of ingested fish bones in the alimentary canal. Emerg Radiol, 20：311-322, 2013（PMID：23269535）
10) Weiland ST & Schurr MJ：Conservative management of ingested foreign bodies. J Gastrointest Surg, 6：496-500, 2002（PMID：12023005）
11) Vizcarrondo FJ, et al：Foreign bodies of the upper gastrointestinal tract. Gastrointest Endosc, 29：208-210, 1983（PMID：6618118）
12) Beecher SM, et al：Diagnostic dilemmas due to fish bone ingestion：Case report & literature review. Int J Surg Case Rep, 13：112-115, 2015（PMID：26188981）

プロフィール

松本大賀（Taiga Matsumoto）
田岡病院 救急科
ER診療と中毒診療に興味がある卒後7年目の救急医です．偶然に任せない合理的な"decision-making"をする難しさと奥深さを日々痛感しながらERで修行を続けています．認知負荷が高い状況で次々とスピード感のある"decision-making"をすることがER診療の醍醐味です．"手慣れ"ではなく"手練れ"の"emergency physician"をめざしてこれからも地道に頑張ります！

第3章　手・足・肩・腰

1. 爪のトラブル
挟んだり剥がれたり赤く腫れたり…

宮道亮輔

> **Point**
> ・指先の外傷は痛いので，除痛が大切
> ・爪床や爪母は爪の再生に重要なので，きれいな状態で保ちたい
> ・脱臼した爪は，整復して固定する

はじめに

　手足の小外傷はプライマリ・ケアの現場でよくある症候だが，爪が関係してくると途端に難易度が上がる．私も急いでいると足の小指（第5趾）をタンスにぶつけたりするが，指先の外傷は痛みが強いため，疼痛コントロールが重要である．本稿では，爪や指尖部に関するトラブルをまとめた．あるものを使って上手くやるのが救急やプライマリ・ケアの醍醐味なので，基本を理解してうまく応用していただければ幸いである．

> **症例**
> 　40歳代男性．来院2時間前に左示指を車のドアで挟んで受診した．
> 　爪が変色していて痛いとのこと．指は動くようだが，指先は腫れていて，確かに痛そうである．

1. （専門医を呼べるとしても）自分でやるべきこと

　まずは視診や触診で変形の有無や**爪下血腫**の有無，**爪甲脱臼**（爪がはがれることを爪甲脱臼という）の有無などを確認しよう．**爪甲の動揺は触らないとわからないので要注意**だ．次に指の単純X線を撮影して，骨折の有無を確認しよう．

1 爪下血腫
　爪の下（奥）で出血している状態である（図1A）．爪の下は閉鎖空間のため，出血すると圧が高くなり，かなり痛い．
1）血腫が小さい場合
　痛みが弱いことが多いので，アイシングや消炎鎮痛薬で対応すればよい．爪が伸びるとともに

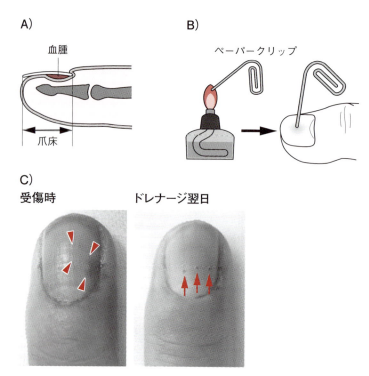

図1 爪下血腫の対応
A) 爪下血腫のイメージ図．B) 小孔の開け方．C) ドレナージ処置前後（▶：血腫，➡：小孔）（Color Atlas②参照）．
Aは文献2を参考に作成，Bは文献2より引用，Cは文献1より転載．

血腫も末梢に移動して，数カ月で自然に消失するため経過観察可能である．

2）血腫が大きい場合

痛みが強いことが多い．血液をドレナージして圧を解除すると疼痛は緩和されるため，痛みが強い場合はドレナージを検討する．出血後48時間以上経つと血液が凝固してドレナージしにくくなるため要注意である．

血腫が爪の端にかかっている場合は，27Gなどの細い注射針にシリンジを付けて端から血液を吸引すれば圧を解除できる．爪床を傷つけないように，爪に沿って針を入れるのがコツである．痛みが強い場合は，麻酔下で行った方がよい．

血腫が爪母に近い（端から遠い）部分にある場合は，電気メスや熱したペーパークリップで爪に穴を開けて圧を解除する方法がある（図1B）．ペーパークリップを使用する際は，持つ手が熱くならないようにガーゼなどを巻いて熱するのがコツだ．先端から煙が出るくらい熱して爪に押しあてる．それを何度かくり返すと穴が開いて血液をドレナージできる．1カ所ではドレナージが不十分な場合は，数カ所穴を開けるとよい．18Gの注射針で穴を開ける方法もあるが，注射針は先端が細くなっているため小さい穴しか開けられず，穴を大きくしようとすると爪床を傷つける可能性があるため注意する．

基礎知識1：爪周囲の解剖（図2）

爪甲の下に爪床がある．ここが傷つくと，伸びてくる爪に段差ができてしまう．
爪甲の皮膚に隠れた根元部分（爪根部）を包んでいるのが爪母で，ここで主に爪がつくられる．
爪床と爪母をきれいにすることが，その後の整容のために重要である．

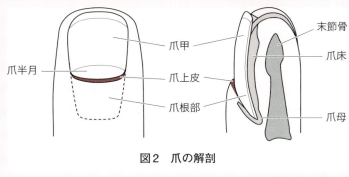

図2　爪の解剖

2 爪甲脱臼

爪甲の動揺は触ってみないとわからないことも多い．**必ず触診して動揺があるかを確認**する．

●ここがピットフォール
触診で爪の脱臼を見逃さない！

1） 亜脱臼の場合
爪が剥がれかかっているが完全には剥がれていない状態である．完全に剥がれていない場合は，爪をそのまま残しておいた方がよい．ガーゼなどをあてて直接テープが爪に張り付かないようにして固定して，翌日専門医を受診してもらおう．

2） 完全脱臼の場合
爪が完全に取れてしまった状態である．多くは末節骨の骨折も合併している．

脱臼した爪甲を整復すると生着することもあるし，生着しなかったとしても指尖部の生物的な被覆材になる．脱臼整復の過程で末節骨骨折も整復されることが多いし，爪上皮と爪母が直接接していると癒着して爪が生えてこなくなる可能性もあるため，爪上皮と爪母の間に何かを挟んでおく必要がある．ひどい汚染がないようなら，爪甲を徒手整復して固定するのがお勧めである．

爪甲の整復・固定は，指を麻酔して指尖部や爪甲を洗浄し，皮膚や爪床に挫創・裂創などがあれば先に縫合して，**Schiller（シラー）法**などで行う（図3）．Schiller法を行う際は，先に爪に穴を開けておいて，その後に糸を通す．爪床を傷つけないように爪を固定しよう．

Schiller法ができない場合は，爪甲を徒手整復して，テープなどで固定して翌日の専門医受診を指示してもよい．

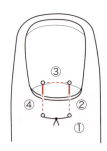
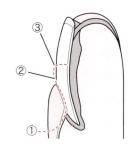

図3　Schiller法
①中枢側から針をかけて，②爪床を傷つけないように針先を出し，③爪甲の表から糸を通した後で，④爪上皮の下から中枢側に針を出して縫合する．糸を寄せると爪甲が中枢側に近づくようになっている．爪甲を爪床に縫いつけるわけではないので，側面図も参考にしていただきたい．

基礎知識2：指の麻酔（指ブロック）

創が小さく限定的であれば浸潤麻酔でも対応できるが，多くの場合は伝達麻酔の指（神経）ブロックが必要である．指1本ごとに固有掌側指神経と固有背側指神経が橈側・尺側に2本ずつの計4本走行しているので，そのすべてに麻酔薬〔リドカイン（1％キシロカイン®）など〕が届くことが必要だ．

古典的方法（Oberst法）では，MP（metacarpophalangeal）関節の1cmほど末梢で，基節骨の橈側と尺側に背側から1回ずつ針を刺す．1回の穿刺で，片側の深い神経（固有掌側指神経）と浅い神経（固有背側指神経）の周辺に1mL程度ずつ麻酔薬を注入する．掌側から注射する方が痛みが強いとされているので，背側に針を刺すのがコツである．

MP関節の皺の正中に注射する皮下法（園畑法）も知っておくと便利だ[3]．MP関節の皮膚を背側からつまんで圧迫し，膨らんだところを穿刺して皮下に麻酔薬を注入する（図4）．母指や第1趾では3mL程度，示指〜小指では2mL程度，第2〜第5趾では1mL程度注入すればよいとされている．この方法では基節部の背側は麻酔が効かないため，中枢側の外傷の場合は，Oberst法を用いる．

どちらの方法でも，26G以下の細い針を使うこと，アドレナリンを含まない局所麻酔薬を使うこと，効果が出るまでに5分程度かかるため効果が出るまでじっと待つことが大切である．

●ここがポイント

きちんと指ブロックして鎮痛しよう！

3 爪床挫創（裂創）

爪甲脱臼に爪床の挫創を伴っている場合は，爪床の縫合が必要である．麻酔下で脱臼している爪甲を除去して，洗浄してから爪床を縫合しよう．縫合には吸収糸〔ポリグラクチン縫合糸（バイクリル®），ポリジオキサノン縫合糸（PDS®）など〕を使うことが多い．爪床を縫い合わせておかないと新しい爪が爪床の損傷部を避けるように生えるsplit nail（爪甲断裂症）などの合併症

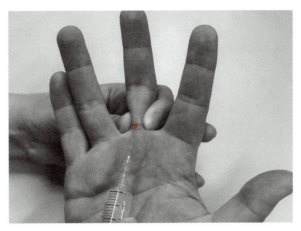

図4　指ブロック（皮下法）のやり方
MP関節の皺の正中部（●）に注入する．画像のように中枢部を両側から圧迫して注入部を浮かせて注入すると，痛みが少なく注入しやすい（Color Atlas③参照）．

を起こし，永続的な爪の整容の問題が残ることがある．段差がないように丁寧に縫合しよう．爪床は柔らかいため，繊細な縫合が必要だ．糸をきつく結びすぎると組織の血流を阻害する可能性があるため，創が合わさる程度の緩めかつ粗めの縫合が望ましい．

爪甲脱臼を伴わない爪床挫創を縫合すべきかは議論が分かれるところである．当日はそのままにしておき，翌日に専門医を受診してもらい判断してもらおう．

4 爪周囲炎（爪囲炎）

外傷の亜急性期やそれ以外でも，爪の周囲（爪縁）が腫れて外来を受診する患者さんが一定数存在する．爪周囲炎である．**爪周囲の表皮の破綻部分から細菌感染を起こして発症する**．多くは黄色ブドウ球菌または連鎖球菌による感染で，疼痛・熱感・発赤と腫脹を伴う．感染が指腹まで波及した状態を瘭疽といい，屈筋腱腱鞘滑膜炎を起こすこともあるため注意が必要だ．

まずは指を観察し，外傷の有無を確認する．多くの場合は感染源となる外傷ははっきりしないことが多いが，爪の切り間違えの影響で爪縁に棘ができて皮膚に刺さっていることがある．棘は皮下に隠れていることが多いので，患者さんは痛がるがしっかりと爪の端まで確認する必要がある（図5）．棘を見つけたら切るか保護するかして，皮膚に刺激が加わらないようにする．

●ここがポイント
腫れた軟部組織をかき分けて爪棘を探そう！

1）発赤・腫脹・熱感・疼痛だけの場合
軽度な対症療法のみで，腫脹が強くてもセファクロル（ケフラール®）など抗菌薬の内服で改善することが多い．

2）皮下に膿瘍が見える場合
皮下に黄白色の膿瘍が見える場合は，18Gの注射針などで小切開して排膿すると，痛みが改善する．膿が排出されきるまでしっかりと絞り出そう．その後，セファクロルなど抗菌薬の内服を処方する．

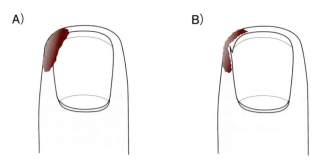

図5 爪の棘
A)肉芽や軟部組織が腫脹して爪端を覆っている.B)肉芽や軟部組織をよけると爪端の棘が隠れていることがある.

救急外来や爪周囲炎を見慣れていない場合は,翌日の専門医受診を指示する.

一般的な爪周囲炎を見慣れている場合でも,症状が増悪して指腹部まで炎症が波及するようなら瘭疽を考える.瘭疽は指腹部の切開排膿や,壊死が疑われたら壊死組織の除去などが必要なため,専門医にコンサルトした方がよい.

2. 専門医を呼ぶべきか,呼ぶタイミング

1 切断指

切断指は手指の専門医に診てもらった方がよい.単純X線を撮影して,指のどの部分で切断されているかを確認してからだと説明しやすい.

切断された指は,生理食塩液で湿らせた滅菌ガーゼで包んでビニール袋に入れ,その袋をさらに氷を入れた袋に入れて,専門医が来るまで保存する(指が直接氷にあたらないようにする).

骨欠損がなく,指尖部の皮膚や軟部組織だけの欠損の場合は,専門医を呼ぶ必要はない.その場合の切断片(皮膚など)は小児では生着することもあるが,多くの場合生着することはない.創部を被覆して翌日専門医を受診してもらおう.

創部の保護には3つの方法がある.成人では先端から1 cm以下,小児では2 mm以下の骨折を伴わない創傷は,保存療法で良好な結果が得られるとされるが,本人と相談して妥当な方法を選択する.

1)保存療法

湿潤療法で経過を観察する方法である.断端を洗浄して,ワセリンやゲンタマイシン(ゲンタシン®)軟膏を塗布し,創傷被覆材(ハイドロサイト◇ADプラスなど)で被覆して肉芽の回復を待つ.出血が持続している場合は,アルギン酸塩被覆材(カルトスタット®など)を置いてからその他の創傷被覆材を圧迫気味に巻くと止血される.

包丁やスライサーなどで皮膚の一部を切ってしまった場合にも使えるので,覚えておくと役立つ.

2)composite graft

血管や神経の縫合は行わずに切断片を縫合する方法である.切断片は壊死することが多いが,生物的な被覆材になるため創部の保護には有用とされる.細かく縫合する必要はなく,創部が保護されていればよい.

3）断端形成術

断端を残りの皮膚で覆う方法である．欠損した部分の周囲の皮膚を使って縫合するが，欠損部位が大きいと非専門医では対応が困難なことが多い．指が短縮するが，治癒までの期間は一番早い．

●ここがポイント
指先の外傷は保存療法が効果的なことが多い．

基礎知識3：手足の指や関節の記載法

専門医は，「右手第3指の第1関節」という表現は使わない．「右中指DIP関節が」と表現できるようになろう．

- 手指は，母指・示指・中指・環指・小指と表記し，足指は，第1趾～第5趾と表記することが多い（図6）．
- 手指・足趾とも中枢からMP関節，PIP（proximal interphalangeal）関節，DIP（distal interphalangeal）関節と表記する（母指/第1趾のみMP関節，IP関節）．

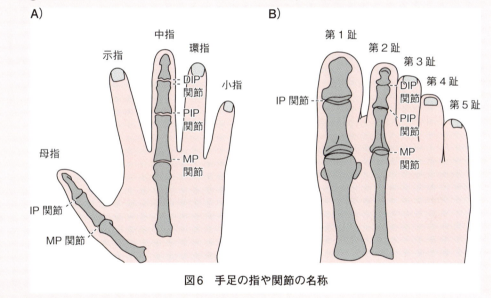

図6　手足の指や関節の名称

2 開放骨折

開放骨折の多くは手術室の処置が必要なので専門医への報告が必須である．その一方で，指尖部（末節骨）の開放骨折の処置は手術室で行わない施設が多いと思われるが，念のため専門医に報告してもよい．

原則として入院の必要はなく，麻酔下でよく洗浄して縫合して帰宅させてよいので，専門医からは指示が出るだけで，自分たちで処置して帰宅させることになるかもしれない．処置後は，アルフェンス®シーネで固定しておくとよい．固定の基本は前後2関節の固定なので，末節骨や中節骨の骨折なら，MP関節以遠の固定で十分である．

指尖部の開放骨折には，予防的に抗菌薬を投与しなくても感染のリスクは少ないという報告[4]はあるが，創をフォローする医師の推奨に従うようにしよう．

3. 専門医を呼べない状況ならどうするか

　DIP関節よりも中枢側の切断指は専門医の診療が必要なため転院搬送を考慮する．その他の指先の損傷は救急で対応可能である．指ブロックを行い対応しよう．

4. こんなときは要注意

　きれいな傷以外は創部の汚染があると考えて，破傷風の予防接種歴を確認し，必要なら破傷風トキソイドの接種を行う．
　また，指（趾）尖部以外，特に胸腹部の外傷を見逃さないようにする．爪のトラブルでバイタルサインが異常になることは原則としてないので，バイタルサインの異常がある場合は要注意である．

5. 患者さんを帰す際の注意事項

　当日は患部を安静にしてもらい，血液の循環がよくなるような入浴や飲酒，運動は控えてもらう．患部を，心臓より高い位置に上げるとうっ血を防げるため，痛みが軽くなりやすい．自分でフォローできなそうな場合は，翌日の専門医受診を指示しよう．
　抗菌薬を処方する場合は，セファクロル（ケフラール®）を専門医を受診するまでの日数分処方する．また，痛みが強い場合は，鎮痛薬としてアセトアミノフェン（カロナール®など）も処方しておくとよい．

> ●処方例
> ・セファクロル（ケフラール®）カプセル　1回250 mg　1日3回（毎食後）　2日間
> ・アセトアミノフェン（カロナール®）錠　1回500 mg　1日3回（毎食後）　2日間

Advanced Lecture

■1 指ターニケット（指からの出血を止めて処置する方法）

　出血が多くて処置しづらい場合は，指を阻血することで処置しやすくなる．T-Ring™のような専用の器具がない場合は，手袋で簡易的に代用することができる．
　患者さんに手の大きさに対してやや小さめの手袋をはめてもらい，患指先端を切って穴を開け，手袋を指の根元まで転がしてリング状にして阻血する方法[5]である（図7A）．手袋の患指部分を切りとり先端も切って穴を開け，患指のみ装着して，指の根元まで転がしてリング状にして阻血する方法[6]もある（図7B）．滅菌手袋などある程度厚みのある手袋だと患指が白くなり阻血を確認できるが，薄手の未滅菌手袋で試すと，静脈血のみ阻害してうっ血してしまう（図7C）ため注意が必要である．
　手指の小外科手術であれば，これらの方法で十分行うことができるので，有効に活用しよう．

A）手袋の患指先端のみ切る場合　　B）患指部分のみ先に切り取って巻いた場合

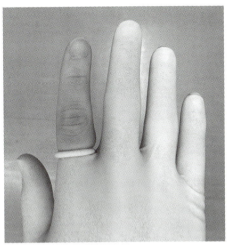
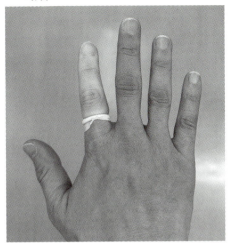

C）未滅菌手袋でうっ血させてしまった失敗例

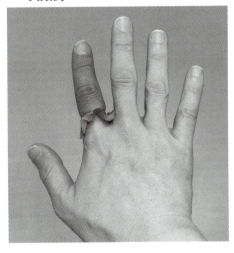

図7　簡易指ターニケット
Color Atlas④参照

なお，ターニケットと同様の理屈なので，90分以内に処置を終えて手袋を取り外す必要がある．

2 自分でフォローする場合

　保存療法を行った場合は，翌日にアルギン酸塩を含む創傷被覆材（カルトスタット®など）を外して止血を確認する．基本的には一晩圧迫して固定しておけば止血できているので安心して外そう．その後，洗浄して再度創傷被覆材で湿潤療法を保つ．どの被覆材を使うかは滲出液の量で選択する．滲出液が出なくなれば被覆材でのドレッシングは終了してよい．
　爪は抜爪してから生えてくるまで4週間程度かかり，そこからしだいに遠位（末梢）に伸びていく．母指や第1趾の爪甲は生え変わるまで12カ月程度かかるといわれているため，気長にフォローする必要がある．

おわりに

　爪のトラブルはそこまで頻度が高くなく，普段と違った対応が必要なためドキドキすることが多い．爪に穴を開けるのは最初は緊張するだろうが，慣れてくれば淡々とできるので安心して対応しよう．

引用文献

1) 川下陽一郎：爪を挟んだ．レジデントノート，19：1366-1371，2017
2) 瀧藤克也，山上裕機：爪下血腫の処置．外科，70：1390-1392, 2008
3) 小河賢司，他：痛覚検査による指ブロック針刺入点の検討．整形外科と災害外科，52：322-324, 2003
　↑指ブロックの注射部位別の痛みを検討した研究．皮線部の痛みが少なかった．
4) Rubin G, et al：The use of prophylactic antibiotics in treatment of fingertip amputation：a randomized prospective trial. Am J Emerg Med, 33：645-647, 2015（PMID：25682579）
　↑指先外傷への抗菌薬投与の有無を調査したRCT．両群とも感染はなかった．
5) Wei LG, et al：Safe Finger Tourniquet--Ideas. Ann Plast Surg, 76 Suppl 1：S130-S132, 2016（PMID：26855166）
　↑手袋の先端を切る指ターニケットの方法．
6) Smith IM, et al：A simple and fail safe method for digital tourniquet. J Hand Surg Br, 27：363-364, 2002（PMID：12162979）
　↑ゴム手袋を使った指ターニケットの方法．

プロフィール

宮道亮輔（Ryosuke Miyamichi）
自治医科大学 メディカルシミュレーションセンター・救急医学
長年臨床と教育中心にやってきましたが，ダイガクのセンセイという，エビデンスを利用するだけでなく自分でつくらなければ給料が上がらない立場になってしまいました．「学生教育と論文執筆を並行して進めていこう！」と公言して自分に発破をかける毎日です．爪外傷は自分でも「いつかまとめないといけない」と思っていた領域なので，興味深かったです．

第3章 手・足・肩・腰

2. 指輪が抜けない

浅羽　直，盛實篤史

> **Point**
> - 皮膚の色調変化，CRT延長，疼痛など虚血を示唆する所見は緊急事態であり，指輪の切断を含め，早急に抜去しなければならない
> - 手指状態の経時的な変化により指輪の抜去困難が予想される場合，膨脹が起こる前にあらかじめ指輪を抜去してから診療を継続する
> - 指輪抜去時の鎮痛に留意し，小児など協力を得られにくい場合には鎮静も考慮する

はじめに

　外傷や急性の免疫反応など手指の急激な腫脹が起こる病態では，指輪の圧迫により血流やリンパ還流が障害されることがあり，指輪の抜去が困難になりやすい．また心不全や腎不全，低栄養など慢性の経過による手指の腫脹も指輪の抜去が困難になるケースがある．
　抜去方法に決定的なものはないが，患者の全身状態や手指の局所所見，抜去困難となった背景も考慮しつつ，その場の状況に応じた抜去方法を選択する．

> **症例**
> 　30歳代女性，農作業中に蜂刺傷によるアナフィラキシーショックが疑われ救急搬送された．
> 　皮膚の発赤，冷汗湿潤が著明で顔面の腫脹が目立ち，呼気時喘鳴を認めた．アドレナリンの筋肉注射，細胞外液のボーラス投与などの初期治療が行われ，状態が改善した．
> 　経過観察目的に入院したが，数時間後に看護師より左環指の指輪が食い込み外れないと相談があった．訪室すると，患者は左環指に痛みを訴えている．指輪が食い込み，一見して単純な抜去が困難と思われたが，大切な指輪なので切断しないでほしいと訴えている．

1. （上級医を呼べるとしても）自分でやるべきこと[1]

1 初期評価

　来院後の病態変化により手指が腫脹し，指輪が抜去困難となる予測をすることが重要である．蒼白やチアノーゼなど皮膚の色調変化，CRT（capillary refilling time）延長，痛みや感覚障害

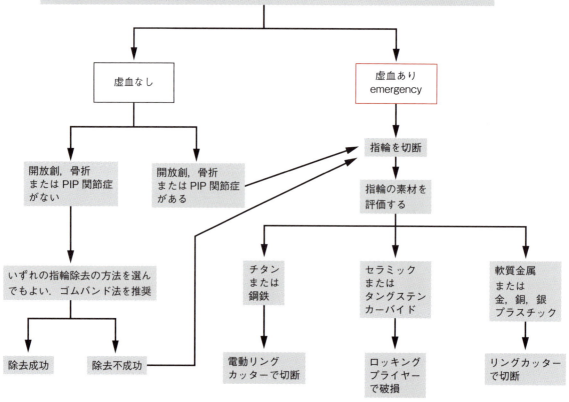

図1　指輪除去のアルゴリズム
文献1より引用

など虚血を示唆する所見を認めれば緊急性が高いと判断する．
　骨折や軟部組織損傷を疑う場合にはX線撮影を行い，手指に腫脹がある場合には患指の挙上や冷却により腫脹の増悪抑制を図る．
　また，指輪を切断する際の方法にかかわるので，わかる範囲で指輪の材質を確認しておく．
　指輪除去のアルゴリズムについて図1に示す．

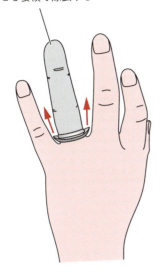

図2　surgical glove technique

ゴム手袋をカットして全周性に指輪の下をペアンなどでくぐらせ，手袋ごと指輪を脱がせる要領で除去する

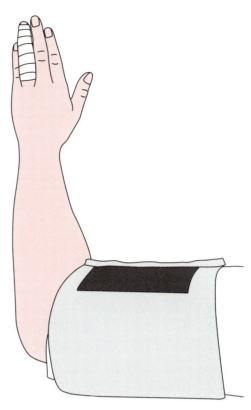

図3　elastic tape method
まず手指を指輪ごと弾性バンドで巻く．15分程度挙上しておくと阻血状態をつくりやすい．次に血圧計のカフを巻き，収縮期血圧＋50〜100 mmHgで加圧し血圧計のチューブをクランプする．その後弾性バンドを外し，指輪抜去に入る．

2 さまざまな抜去テクニック

1）滑剤を用いた抜去

石鹸水や洗剤，水溶性潤滑剤を用いて手指表面を滑りやすくし，指輪を回しつつ抜去する．外傷などで制限がない限り，抜去の際には皮膚を近位方向に牽引すると抜けやすい．また，ガーゼを用いて指輪を把持すると滑りにくい．

2）rubber band method

輪ゴムを鉗子などを用いて指輪の下に通し，反対側も同様に行う．指や鉗子で輪ゴムを押さえ牽引しながら指輪を引き抜く．string pull method（図5参照）のイメージに近い．

3）surgical glove technique（図2）

この方法は痛みが少なく，指骨折や軟部組織損傷時にも用いることが可能な手技である．

手袋の指部分をカットし，カット部分を指輪の下に通す．手袋を逆さまに脱ぐ要領で手袋ごと指輪を抜去する．

4）elastic tape method（図3）[1]

まずはペンローズドレーンや弾性バンド（ターニケット）を指先かららせん状に，指輪ごと手指の根元まで巻き，心臓より高い位置に挙上し約15分間保持する．こうすることで手指が阻血と

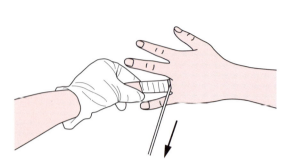
図4　string wrap method

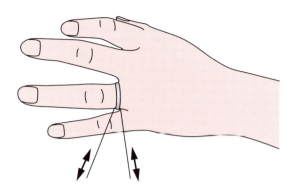
図5　string pull method

なる．その後血圧計のカフを上腕に巻き，収縮期血圧＋50〜100 mmHgで加圧し血圧計のチューブをクランプする．こうすることで阻血を維持できる．ターニケットがあるならば使用するとすみやかである．

上腕を加圧後に手指に巻いたバンドを除去し，指輪を抜去する．抜去に際しては本稿で紹介する他方法を併用してもよい．**虚血状態が長引かないよう，手技時間が2時間を超えないように注意**する．痛みを伴う場合もあるので，適宜鎮痛を考慮すること．

5) string wrap method（図4）[2]

2-0や3-0の縫合糸，ペンローズドレーン，臍帯テープを近位側から遠位側に向けて手指に巻く．近位側は指輪の下を通し，保持牽引できる程度の長さを残しておく．指輪の遠位側は手指が隠れるように糸を巻き，PIP（proximal interphalangeal）関節よりも先まで巻いておく．近位側の糸を引っ張り指輪を除去する．

6) string pull method（図5）[2]

手指に潤滑剤をぬった後，2-0や3-0の縫合糸，ペンローズドレーン，臍帯テープを近位側から遠位側に向けて指輪の下を通す．両端を交互に引っ張りながら指輪をずらし，除去する．

5），6）の方法は開放創や骨折，指輪より遠位に手指の変形がある場合には実施できないこともある．痛みを伴うことがあるので，局所麻酔や指神経ブロック，時には全身麻酔を考慮し，上級医にコンサルトする．

2. 上級医を呼ぶべきか，呼ぶタイミング

- 虚血を示唆する所見があれば緊急事態であり，すぐに上級医を呼ぶ．
- 手技に時間をかけることで抜去がより困難となることがあるので，早めのコンサルテーションを心がけよう．
- 痛みを伴う場合の鎮痛や，小児など協力を得られない場合には鎮静を考慮する必要があるため，上級医とともに手技を行う．
- 指輪の切断を決断するときには上級医の判断が必須である．

3. 指輪の切断

　虚血を示唆する所見がある場合は指輪を切断する適応である．また，**1.-2-1）〜6）** の方法で指輪抜去が不可能な場合も指輪切断の適応となる．

- 切断には金属カッターやのこぎり，ドリルなどが用いられる．院内に専門の切断用器具を常備していない場合には消防署（指輪が抜去できず，駆け込みで来署する方もおられるとのこと）に相談してみよう．切断の指導をお願いしてもよいかもしれない．
- 歯科用のダイヤモンドドリルは指輪切断に有用で，切断手技と併せて歯科医にコンサルテーションするのも一手である．
- 指輪は1カ所をカットし切断面を押し広げて除去するか，2カ所をカットして除去することが一般的である．切断に際しては，物理的な損傷予防として手指とリングの間に保護板を挟み込みたい．
- 患者と術者の眼球保護を意識する．
- 切断時に発生する熱損傷を防ぐために指輪を冷却しつつ手技を行う．

4. 指輪抜去後の注意点

　指輪抜去後は皮膚の色調変化，CRT延長，疼痛など虚血を示唆する所見が改善したかどうかを観察する．また軟部組織や腱損傷を確認するとともに感覚障害のチェックも行う．開放創がある場合には抗菌薬使用を考慮する（**処方例**参照）．何らかの異常がある場合，病院のルールにしたがい，形成外科や整形外科などにコンサルテーションする．

　指輪を切断した場合には精神的なダメージが発生することもある．切断した指輪は大切にお返しするとともに，修理を検討していただく（金，銀，プラチナ製の指輪は修理しやすいらしい）．

> ●処方例
> セファクロル（ケフラール®）1回250 mg，1日3回（朝昼夕食後），2日間

5. 患者さんを帰す際の注意事項

　手指の痛みや腫脹が改善しない場合や増悪する場合，また運動，感覚障害が現れる場合は再診を指導する．

おわりに

　本稿に紹介した方法以外にも，さまざまな工夫を用いて指輪を抜去されている方々がおられることと思う．低侵襲かつ迅速な抜去方法について，ぜひ何らかの方法で共有していただきたい．
　なお，本症例は患指の挙上や冷却が実施され，縫合糸を用いたstring wrap methodにより指輪が抜去された．

引用文献

1) Kalkan A, et al：Review of techniques for the removal of trapped rings on fingers with a proposed new algorithm. Am J Emerg Med, 31：1605-1611, 2013（PMID：24070977）
   ↑アルゴリズムを作成しており，一連の流れがわかりやすい．

2) Cresap CR：Removal of a hardened steel ring from an extremely swollen finger. Am J Emerg Med, 13：318-320, 1995（PMID：7755828）
   ↑ターニケットの代用に血圧計のカフを用いているところが汎用的と感じる．弾性バンドを用いた手指の阻血には10～15分程度の時間が必要だったようである．

参考文献・もっと学びたい人のために

1) 指輪の取り外し．「マイナーエマージェンシー 原著第4版」（Buttaravoli P，他／著，渡瀬剛人／総監訳），pp624-629，エルゼビア・ジャパン，2024
2) Bothner J：Ring entrapment and removal. UpToDate, 2022
   ↑指輪の抜去についてのまとまった情報が記載されているので，非常に参考になる．
3) Gottlieb M, et al：Ring Removal：A Comprehensive Review of Techniques. J Emerg Med, 63：272-282, 2022（PMID：36045023）
4) 白井知佐子：指輪除去．「これ一冊で小外科，完全攻略」（許 勝栄／編著），pp205-208，日本医事新報社，2014
   ↑前述の引用文献1を参考に日本語のアルゴリズムを作成しておられ，非常に参考になる．また物品の入手方法なども記載されており，実践的な情報を提供してくださっている．

プロフィール

浅羽　直（Sunao Asaba）
高知医療センター 救命救急センター
救急科後期研修医として日々研鑽を積み，患者様に寄り添う医療を心がけています．
休日は釣りやキャンプを楽しみ，また高知ならではの新鮮な食材をおいしくいただけるお店を巡ることを趣味としています．キハダマグロを釣りたい方やグルメを愛する方はぜひ高知で一緒に働きましょう！

盛實篤史（Atsushi Morizane）
高知医療センター 救命救急センター
へき地診療所や地域の中核病院勤務を経て，高知県の基幹病院で救急総合診療，集中治療を行っています．浅羽先生と同じく私も大の釣り好き．海，山，川と大自然にも恵まれた高知県でプライベートも充実させつつ，プレホスピタルから病棟管理まで，いろいろな場面で私たちと一緒に高知県の医療を盛り上げていただける方を大募集中です．

| 第3章　手・足・肩・腰

3. 手をついた

木下　大

● Point ●

・病歴，受傷機転から受傷部位，骨折型を予測し，適切な検査をオーダーすることが大切
・神経障害，循環障害など緊急性の有無を判断し，専門医にコンサルトする
・神経損傷や骨折見落としなどの可能性を想定し，患者さんに適切に説明することでリスクを回避する

はじめに

「手をついた」と救急外来を受診する患者さんは小児から高齢者まであらゆる年齢層で日常的によく遭遇し，FOOSH外傷（fall on out-stretched hand）と呼ばれる．

骨折の見逃しは米国の救急領域における医療訴訟の最も多い原因と報告されている[1]．なかでも，手関節周囲の骨折の見逃しは部位別の検討で上位を占めており[2〜4]，特に注意を要する部位である．適切に初期評価，合併症の評価を行い，本当に必要な症例を整形外科医にコンサルトしよう．

> **症例①**
> 70歳代女性．自宅前でつまずき転倒，左手をついた．左手首の変形，腫脹，疼痛がありERを受診した．左手首にフォーク状変形がある．初期研修医は単純X線写真撮影を指示，橈骨遠位端に骨折線を確認した．整形外科医にコンサルトしようとしたが全員手術中ですぐには行けないという．患者さんは指先がしびれてきたと訴えている．どうしたらいいんだっけ，と困ってしまった（図1）．

> **症例②**
> 20歳代男性．受診1週間前にバイク運転中に体勢を崩して転倒し，手をついた．自宅で様子をみていたが，手首の痛みが続くのでERを受診した．単純X線写真（手関節2方向）で骨折を指摘できなかったため捻挫と診断し，湿布を貼付して帰宅させた．後日，家族から「他院で舟状骨骨折と言われた」とクレームが入った（図2）．

> **症例③**
> 80歳代女性．原付バイクで転倒して受傷．橈骨遠位端骨折を疑って単純X線写真を撮影した初期研修医は「なんか違和感を感じるX線写真だけど…でも骨折はなさそうだ，打撲だろう」と帰宅させた．翌日整形外科医より「昨日の患者さん，月状骨周囲脱臼だったぞ」と連絡が入った（図3）．

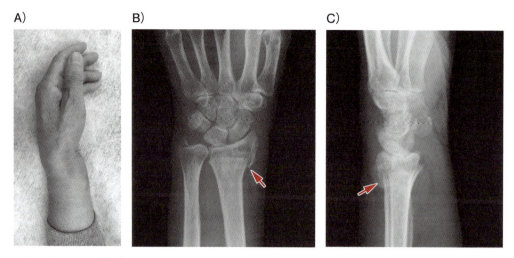

図1　橈骨遠位端骨折
A）フォーク状変形（Color Atlas⑤参照），B）正面像，C）側面像．→に橈骨遠位端骨折がみられる．

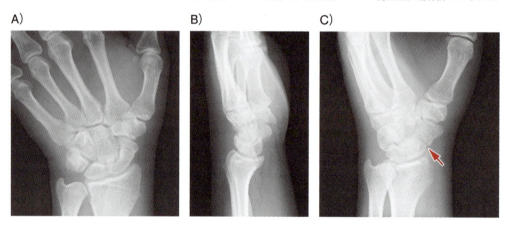

図2　舟状骨骨折
正面像（A），側面像（B）では骨折線が判然としない．C）45°回内位撮影．→に舟状骨骨折がみられる．

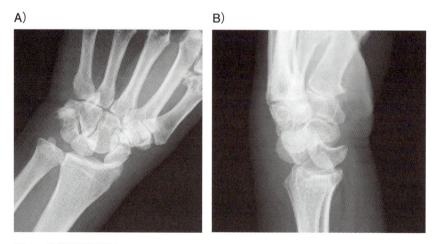

図3　月状骨周囲脱臼
A）正面像：carpal archの不整（crowded carpal sign，図8参照）がみられる．
B）側面像：橈骨と月状骨の位置関係は正常である．

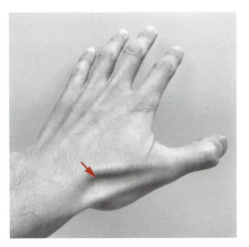

図4　anatomical snuff box（→）

1. 「手をついた」でよくある骨折

1 橈骨遠位端骨折

好発年齢は10歳前後の小児と60歳以上の女性の2つのピークがあり[5]，小児では活動性が高く転倒，転落の機会が多いこと，高齢者では骨粗鬆症を基盤とした低エネルギー外傷で受傷することが多い．手をついた高齢者などでは非常にcommonな外傷なので，適切に対応できるようになっておこう．

手関節周囲の診察では，**血流障害や知覚障害の有無に注意**しよう．血流障害や知覚障害がある場合は専門医への迅速なコンサルトが必要である．手根管症候群の合併も知られており，運動障害の有無の診察では，正中神経反回枝麻痺による母指対立障害の可能性もあるので，DIP（distal interphalangeal：遠位指節間）関節やPIP（proximal interphalangeal：近位指節間）関節の屈曲伸展だけでなく対立運動（母指と小指の先をつける運動）が可能かも診てほしい．

診断はX線写真で比較的容易にできるが，はっきりしない場合も必ず外固定（**4.** 参照）し，翌日の整形外科外来を受診してもらう．

2 舟状骨骨折

舟状骨骨折は，手根骨骨折のなかで最も発生頻度が高く，手関節背屈位での受傷が多い．そして，初診時に「骨折はない」といわれてトラブルになる骨折としても有名である．**「手をついた」という受傷機転があれば舟状骨骨折を必ず疑うようにしよう．**

舟状骨骨折の診察においてanatomical snuff box（図4）の圧痛の感度は96％と報告されており[6]，**同部位に圧痛があれば舟状骨骨折を強く疑い**，単純X線写真をオーダーする．このときのX線写真は正面側面2方向だけではなく，手関節背尺屈撮影，45°回内位撮影（図5, 6）などを追加する．その理由は，舟状骨が掌側に傾いていることによりX線「正面」像では骨折線に対して斜めにX線が照射されるため，骨折線がわかりにくいからだ．手関節背尺屈撮影では手首を尺屈，45°回内位撮影では45°回内することで，骨折線に平行にX線があたるようになり，骨折線がより明瞭になる．

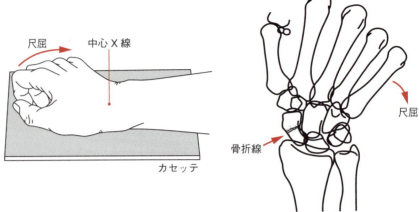

図5 手関節軽度背尺屈位撮影
中央部から近位部にかけての骨折が明らかとなる．文献7より引用．

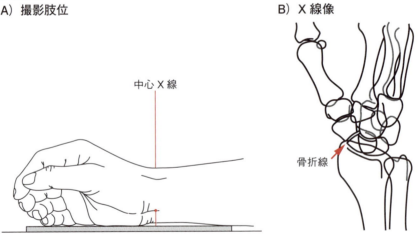

図6 45°回内位撮影
中央部から遠位部にかけての骨折が明らかとなる．文献7より引用．

　舟状骨は遠位から近位に向かって血液の供給を受けているので（図7），もし見逃してしまうと，近位部の血行不良から偽関節となり疼痛や機能障害を残してしまう．anatomical snuff boxに圧痛があっても単純X線写真で骨折線がはっきりしない場合は，エコー検査やCT，MRIを追加撮像する（感度：単純X線写真 82％，エコー検査 80％，CT 83％，MRI 96％[6]）．骨折を完全に否定できるまでは「舟状骨骨折があるもの」としてしっかり外固定し，翌日の整形外科受診を勧めてほしい．

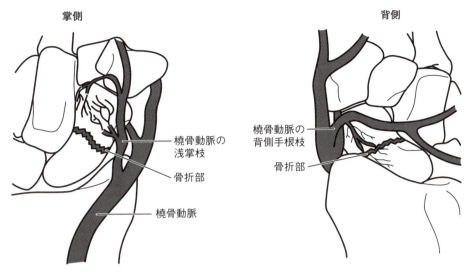

図7 舟状骨の血流
舟状骨への血液供給の80％は橈骨動脈からの枝による．血液供給は遠位から近位へ逆行性である．骨折により近位骨片への血液供給が障害されると偽関節や近位骨片の骨壊死が生じる．文献5より引用．

3 月状骨周囲脱臼

月状骨周囲脱臼は，月状骨以外の周囲の手根骨が一塊として脱臼する外傷である．比較的稀で[8] 一見しただけでは単純X線写真の異常に気づかない可能性もあり，初診時に見逃されやすい外傷の1つである[9]．

また，見逃された場合には**陳旧化して重大な手関節機能障害を生じてしまう**ため，正確な診断が必要である．安易に打撲傷と決めつけないように，特徴的なX線写真を記憶しておくべきである．

手関節正面像で手根骨の配列異常〔Gilulaのcarpal arch（図8）の不整〕を認めるが，手根骨のX線写真を見慣れていないと見逃してしまうかもしれない．同様な受傷機転で起こる月状骨脱臼とともに，脱臼による正中神経の直接的な損傷や，手根管内での圧迫により正中神経障害を生じることがあるため早急な脱臼整復が必要である[10]．

2. （専門医を呼べるとしても）自分でやるべきこと

受傷機転（何をしていて，どのような肢位で受傷したか）について，他の医師にも状況がわかるよう詳細に聴取する．そして受傷機転を想像しながら，疼痛部位を診察し，神経・循環障害の有無を確認する．初診時に運動障害，感覚障害がある場合は経時的に進行する可能性もあり，後の診察時の所見と比較できるよう，必ず診療録に所見を記載しておく．

小児や高齢者では受傷機転が不明であったり，どこに痛みがあるのかわからない場合もあり，周囲の人から受傷機転を聴取することで，失神による転倒などが判明するかもしれない．また，入念に**全身観察して他の受傷はないか探す**ことも重要である．

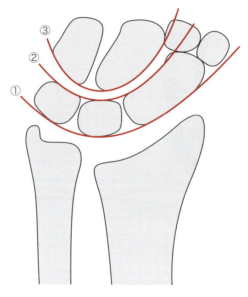

正面(P-A)像

図8 Gilulaのcarpal arch
①近位手根骨（舟状骨・月状骨・三角骨）の近位．
②近位手根骨の遠位．③有頭骨・有鉤骨の近位．月状骨脱臼・月状骨周囲脱臼では①の不整が認められる．文献8を参考に作成．

3. 専門医を呼ぶべきか，呼ぶタイミング

整復が必要である場合は専門医にコンサルトすることが望ましい．循環障害，神経障害を伴う場合，開放骨折の場合（図9）も早期に初期治療が必要であるため，専門医にコンサルトする．

●ここがポイント

開放骨折の場合はデジタルカメラで創部を撮影しておき，大きな異物を除去して大量の生理食塩水で洗浄する．洗浄後は滅菌ガーゼで被覆しておき，ガーゼの血性汚染を確認することで出血の程度を経時的に観察する．予防的抗菌薬投与〔第一世代セフェム，Gustilo分類のⅡ型，Ⅲ型（表）の場合はアミノグリコシド系を追加〕も早期に行っておく[11]．

4. 専門医を呼べない状況ならどうするか

緊急の処置が必要な場合は専門医のいる病院に搬送する．それ以外の場合であれば，ギプス固定，シーネ固定（図10, 11）をして後日必ず専門外来を受診させる．自分でわかる骨折がなくても，痛みを訴えている場合はシーネ固定をしておく．患部の安静にもなるし，患者さんの安心感も得られてトラブルを回避することにもつながる．

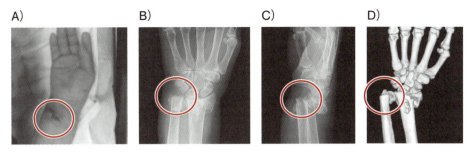

図9　橈骨尺骨遠位端開放骨折
A）掌側の開放創（○：開放創，Color Atlas⑥参照），B）正面像，C）側面像，D）3DCT．
Gustilo分類Ⅱ型の開放骨折である．

表　Gustiloによる開放骨折の分類

type	特徴
Ⅰ	開放創が1 cm以下で汚染の少ない開放骨折
Ⅱ	開放創が1 cm以上ではあるが，広範な軟部組織損傷や弁状創を伴わない骨折
Ⅲ-A	広範な軟部組織の剝離や弁状創を伴うが，軟部組織で骨折部を被覆可能な開放骨折
Ⅲ-B	骨膜の剝離を伴う広範な軟部組織の損傷と，著しい汚染を伴う開放骨折
Ⅲ-C	修復を要する動脈損傷を伴う開放骨折

文献8を参考に作成

■ **シーネの種類**
・掌側シーネ（図10：筆者が初期臨床研修を行った病院では研修医が練習で作成した掌側シーネをERに複数常備していた）
・シュガートング型シーネ（図11）

● **ここがピットフォール**
手関節の外固定時にはMP関節の伸展拘縮をつくらないように，固定後に**必ずMP関節が最大屈曲できることを確認する**．また，患部の腫脹増悪により，外固定後に循環障害をきたすこともあるので，患者さんに腫れや痺れに注意するよう説明しておく．

5. こんなときは要注意

　小児では完全骨折とならずに，隆起骨折（buckle fracture，図12），若木骨折（greenstick fracture），塑性変形（plastic deformation）の形をとることがある．この場合，局所の腫脹，変形があまりなく，運動時痛，圧痛しか訴えない場合もあるので注意する．特に尺骨の骨折あるいは塑性変形に橈骨頭脱臼を伴うMonteggia骨折は，見逃して陳旧化すると肘関節の機能障害を生じ，治療に難渋することから注意が必要である[12]．

　また，小児で関節近傍の痛みがある場合は骨端線損傷も疑って精査する．骨端線が閉鎖していない年齢では骨折との判別がつきにくいため，健側のX線写真も撮影して入念に見比べるように

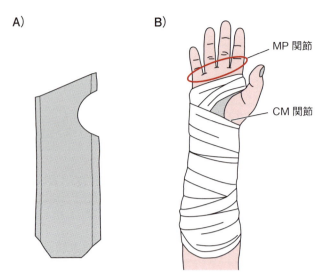

図10　前腕掌側シーネ
A）母指球部にあたる部分は切り取り，遠位端は示指～小指までMP関節が最大屈曲できるように切る（小指側の遠位端は示指側より短くなる）．B）示指～小指のMP関節は最大屈曲でき，母指CM関節の動きを制限しないよう，母指球も除圧されている．MP：metacarpophalangeal（中手指節間関節），CM：carpometacarpal（手根中手）．

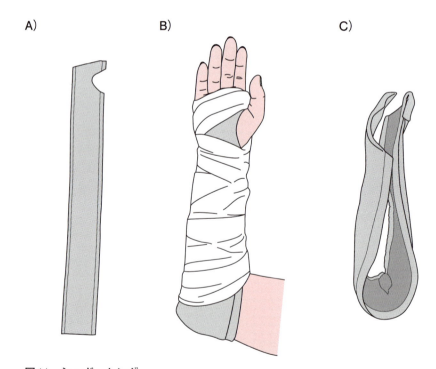

図11　シュガートング
A）掌側は掌側シーネと同様に成形する．B）長さが肘まで達するため，肘の屈伸と前腕の回内・回外が制限される．C）Aを折り曲げて腕を挟んで固定する．

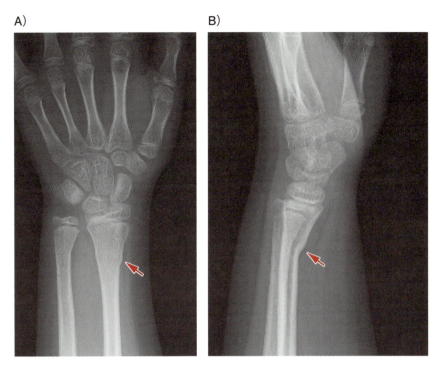

図12　隆起骨折
9歳女児．ローラースケートをしていて転倒した．→：正面像で骨皮質の膨隆，側面像で掌屈変形を認める．

する．近年，小児の前腕遠位骨折の診療におけるエコー検査の有用性も報告されており[13]，積極的に使用することが望ましい．

6. 患者さんを帰す際の注意事項

骨折部が判然としない場合でも，痛みの訴えが続いているのであれば，「骨折の可能性もある」もしくは「骨折があるかもしれませんが，今日撮ったX線写真でははっきり見えません」と伝えておく．断定表現（「骨折はありません」など）は安易にしてはいけない．「後日改めて検査することで骨折線がはっきりとわかることもある」と説明し，整形外科外来を受診するよう説明する．

Advanced Lecture

1 橈骨遠位端骨折での手関節背屈位ギプス固定

橈骨遠位端骨折（背側転位型）の保存療法では従来，骨折部の整復操作を行う肢位である掌屈位で固定されてきたが，固定後の矯正損失が大きいことから近年では，背屈位固定が推奨されている（図13）[14]．また，ギプス固定については外固定中の患肢の関節拘縮と筋力低下による機能低下を防止するため，外固定中も患肢を動かせるような外固定が望ましい．参考文献でもいくつか紹介されているのでぜひ参考にしていただきたい[15]．

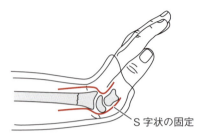
図13 手関節背屈位ギプス固定
文献14より引用.

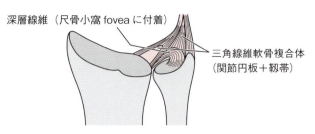
図14 TFCC
三角線維軟骨複合体（TFCC）の構造
文献8より引用.

2 TFCC損傷

FOOSH外傷としてTFCC（triangular fibrocartilage complex：三角線維軟骨複合体）損傷（図14）も覚えておく．橈骨遠位端骨折にも合併することがあり，手関節尺屈，背屈で痛みがあるのが特徴である．診断はTFCC stress test，画像評価ではMRI，関節造影検査が有用である．

おわりに

「手をついた」だけでもさまざまな外傷が起こりうる．初期対応をあやまると，後遺症を残すことにもつながるので適切な対応ができるようにしたい．特に外固定は日頃から練習しておくといざというときに役に立つ．

引用文献

1) Brown TW, et al：An epidemiologic study of closed emergency department malpractice claims in a national database of physician malpractice insurers. Acad Emerg Med, 17：553-560, 2010（PMID：20536812）
2) 佐藤光太朗，他：救急外来で骨折を見逃した症例の検討．臨床雑誌整形外科，67：145-147, 2016
3) Moonen PJ, et al：Diagnostic error in the Emergency Department：follow up of patients with minor trauma in the outpatient clinic. Scand J Trauma Resusc Emerg Med, 25：13, 2017（PMID：28196544）
4) 二木良太，他：救急外来における骨折見逃し例の検討．臨床雑誌整形外科，74：1277-1279, 2023
5) 「骨折・脱臼 改訂5版」（冨士川恭輔，鳥巣岳彦/編），南山堂，2023
6) Carpenter CR, et al：Adult scaphoid fracture. Acad Emerg Med, 21：101-121, 2014（PMID：24673666）
7) 「骨・関節X線写真の撮りかたと見かた 第8版」（堀尾重治/著），p88, 医学書院，2010
8) 「標準整形外科学 第14版」（井樋栄二，他/編），医学書院，2020
9) 芝山浩樹，松井雄一郎：【手関節】月状骨周囲脱臼（骨折）. MB Orthopaedics, 35：63-71, 2022
10) Herzberg G：Perilunate and axial carpal dislocations and fracture-dislocations. J Hand Surg Am, 33：1659-1668, 2008（PMID：18984355）
11) 「整形外科研修なんでも質問箱145」（冨士武史，加藤泰司/編），南江堂，2007
12) 「小児骨折治療」（松村福広/著），p116, 南江堂，2021
13) Snelling PJ, et al：Ultrasound Secondary Signs for the Diagnosis of Pediatric Distal Forearm Fractures：A Diagnostic Study. Ultrasound Med Biol, 50：898-907, 2024（PMID：38519361）
14) 「整形外科 骨折ギプスマニュアル」（日本骨折治療学会教育委員会/編），メジカルビュー，2014
15) 高畑智嗣：機能低下を最小限にする橈骨遠位端骨折の保存療法．関節外科，38：762-768, 2019

プロフィール

木下　大（Yutaka Kinoshita）
徳島大学病院 整形外科　助教
整形外科専門医
2012年に自治医科大学を卒業して初期臨床研修を終えた後に約7年間山間部の中核病院，診療所などで勤務しました．子どもから高齢者まで，診療所から総合病院に紹介したり，逆に患者紹介を受けて手術したり，いろいろな立場を経験しました．骨折の見逃しを少なくするには，受傷機転を詳しく聴取すること，視診・触診による診察を怠らないことが大切です．レジデント業務は大変だと思いますが，患者さんに真摯に対応することで自分も患者さんもhappyになれると信じて頑張りましょう．

第3章 手・足・肩・腰

4. 肘が抜けた？
肘内障

富永経一郎

> **Point**
> ・肘内障とは輪状靱帯が近位に移動して，橈骨頭から亜脱臼し腕橈関節に嵌頓する病態
> ・上腕骨の骨折と鎖骨骨折を除外する．特徴的な病歴がない場合や骨折特有の腫脹や圧痛がある場合，X線検査をまず行う
> ・骨折が否定された後，回外屈曲法もしくは回内屈曲・伸展法にて徒手整復を行う
> ・整復後に上肢を随意的に動かすのを確認してから帰宅させる．確認できない場合は翌日の整形外科外来を受診させる

はじめに：肘内障とは

1〜4歳の幼児にみられる肘の外傷で，救急外来では比較的よく遭遇する疾患である（図1）．

前腕を長軸方向に引っ張られることにより輪状靱帯が近位に移動して，橈骨頭から亜脱臼し腕橈関節に嵌頓する病態で，必ず回外筋損傷を伴う．

特徴的な病歴と身体所見を呈するため診断は比較的容易である．

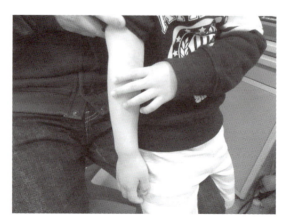

図1　肘内障
回内位で前腕を動かさない状態が多い．

表　肘関節周囲の骨折の一覧

骨折の種類	腫脹と圧痛の部位
上腕骨顆上骨折	上腕骨遠位
上腕骨外顆骨折	上腕骨遠位外側
肘頭骨折	肘背部
橈骨骨頭部骨折	前腕近位外側
上腕骨内側顆骨折	上腕遠位内側
Monteggia骨折	前腕と前腕近位外側

どのタイプの骨折も前腕の血流障害と神経障害に注意する

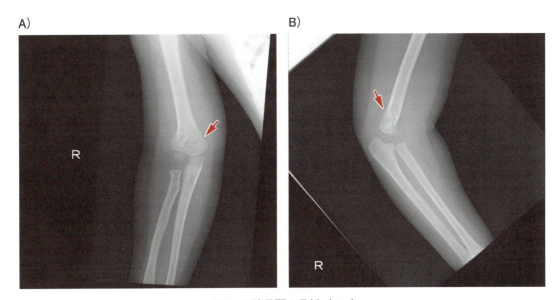

図2　上腕骨顆上骨折（➡）

1 特徴的な病歴

① 患児が走り出した際，歩いている際，遊んでいる際に制止しようとした保護者が突然上肢を引っ張った後から（全体の67〜92％を占める）[1]．

② 寝返りを打った際に上肢が体に巻き込まれるように引っ張られた後から．

2 特徴的な身体所見

患肢前腕を軽度回内位させた状態で垂れ下げている（図1）．

1. （専門医を呼べるとしても）自分でやるべきこと

鑑別すべきものは①**上腕骨骨折**，②**鎖骨骨折**である．肘周囲の骨折の一覧を表に示したが，頻度としては上腕骨顆上骨折（図2）が最も多い．

骨折があれば腫脹や圧痛が存在する．まずは先述した特徴的な病歴が存在するか病歴聴取を行いつつ，骨折がないか体表観察，触診を行う．

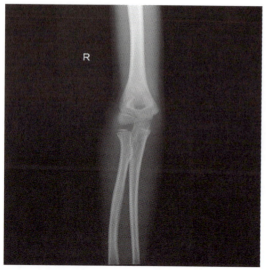 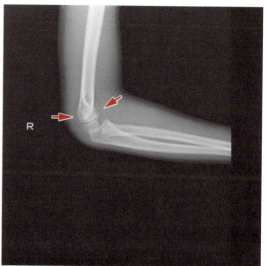

図3 fat pad sign
　A）正面像．B）側面像．→に fat pad sign がみられる

●**小児は言葉で表現できないため，表情を含め慎重に観察する**
腫脹（巻き尺で肘周径を計測して5 mm以上の左右差）や圧痛があり，病歴と併せて骨折が疑われる場合は，X線検査を行う（小児は必ず両側2方向）．X線では骨折線やfat pad sign（図3）の有無に着目する．通常，肘頭窩のfat padは内外顆の陰影に隠れて描出されないが，肘関節内に骨折に伴う血腫が溜まるとfat padが上方に転位し，肘関節側面にfat pad signとして描出される．

2. 専門医を呼ぶべきか，呼ぶタイミング

1 整形外科医が院内にいる場合
　小児は骨化していない軟骨成分が多いため，骨折線の見分けがつきにくい．骨折が疑わしい身体所見がありX線検査を行った場合は，他の画像診断を含め整形外科医に診察を依頼した方がよいだろう．

2 整形外科医を呼べない状況の場合
　骨折が疑われ，痺れなどの神経症状や血流障害がなければ，三角巾で上肢を簡易固定し翌日整形外科を受診させる．

3. 徒手整復

　骨折が否定された場合，徒手整復を試みる．整復法は**回内屈曲法**か**回外屈曲法**で行う．なお，

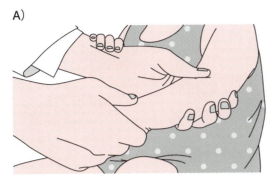
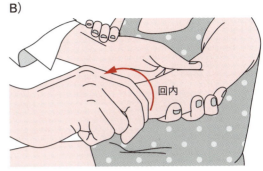
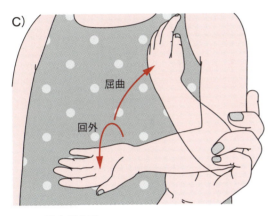

図4 回内屈曲法
肘関節を90°屈曲した状態で橈骨頭に母指を添えて（A），前腕を回内（B）する．母指を添えるのはclickingを感じるためである．そして，前腕を回外して屈曲させる（C）．文献5を参考に作成．

回内伸展法を用いた整復が，最初の整復およびその後のくり返しの整復試行において回外‐屈曲法よりも成功率が高いという報告がある[2〜4]．

1）回内屈曲法（図4）
肘関節を90°屈曲した状態で橈骨頭に母指を添えながら前腕を回内→前腕を屈曲

2）回外屈曲法（図5）
肘関節を90°屈曲した状態で橈骨頭に母指を添えながら前腕を回外→前腕を屈曲

3）整復成功の指標と確認のしかた
整復される際，橈骨頭においた母指にclickingを感じる場合（全体の5割ほど）があり，整復が成功した指標となる．整復の成否は患肢を随意的に動かすことができたかどうかで確認する．
痛みや緊張から整復されていても患肢を動かさない患児もいるので，腹這い，もしくは保護者に抱きつかせた際に患肢を動かすかどうかチェックするとよい．患肢をもち上げていれば整復完了である．

4. こんなときは要注意

整復後も患肢を動かさない場合，骨折を見逃している可能性や整復できていない可能性がある．

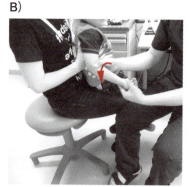
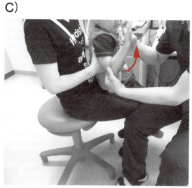

図5　回外屈曲法
A）肘関節を90°屈曲した状態で橈骨頭を押さえる，B）前腕を回外，C）前腕を屈曲（Color Atlas⑦参照）．

その場合，三角巾・シーネ固定を行い，翌日の整形外科外来を受診してもらうようにする．
統計では整復時にclickingの確認できない症例のなかで，16％程度が後日整形外科コンサルトとなった[6]．

5. 患者さんを帰す際の注意事項

同じように腕を引っ張らないようにすることを伝える．また，肘内障では痛みは感じないはずなので，もし痛みがある場合は，骨折の可能性があるため整形外科を受診してもらうように説明する．

おわりに

肘内障についてまとめました．頻繁に遭遇する，なおかつ整復すると患者家族から非常に感謝される疾患で治し甲斐のあるものですが，熟達した救急・整形外科医でさえ1度は骨折を見逃し痛い目に遭っています．また，相手が子どもであり，成人以上により慎重に診察する必要があります．診察上，少しでも何か不安を感じる場合は，すぐに上級医に相談するのが無難です．

謝辞

図1は医療法人英心会 倉持病院整形外科 林 明彦先生よりご提供いただきました．

引用文献

1) Krul M, et al：Manipulative interventions for reducing pulled elbow in young children. Cochrane Database Syst Rev, 1：CD007759, 2012（PMID：22258973）
2) Bek D, et al：Pronation versus supination maneuvers for the reduction of 'pulled elbow'：a randomized clinical trial. Eur J Emerg Med, 16：135-138, 2009（PMID：19262394）
3) Irie T, et al：Investigation on 2331 cases of pulled elbow over the last 10 years. Pediatr Rep, 6：5090, 2014

（PMID：24987508）
4）Krul M, et al：Manipulative interventions for reducing pulled elbow in young children. Cochrane Database Syst Rev, 7：CD007759, 2017（PMID：28753234）
5）Ulici A, et al：Nursemaid's Elbow - Supination-flexion Technique Versus Hyperpronation/forced Pronation：Randomized Clinical Study. Indian J Orthop, 53：117-121, 2019（PMID：30905991）
6）Sevencan A, et al：Pulled elbow in children：a case series including 66 patients. J Pediatr Orthop B, 24：385-388, 2015（PMID：25856274）

プロフィール

富永経一郎（Keiichiro Tominaga）
自治医科大学附属病院 救命救急センター 救急科
僕の曽祖父は中津出身であったため，医師である祖父にはよく江戸時代の中津藩藩医，大江雲澤の言葉を聞かされて育ちました．
「医は仁ならざるの術，務めて仁をなさんと欲す」
「医療は無条件に善なのではなく，医者しだいで善にも悪にもなるから，医師は常に謙虚に患者のために尽くすべきである」という意味です．
救命という大義名分のもと，すべての処置や医療行為が肯定化されやすい救命救急の現場にいるからこそ，上の言葉を自戒の言葉として常に肝に銘じて蘇生にあたっています．

第3章 手・足・肩・腰

5. 肩が抜けた

齋藤兄治

● Point ●

- 肩関節外傷の1つとして肩関節脱臼がある．あわせて他の脱臼や骨折，腱板損傷も見逃さない
- 脱臼の方向で整復方法は異なる．頻度が圧倒的に高い前方脱臼の整復方法は押さえておく
- 脱臼を整復しても安心しない．若年者は反復性脱臼へ移行，高齢者は腱板断裂の合併に注意する

はじめに

　スポーツや転倒などの受傷機転で「肩がはずれた」「肩が抜けた」という主訴で来院した患者さんを診察した経験はないだろうか．原因の多くは外傷性肩関節脱臼である．外傷性肩関節脱臼は外傷性脱臼の約半数を占めるといわれる．肩関節は上腕骨と肩甲骨で構成される関節であり，一般に肩関節脱臼というと上腕肩甲関節の脱臼をさす．

　受傷直後から患側肢の挙上が不可能となるため，整形外科のみならず，救急外来や地域の一般病院を受診することも多い．今回，外傷性肩関節脱臼の診断，整復方法などのポイントについて解説する．

症例①

　70歳代男性．歩行中に滑って転倒し左手をついて受傷した．その直後から左肩関節痛が強く，上肢を動かせず救急外来を受診した．研修医AはX線写真を確認して肩関節脱臼はなく打撲と説明し，翌日整形外科受診とした．後日，**腱板損傷**を指摘され，身体診察を丁寧に行うよう指導された．

症例②

　10歳代男性．ラグビーの練習試合で相手選手へタックルした後に，左手をついて転倒した．直後から左肩関節痛と左上肢を動かせず，救急外来を受診した．研修医AはX線写真を確認して**外傷性肩関節脱臼**と診断し，整形外科医へコンサルトした．整形外科医は牽引挙上法で整復した．

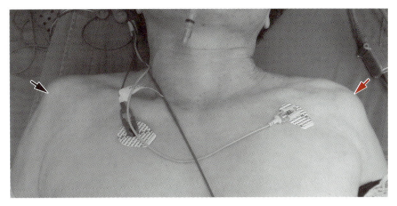

図1　右肩関節前方脱臼
左肩関節は健側肢．上腕骨頭の膨隆（→）を確認できる．しかし右肩関節は左肩関節のように上腕骨頭が観察されず陥凹（→）している（Color Atlas⑧参照）．

1. （専門医を呼べるとしても）自分でやるべきこと

　症例①のように，X線写真で肩関節脱臼や明白な骨折がなければ「打撲」と診断していないだろうか．肩関節の外傷には，肩関節脱臼だけでなく，肩鎖関節脱臼や他の外傷疾患もあるため対処できるようにしよう．

1 病歴聴取と身体診察

　詳細な病歴聴取，受傷機転（直達外力，介達外力：強制された肢位で転倒など）を確認する．
　また，脱衣させ，体表面上の筋骨格の解剖学的位置（肩鎖関節，肩甲上腕関節，上腕骨頭，烏口突起，肩峰，肩甲骨の肩甲棘や肩甲骨下角）をイメージし，肩関節の前面・側面・後面で評価する．視診では変形，腫脹，陥凹がないか，触診では圧痛，熱感，軋音，捻髪音を評価する．また関節可動域（range of motion：ROM）を自動，他動で評価する．骨折や脱臼があれば末梢のPMS（pulse：脈，motor：運動，sensory：感覚）を確認する．
　肩関節脱臼は前方，下方，後方の3方向で生じる．前方脱臼が95〜97％を占める．肩関節は軽度外転，屈曲位，軽度内旋位に固定される．脱臼した上腕骨頭は肩関節の前下方に膨隆し，本来骨頭が位置する部位は陥凹する（図1）．**後方脱臼**は2〜4％で大半は脱臼骨折である[1]．下垂位で強内旋位に固定され，肩関節の側方が扁平化し烏口突起が突出する．**下方脱臼**は0.5％と稀であり，上腕骨頭が肩甲関節窩の下方へ脱臼し，患側肢は挙上位で固定され直立脱臼となる．

2 画像検査

　肩関節脱臼を疑ったらX線撮影を行う．前後（下垂位），軸射，scapular Yの3方向が基本となる（図2）．X線写真による肩関節前方脱臼の診断は容易である（図3A）．しかし**後方脱臼の場合，前後像だけでは肩甲関節窩後方に上腕骨頭が位置し正常に見えることがあり注意**する．
　CT，MRIは整復前に詳細な骨折の評価が必要，整復障害があり骨片などの介在物を疑う，整復後に合併症を疑う，などの場合に行う．
　外傷性肩関節脱臼の多くは，**肩関節前方の関節唇が剥がれるBankart lesionを認め**（図3B，C），**上腕骨骨頭の後方の軟骨も損傷されることが多い**（Hill-Sachs lesion）．

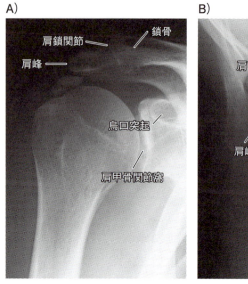
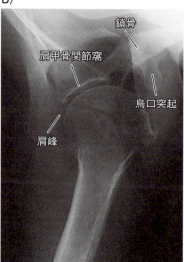
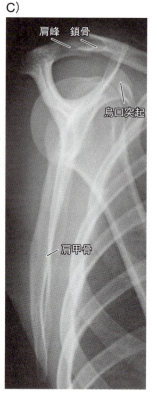

図2　右肩関節X線（正常）の撮影方法
　　A）前後，B）軸射，C）scapular Y

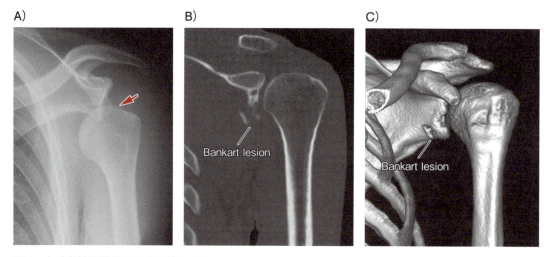

図3　左外傷性肩関節脱臼のX線とCT
　　A）左肩関節X線前後像（脱臼時）．→が脱臼箇所．B，C）左肩関節CT冠状断（整復後）．関節唇が剥がれるBankart lesionを認める．

3 鑑別疾患

少なくとも①肩鎖関節脱臼，②鎖骨骨折，③上腕骨近位端骨折，④腱板損傷，は鑑別できるようにする[2]．これらの代表的な鑑別疾患を図4に示す．X線撮影を行わず，肩関節脱臼（前方脱

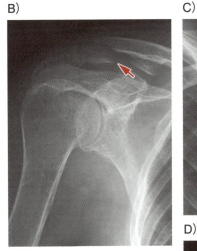
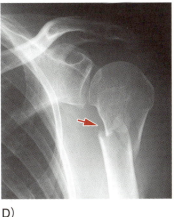
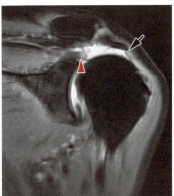

図4 肩関節脱臼の鑑別疾患
A）右肩鎖関節脱臼（肩鎖関節から鎖骨遠位端が上方に転位）．B）右鎖骨遠位端骨折．C）左上腕骨近位端骨折（A〜Cの➡：脱臼または骨折箇所）．D）左肩腱板損傷〔MRI冠状断（FSPD）〕：本来，肩峰下にある棘上筋は全層断裂によって同定できず，▶は棘上筋が断裂し短縮した断端．また断裂部分に関節液（➡：白色に見える）が貯留．
FSPD：脂肪抑制プロトン密度強調画像．T1強調像とT2強調像の中間的な像．軟骨と関節液との間にコントラストが得られるため関節軟骨の評価に有用．

臼）と思い込み整復操作を行うと，病状を悪化させる可能性があり注意する．

また，詳細な診察を行わず，X線写真で骨折がなければ「肩関節打撲」と決めつけてしまうことがある．骨折や脱臼がなければ，painful arc test，drop arm test，impingement sign（Hawkins testやNeer test）などの腱板機能を評価する．

> ●ここがピットフォール
> ・肩関節脱臼の後方脱臼は正常に見える（見逃す）ことがあり要注意．
> ・肩関節脱臼以外の鑑別診断を判断できるようにする．骨折や脱臼がなければ腱板損傷の評価を行う．

2. 専門医を呼ぶべきか，呼べない状況ならどうするか

1 専門医を呼べないとき（非専門医の対応）

① 骨折や神経血管損傷がなく脱臼のみの場合，各施設の整形外科専門医と非専門医との間で，非専門医が整復を試みてよいとコンセンサスが得られている場合は行う（自施設に常勤整形外科医がいなければ後方病院の整形外科医と事前にコンセンサスを得ておく）．

② 1，2回の整復操作で**整復できないときは整形外科専門医**へすみやかにつなげる．

> ●ここがポイント
> ・肩関節脱臼の整復は，脱臼する方向によって整復方法が異なる．
> ・骨折を伴う脱臼と後方脱臼は整復前に整形外科専門医へつなげる．
> ・非専門医が整復する場合，1，2回で整復できなければ潔く整形外科専門医を呼ぶ．

上記①，②を踏まえたうえで，整復について解説していく．

2 整復の前に

整復後に末梢のPMS（pulse：脈，motor：運動，sensory：感覚）に異常を確認した場合，受傷時に生じたのか，整復操作で生じたのか，判断がつかなくなる．X線写真で肩関節脱臼を確認したら，整復前に忘れずに末梢のPMSを確認する．

3 整復について

脱臼はすみやかに整復が必要である．施設ごとに整復をする医師は整形外科専門医のこともあれば非専門医のこともある．整復方法は**1人で可能か複数人が必要かを考慮し，速く，簡単に，力を要さず，麻酔も不要な方法から選択**する．

> ●麻酔
> 牽引挙上法，Stimson法，scapular manipulationなどは無麻酔でも整復は可能である．疼痛が強く無麻酔では整復不能であれば，リドカイン塩酸塩（キシロカイン®注射液1％）による肩関節内ブロックや，プロポフォール（1％ディプリバン®），チアミラールナトリウム（イソゾール®），ケタミン塩酸塩（ケタラール®）などによる静脈麻酔下で整復する．ただし静脈麻酔の場合，モニタリングを行い，緊急時の対応のため，人手と救急カートを用意しておく．

以下に前方，後方，下方脱臼のそれぞれの整復方法について説明する．

1）前方脱臼

玉井の報告[3]では，国内の整形外科医の第一選択が牽引挙上法61％，Stimson法19％であった．整復困難なら第二選択として牽引挙上法43％，Stimson法24％，Hippocrates法19％であった．近年はHippocrates法，Kocher法については骨折，腕神経叢損傷，血管損傷の合併症が多いため，行われなくなった[4]．国内で使用頻度の高い，牽引挙上法，Stimson法について図5に示す．

〈**牽引挙上法**（図5A）〉
・患者さんを仰臥位にし，手関節を把持する．
・患側肢を末梢側に牽引しながら，徐々に挙上する．

〈**Stimson法**（図5B）〉
・患者さんを腹臥位にして患肢をベッド脇に出す．
・手関節に3～5 kgの重りをぶら下げ，10～15分程度，放置すると自然に整復される．

他の整復方法についてUpToDateに写真，動画で紹介されているが，この方法が優れているというエビデンスはない[4]．筆者は，第一選択はscapular manipulation，整復不能ならexternal rotation techniqueを，それでも整復不能ならtraction countertractionかStimson法を推奨して

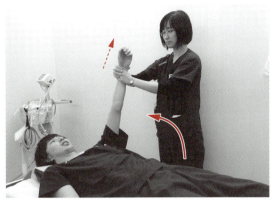 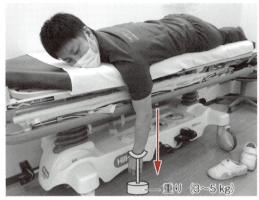

図5　前方脱臼の整復方法①
A）牽引挙上法：患者さんを仰臥位にし，手関節を把持し，患側肢を末梢側に牽引しながら（---▶），徐々に挙上する（▶）．B）Stimson法：患者さんを腹臥位にして患肢をベッド脇に出す．手関節に3〜5 kgの重りをぶら下げ，10〜15分程度，放置すると自然に整復される（Color Atlas ⑨参照）．

いる．以下に他の整復方法を解説する．

〈scapular manipulation（図6A）〉
・坐位か腹臥位で肩甲骨下角を内側へ，肩甲骨上部を外側へ圧迫して肩甲骨を回旋し整復する．
・ベッドに腹臥位で患側肢を下垂し，手関節に3〜5 kgの重りを巻いて牽引しながら試みてもよい．

〈external rotation technique（図6B）〉
・仰臥位で肘関節を90°に屈曲し手関節を把持しながら上肢を徐々に外旋する．
・この際，上肢は内転を維持し，長軸方向へ牽引は不要である．最大外旋位でも整復不能ならMilch法を追加する．
・Milch法は最大外旋位を維持しながら，腋窩の上腕骨頭を上方に押しつつ，上肢を外転，牽引する．

〈Spaso法（図6D）〉
・仰臥位で患側肢を90°挙上した位置で牽引し外旋する．

〈traction countertraction（図6E）〉
・1人はシーツを患者さんの患側肢の腋窩下を通して健側肢側へ牽引する．
・もう1人は手関節，肘関節を把持し，牽引を加えつつ外旋する．

2）後方脱臼

肘関節を屈曲し，上腕を下方へ牽引し，内旋，内転する．上腕骨頭を押してもよい．脱臼骨折のことが多く，整復で骨片が転位するリスクがある．そのため**手術室で全身麻酔下にて行う**，あるいは**救急外来では鎮痛鎮静下**で行った方がよい．

上腕骨頭の25％以上の骨欠損（reverse hill-sachs deformity）があれば外科的整復が推奨される．

3）下方脱臼

患側肢を挙上位に牽引しながら整復する．その際，traction countertractionを行ってもよい．

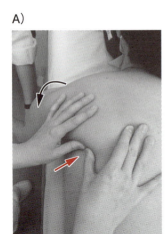
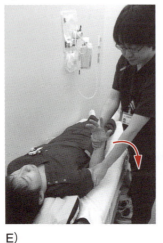
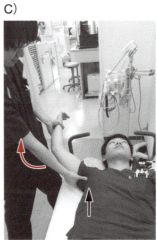
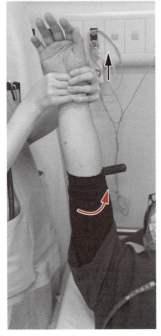
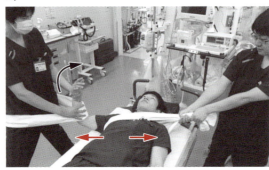

図6　前方脱臼の整復方法②
A) scapular manipulation：腹臥位でベッド端より患側肢を下垂させ下方向に牽引する．肩甲骨上部を外側へ圧迫し（→），下角を内側に押し（→），肩甲骨を回旋させる．
B) external rotation technique：肘関節を90°に屈曲し，上肢は内転を維持する．手関節を把持しながら上肢を徐々に外旋する（→）．
C) Milch法：Bで最大外旋位でも整復不能ならMilch法を追加する．最大外旋位を維持し，腋窩の上腕骨頭を押しつつ（→），上肢を外転，牽引する（→）．
D) Spaso法：仰臥位で患側肢を90°挙上し牽引（→）しつつ外旋する（→）．
E) traction countertraction：1人はシーツを患者の患側肢の腋窩下を通して健側肢側へ牽引する（→）．もう1人は手関節，肘関節を把持し，牽引を加えつつ外旋する（→）（Color Atlas⑩参照）．

4 整復の後で

整復をしたらX線撮影をして，正しい位置に整復されたか，新たな骨折を生じていないかを確認する．また整復の後も，忘れずにPMSに異常がないか確認する．

整復後の外固定の方法は，主に内旋位固定と外旋位固定がある．多くの報告があるものの，整復後の外固定の方法によって再脱臼を防ぐ差はない．

1) 内旋位固定

三角巾固定とするため救急外来などの応急処置として簡便である（図7）．

2) 外旋位固定

内旋位固定よりも外旋位固定が再脱臼率は少ないという報告や，再脱臼率に差はないという報

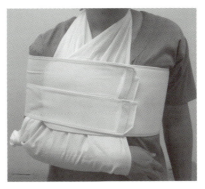

図7 内旋位固定
三角巾とバストバンド(サラシでもよい)で固定する(Color Atlas ⑪参照).

告もある[5].非専門医が救急外来で行うには三角巾固定による内旋位固定で問題ない.後日,整形外科専門医の診察を受けるようにする.

5 整復時の合併症

合併症が整復操作で生じたのか判断するために,整復の前後でX線撮影,PMSの評価を忘れずに行う.

1) 骨折
上腕骨近位端骨折や肩甲関節窩骨折などあるが,整復操作によって部位も異なる.

2) 神経損傷
腋窩神経損傷は高齢者に多い.腕神経や,橈骨神経,尺骨神経,筋皮神経の損傷は頻度が少ない.受傷時に損傷している可能性もある.いずれも保存的治療が主となる.

3) 血管損傷
稀だが,高齢者の陳旧性脱臼に認める.

4) 腱板損傷
整復操作で生じることもあれば,受傷時に損傷していることもある.

6 整形外科専門医を呼ぶべき状況

① 上腕骨大結節や小結節,骨頭などの**骨折を伴う脱臼は整復が困難**であり,ためらわず連絡をする.
② **後方脱臼は骨折を伴うことが多く,外科的整復になることもあるため**,整復前に連絡する.
③ PMSに異常がある.
④ 非専門医が1, 2回整復を行うも**整復されない場合**,無理な整復により合併症を生じたり,関節内に骨片などの介在物や広範囲の腱板断裂などを伴うことがあるため連絡する.

3. こんなときは要注意

池上ら[6]の報告によると，陳旧性肩関節脱臼（受傷から3週間以上脱臼位）の原因の1つに医療機関の誤診を指摘している．特に**後方脱臼の陳旧例ではほとんどが初診の医療機関の誤診**と報告している．

X線写真で骨折や肩関節脱臼の判断がつかないが，肩関節の可動域制限や疼痛を認めた場合，すみやかに整形外科専門医の診察へつなげるようにする．

4. 患者さんを帰す際の注意事項

1 PMSの異常

PMSに異常があった場合はすぐ専門医を再受診するように説明する．

2 再脱臼と腱板損傷

脱臼を整復したから大丈夫と安心しない．**若年者は反復性脱臼への移行，高齢者は腱板損傷の合併**もある．また外傷性肩関節拘縮もあり，整復後も必ず整形外科専門医の診察につなげる．

引用文献

1) 「骨折・脱臼 改訂5版」（冨士川恭輔，鳥巣岳彦/編），南山堂，2023
   ↑救急外来で遭遇する整形外科外傷が1冊にまとまっている．
2) Monica J, et al：Acute Shoulder Injuries in Adults. Am Fam Physician, 94：119-127, 2016（PMID：27419328）
   ↑家庭医向けだが侮れない．肩関節脱臼だけでなく主な肩関節外傷疾患の対応が集約．
3) 玉井和哉：肩関節初回脱臼に対する治療の現状と課題．整形・災害外科，51：1165-1169, 2008
4) Sherman SC：Shoulder dislocation and reduction. UpToDate, 2024
   https://www.uptodate.com/contents/shoulder-dislocation-and-reduction（2024年8月閲覧）
   ↑多くの整復方法を写真や動画で解説している．一度，目を通しておこう．
5) Whelan DB, et al：Immobilization in External Rotation Versus Internal Rotation After Primary Anterior Shoulder Dislocation：A Meta-analysis of Randomized Controlled Trials. Am J Sports Med, 44：521-532, 2016（PMID：26116355）
6) 池上博泰，他：陳旧性肩関節脱臼・脱臼骨折の観血的治療．肩関節，30：389-393, 2006

プロフィール

齋藤兄治（Kyoji Saito）
青森県立中央病院 救命救急センター 救急部　部長
専門：救急医療
当院救命救急センターは救急部と総合診療部が一緒に活動しています．病院前ではドクターヘリの運用，ERではその長所を活かし幅広い患者さんに対応できるので楽しいですね．新たに診療看護師や病院救急救命士を採用し，タスクシフト・シェアによって，おのおのの専門職に専念できる環境になりました．2025年には集中治療科専門医研修施設となるので待ち遠しいですね．

第3章 手・足・肩・腰

6. 膝をひねった

脇　貴洋

Point

- 単純X線検査の前に十分な病歴聴取をしよう
- 2方向の単純X線写真で骨折がなくても安心しない
- 化膿性膝関節炎と膝関節脱臼（膝窩動脈損傷）は絶対に見逃すな

はじめに

　救急外来でみる領域として整形外科疾患は非常に多い．それにもかかわらず，整形外科は初期研修で必修科目となっておらず，苦手に感じている若い医師も多いことと思う．本稿を読んで，明日からの救急診療に自信をもって臨んでもらえれば幸いである．

化膿性膝関節炎

症例①：化膿性膝関節炎の見逃し

　50歳代男性．1カ月前から右膝が痛く，数日前から急にひどくなった，と家族に連れられて救急外来に来院．既往歴は痛風．担当医の研修医が病歴聴取すると「そういえば膝をひねった」という．患者さんの右膝は健側に比べて赤く腫れており熱感もある．血液検査をすると白血球：9,000/μL，CRP：7.8 mg/dL，UA：7.0 mg/dLであった．単純X線写真は特に異常なし．患者さんには「骨折もないし，痛風の痛みだと思います」と話し，痛み止めを処方して翌日の整形外科外来の受診を指導した．

　翌日，整形外科医から電話がかかってきた．「昨日の患者さん，敗血症になって帰ってきたぞ！ 数日前に近くの開業医で膝に注射していたって聞かなかった？ 今から緊急手術になったよ．化膿性膝関節炎って知らない？」

1. (専門医を呼べるとしても) 自分でやるべきこと

1 病名を想起する

　痛風による単関節炎と診断してしまった研修医だが，まず「**化膿性膝関節炎**」という疾患の存在，そしてこれが非常に緊急性の高い疾患であるということを十分に認識できていなかったことが問題である．この疾患は敗血症の原因となって生死にかかわるのみでなく，膝関節に重篤な機能障害を残すことがある．

2 診察で注意すること

1) 病歴聴取の注意点

　次に，患者さんの診察を十分にできていたであろうか？まず病歴聴取だが，この患者さんは前医で診察を受けていたこと，関節内注射を受けていたことを自らは申告しなかった．世の中には，かかりつけ医に迷惑をかけられないという奥ゆかしい人たちもいる．化膿性膝関節炎は医原性で起こることもあるため，前医の存在とその治療内容をしっかりと「**聞きだすこと**」が重要である．そして糖尿病や肝硬変，悪性腫瘍の有無といった既往歴を聞き，易感染性の状態にないかも確認しよう．また，疼痛の性状として運動時痛のみではなく，**安静時痛**もないか病歴聴取しておく必要がある．安静時痛があれば骨折や感染などを考える必要がある．

2) 視診の注意点

　次に視診として**歩容の観察，歩行補助具の使用の有無の確認**も大切である．診察室へどのように患者さんが入ってきたか（跛行の有無，車いすや杖の使用など）を記載する．そして全身状態の評価としてバイタルサイン，特に**発熱の有無を確認**しよう．局所の外観では，膝周辺の腫脹，皮膚の色調（発赤しているか，皮下出血があるか）を見る．

3) 触診の注意点

　触診においては，**関節液貯留の有無の評価**（図1）がきわめて重要である．整形外科の診療録によく「BOP（＋）」と書いてあるが，ballottement of patella の略称で関節液貯留の際にみられる膝蓋跳動のことをさす．そして圧痛部位を記載し，膝関節の可動域を計測する．自動および他動での測定を患側と健側の両方にて行い，その際の疼痛の有無についても記載する．

　症例①では膝関節に疼痛のみでなく，炎症の所見（熱感や発赤）もあるため関節炎と診断し，単関節の関節炎でその症状の急激な経過から，まずは化膿性膝関節炎を第一に思い浮かべる．その次に痛風，偽痛風などの結晶誘発性関節炎を考えていくべきであった（表1）．

3 診断のために身につけたい関節穿刺

　関節炎では**関節液の評価**がきわめて重要なので，**関節穿刺**の技術をぜひとも身につけてほしい[2]．その際には医原性の化膿性関節炎を起こさないために，清潔操作を整形外科医から直接学ぼう．筆者自身はアルコール綿で穿刺部周囲の皮膚についている汚れを落としてから（施設に入所している高齢者などであまり入浴できていない方もおられるので），ポビドンヨード（イソジン®）でしっかりと広い範囲を消毒してから関節穿刺を行っている．肺炎の治療と同じく，細菌培養の結果を待たずに関節液のグラム染色を行い，すみやかに原因となる細菌を同定しよう．一般的には黄色ブドウ球菌が多い．

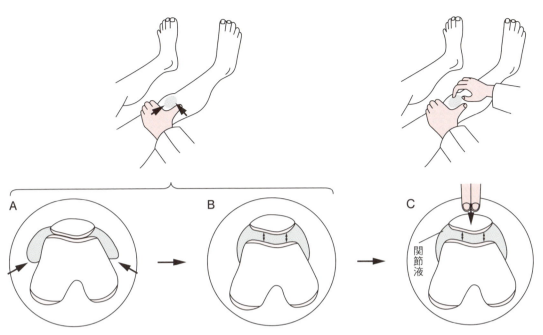

図1 関節液貯留の評価方法
手掌と指で膝蓋上嚢に貯留した関節液を遠位に圧迫移動させると，受け手側に貯留液の移動を感じる（A→B）．同時に側方からも圧迫を加えると膝蓋骨と大腿骨関節面の間に関節貯留液が入り込み膝蓋骨が浮き上がる（B）．この状態で膝蓋骨を大腿骨に押しつけるようにすると膝蓋骨が上下に浮き沈みする現象を指で感じることができる．この現象を膝蓋跳動という（C）．文献1より引用．

表1 関節炎の鑑別診断

	特徴	関節液
化膿性膝関節炎	・膝関節注射の既往のある患者さん，易感染性の患者さんに多い ・膝の疼痛など急激な悪化をきたす	・一般的に白血球数＞50,000/μL ・ブドウ糖：血糖値よりも著しく低値 ・細菌培養陽性
痛風	・高尿酸血症（ただし，痛風発作中は高値でないこともある）	・尿酸塩結晶の存在
偽痛風	・単純X線写真にて膝関節半月板部の石灰化像 ・高齢者に多い	・CPPD結晶の存在

CPPD：calcium pyrophosphate dihydrate（ピロリン酸カルシウム）

2. 専門医を呼ぶべきか，呼ぶタイミング

関節穿刺ができなくても臨床的に化膿性膝関節炎が疑わしいならば，ためらうことなく整形外科医を呼ぼう．治療が少しでも遅れると敗血症に至って生命にかかわる．

3. こんなときは要注意

糖尿病や肝硬変などの持病の存在，高齢者，第一印象で「sick」と判断される場合は外科的治療を急ぐのみではなく，他の重症感染症の場合と同じように集中治療が上手な医師とともに積極的な全身管理が必要である．

骨折

> **症例②：骨折の見逃し**
>
> 　70歳代女性，歩行中に溝にはまって膝を強打した．心配なのでみてほしいと夜間に救急外来に歩いて来院した．膝2方向の単純X線写真を撮ったが明らかな骨折はなく（図2），歩行可能なため痛みが続けば再診するようにと伝えて自宅へ帰らせた．後日，近くのクリニックで「膝のお皿の骨が折れていると言われた」と患者さんの家族が怒って病院に現れた．近医で撮られた単純X線写真には骨折線がはっきりと写っていた（図3）．

1. （専門医を呼べるとしても）自分でやるべきこと

　膝が痛いと訴える患者さんが来た際，すぐに単純X線写真を撮るのではなく，外傷の有無・受傷機転・スポーツ歴・職業歴など内科疾患と同様に丁寧な**病歴聴取を行う**ことは重要である．次に，先に述べたように**疼痛・圧痛の部位，腫脹・熱感・発赤の有無などを確認**する．受傷直後は疼痛が強くて施行するのは困難なことが多いが，骨折が否定的な場面では半月板損傷で有名なMcMurrayテストや，前十字靱帯損傷で有名なLachmanテストなどの徒手検査を成書でみながらチェックしてもよいであろう．また，外側および内側靱帯付着部の圧痛の有無をみるのは側副靱帯損傷の診断に有用である．

　症例②のような患者さんの疼痛は外傷を機転としているので皮下出血や腫脹がないか視診し，そして触診では漫然と膝を触るのではなくて，その解剖学的な位置を考えながら「積極的に」触ろう．熟練した整形外科医でも診察してから単純X線写真を見ないと，骨折を見逃すこともある．また，そもそも膝のX線写真を撮影するかについてはOttawaやPittsburghの膝ルールが有名で（表2），これを用いればより自信をもって診療にあたれるであろう[2, 3]．ただし，このルールでは**臨床的にあまり問題とならないような小さな骨折は含まれない**ことに注意が必要である．

> ● **OttawaとPittsburghの膝ルールの比較**
> - PittsburghはOttawaよりも項目が少なく簡便[2, 3]．
> - 比較研究ではPittsburgh，Ottawaともに感度は86％と同等だが，特異度はPittsburghで51％，Ottawaでは21％であった．検者間差異はκ値でPittsburghが0.71，Ottawaで0.51とPittsburghで検者間での一致率が高かった[4]．2023年のOttawaの最新のメタアナリシスでは感度は98％，特異度は43％と報告されている[5]．
> - 私見だが比較的忙しいときは簡便なPittsburghを，時間に余裕があるときは過去のエビデンスが豊富なOttawaを用いるというのも1つの使い分けになるかもしれない．

　この患者さんの場合は，初療時に正面と側面の2方向しか単純X線写真が撮られておらず，転位がない膝蓋骨の縦骨折は軸写像でしか見えないために見逃されてしまった．

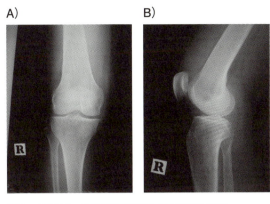

図2 症例②：来院時膝X線写真2方向撮影
　A）正面，B）側面

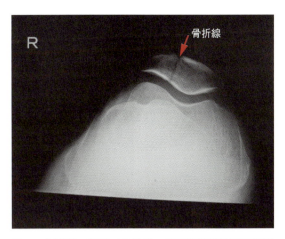

図3 症例②：近医での単純X線写真膝蓋骨軸写撮影

表2　Ottawaの膝ルールとPittsburghの膝ルール

Ottawaの膝ルール	Pittsburghの膝ルール
・55歳以上 ・腓骨骨頭に圧痛 ・膝蓋骨だけの圧痛 ・膝関節を90°屈曲できない ・受傷直後および救急室で4歩荷重不能	・12歳未満または50歳以上 ・受傷直後および救急室で4歩荷重不能
それぞれ以上のうち，1つでもあれば膝X線撮影（正面，側面，軸写）を勧める	

このルールには臨床的にあまり問題とならない小さな骨折は含まれない

　このほかにも単純X線写真では骨折線が全くわからず，受傷直後には単純CTでしか指摘できないような骨折もある（図4，5）．臨床的に骨折が強く疑われるが，単純X線写真で骨折を指摘できない際に関節液の貯留があれば，無菌的に関節穿刺を行う．穿刺液で血腫を認め，さらにその血腫の中に脂肪滴（図6）を認めれば関節内骨折や関節内の靱帯損傷（前十字靱帯損傷など）の診断の補助となる．実際に図4と図5の例では単純X線写真上は骨折を認めなかったものの，どちらも関節穿刺にて血性排液があり，その中に脂肪滴を認めたため骨折を強く疑い，単純CTを行って骨折の診断に至った．

● ここがピットフォール：歩ける骨折の存在！

「歩ける骨折」として，転位のない大腿骨頸部骨折（Garden Stage Ⅰ＆Ⅱ）が有名だが，歩けるからといって下肢の骨折が否定できるわけではないことに留意しよう．

2. 専門医を呼ぶべきか，呼ぶタイミング

　他部位の関節内骨折と同様に，大腿骨遠位部骨折や脛骨高原骨折など膝関節の関節内骨折は専門医へのコンサルトが必須である．

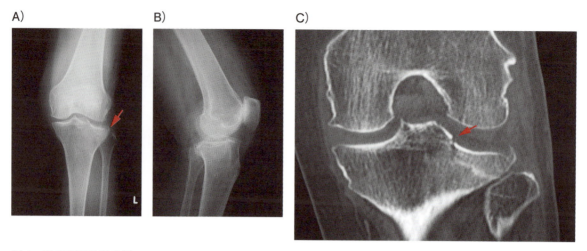

図4　脛骨高原骨折の例
A）正面（初診時），B）側面（初診時），C）単純CT（前額断）．➡に骨折を認める．

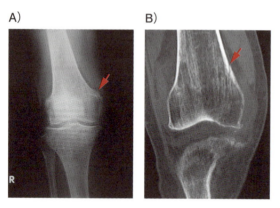

図5　大腿骨遠位部骨折の例
A）単純X線写真正面像，B）単純CT（前額断）．
➡に骨折を認める．

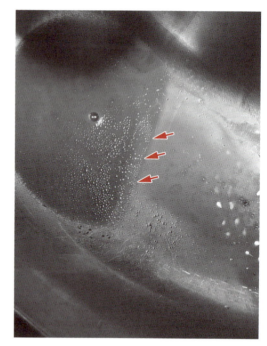

図6　脂肪滴
図中に光って見えるものが脂肪滴（➡）である（Color Atlas⑫参照）．

3. こんなときは要注意

　膝関節の骨折で，膝関節脱臼を伴うものでは膝窩動脈損傷を伴うことがある[6]．外傷診療の基本であるが，損傷部から遠位のPMS（pulse：拍動，motor：動き，sensation：感覚）の経時的な確認と，疑わしければ造影CTや血管造影で血管の評価が必要である．膝窩動脈は側副路が少

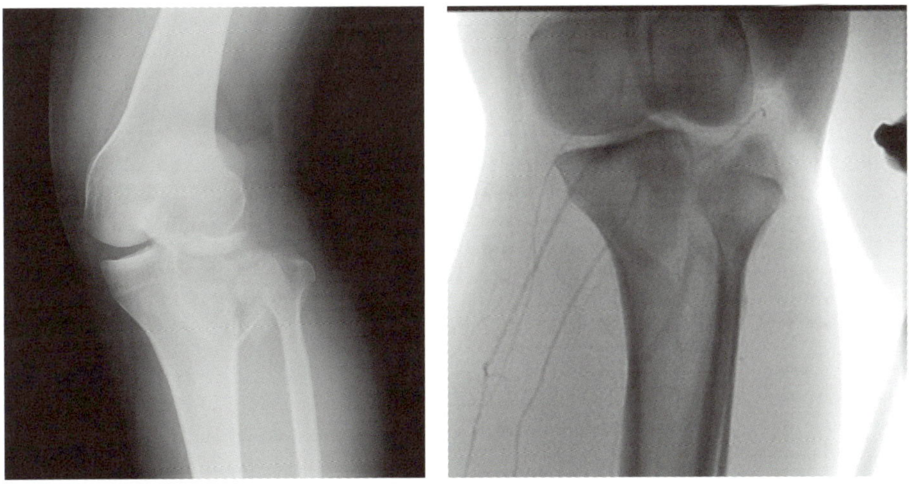

図7　膝窩動脈損傷を伴った膝関節脱臼骨折の例
A）単純X線写真正面像，B）血管造影（膝窩動脈の閉塞を認める）

ないため損傷されると高率に下腿の壊死を起こす．受傷時に脱臼（図7）していても来院時にはすでに整復されている可能性もあるため，膝関節周辺の骨折を認めたら受傷機転が高エネルギー外傷の場合や，骨折の粉砕が強い場合は健側とアライメントを比較しよう．

4. 膝の痛みを訴える患者さんを帰す場合の注意事項

　単純X線写真でわからないような小さな骨折を指摘するためにはCTが必要であるし，半月板損傷や靭帯損傷，骨挫傷・骨壊死などの確定診断にはMRIが必須であるが，忙しい救急外来ではMRIはもちろんのこと，CTも行えないことがある．その際は，靭帯損傷や小さな骨折の可能性は完全には否定できないが，緊急性はないということを丁寧に説明して安心していただき，ニーブレースやシーネをあて，松葉杖を貸与して患肢の免荷を指示し，次の日の整形外科外来を受診させるとよい．骨折している可能性があることを**「ひびが入っているかもしれない」**と言っても**「骨折していないと言われた」**と勘違いされる方もおられるので，検査の結果は家族などキーパーソンにも伝えておく必要がある．また，高齢者に松葉杖を処方した際は上肢の筋力が弱くて十分な免荷が難しく，入院が必要な場面があるので，オンコールの整形外科医との連携も必要である．

おわりに

　内科疾患に比べると整形外科疾患で直ちに命にかかわるものは多くはないが，膝周辺では化膿性膝関節炎と膝関節脱臼（膝窩動脈損傷）の存在については忘れないでほしい．また，骨折が疑われる患者さんを診察する際はしっかりと局所を触り，圧痛のある部分を視覚的に見直すような形で単純X線写真をチェックするとよいであろう．

引用文献

1) 「標準整形外科学 第15版」（井樋栄二, 津村 弘/監, 田中 栄, 他/編), 医学書院, 2023
2) Emparanza JI & Aginaga JR：Validation of the Ottawa Knee Rules. Ann Emerg Med, 38：364-368, 2001（PMID：11574791）
3) Stiell IG, et al：Implementation of the Ottawa Knee Rule for the use of radiography in acute knee injuries. JAMA, 278：2075-2079, 1997（PMID：9403421）
4) Cheung TC, et al：Diagnostic accuracy and reproducibility of the Ottawa Knee Rule vs the Pittsburgh Decision Rule. Am J Emerg Med, 31：641-645, 2013（PMID：23399332）
5) Kazemi SM, et al：Diagnostic Accuracy of Ottawa Knee Rule for Diagnosis of Fracture in Patients with Knee Trauma；a Systematic Review and Meta-analysis. Arch Acad Emerg Med, 11：e30, 2023（PMID：37215241）
6) Wascher DC, et al：Knee dislocation：initial assessment and implications for treatment. J Orthop Trauma, 11：525-529, 1997（PMID：9334955）

参考文献・もっと学びたい人のために

1) Lim SY, et al：Septic arthritis in gout patients：a population-based cohort study. Rheumatology（Oxford）, 54：2095-2099, 2015（PMID：26170377）
　↑化膿性関節炎が痛風患者さんに多いという報告がなされている．臨床的に痛風が疑わしくとも化膿性関節炎でないか注意深く経過を見る必要がある．

2) Becker JA, et al：Acute Monoarthritis：Diagnosis in Adults. Am Fam Physician, 94：810-816, 2016（PMID：27929277）
　↑単関節炎の鑑別診断について，反応性関節炎など本稿で示した疾患以外にも詳述しており，より詳しく学習したい医師には必読の内容．

3) Dey M, et al：Assessment and diagnosis of the acute hot joint：a systematic review and meta-analysis. Rheumatology（Oxford）, 62：1740-1756, 2023（PMID：36264140）
　↑化膿性関節炎の診断に関する最新のメタアナリシス．診断には関節液中の好中球エステラーゼが診断に有用であった（感度：0.94，特異度：0.74）が，単一の検査ではなく複数の検査を組合わせることが重要と述べられている．

プロフィール

脇　貴洋（Takahiro Waki）
明石医療センター 整形外科　医長
日本整形外科学会専門医，日本骨粗鬆症学会認定医，医学博士
自治医科大学の義務年限修了後は「整形外傷を科学する」ために神戸大学にて骨再生の基礎研究を行った．2016年4月より現施設で四肢外傷・骨粗鬆症治療を担当．2019年には総合内科と連携し，国内初のヒップフラクチャーセンターを設立．現在，興味をもっていることは脆弱性骨折の手術とその予防，高齢者の周術期管理．

第3章 手・足・肩・腰

7. 足をひねった

松井健太郎

Point

- 「靱帯損傷」,「骨折」を見逃さない
- 骨折の場合, 急性期に手術が必要となることがある. 適切な初療で, 早期手術につなげる
- 足関節外側靱帯損傷の場合, 急性期に手術をすることは稀. 重症度を見極めて適切な初療をする

はじめに

　足をひねったという主訴はスポーツだけでなく, 日常生活でも生じ, 救急外来で非常によく遭遇する外傷である. ほとんどが, 足関節回外位（図5B参照）で足をひねった結果, 足関節外側靱帯〔特に前距腓靱帯（anterior talofibular ligament：ATFL）, *1.*-**2**参照〕を損傷した患者さんである. 足関節外側靱帯損傷であれば, 急性期に手術治療が必要になることはきわめて稀である. 靱帯損傷に対する初療で重要な点は, 腫れと痛みの程度から靱帯損傷の程度を推察すること, PRICE（表1）指導をして腫れと痛みを軽減することである. しかし, 足をひねったという主訴で来院した患者さんのなかにも, 急性期に手術が必要となる患者さん（骨折や high ankle sprain など）がいるため, これらの「早期手術が必要になる患者さん」を見出して適切な指導と, 適切な専門医につなげることが重要である.

> **症例①：靱帯損傷1**
> 　足をひねったとの主訴で来院. 数日前の勉強会で習った Ottawa ankle and foot rule（*1.*-**3**参照）にしたがって診察したところ, 圧痛も腫脹もなく, 歩行も可能であったので, 画像検査せず, PRICE（表1）指導のみして帰宅指示. 翌日整形外科を受診し, 足関節外側靱帯損傷 Grade1 の診断. その後, 3週で症状改善した.
>
> **症例②：靱帯損傷2**
> 　内側に足をひねって来院. 圧痛はATFLのみ. 腫脹が強かったため, シーネ固定, 松葉杖処方し, PRICEを指示して帰宅. 3カ月後, 痛みが引かないということで整形外科受診. 足関節外側靱帯損傷に対して手術予定となった.

表1　PRICE

P	Protection	保護
R	Rest	安静
I	Icing	冷却
C	Compression	圧迫
E	Elevation	挙上

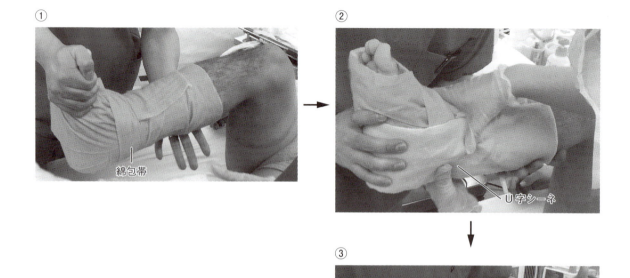

図1　U字シーネ作成手順
①綿包帯で下巻きをする．②U字にシーネをあてる．③弾性包帯で固定し，シーネが固まるまで足関節中間位を用手的に保つ（Color Atlas ⑬参照）．

■ PRICEとは

　PRICE（表1）とは，Protection（保護），Rest（安静），Icing（冷却），Compression（圧迫），Elevation（挙上）の頭文字をとったものである．

P：protection

　患部保護のためにシーネを使用することが一般的．疼痛軽減にもなる．一般にL字もしくはU字シーネを使用する（図1）．この際，足関節は中間位（横から見て90°の角度）とし，尖足位にならないようにすること，腓骨頭にシーネ端があたって腓骨神経を圧迫し，腓骨神経麻痺をつくらないよう注意する（図2，コンパートメント症候群）．

R：rest

　局所および全身の安静を図ること．

I：icing

　氷や保冷剤を用いて患部を冷却することで，局所の血流を下げ，内出血や炎症による腫脹を抑

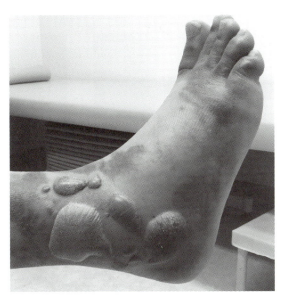

図2 足関節周囲に著しい水疱がある
Color Atlas ⑭参照

える．温熱療法や飲酒，入浴などは局所の血流を増し，腫脹を増悪させるため避けるように指導する．

C：compression
弾性包帯などを末梢から中枢にかけて緊張をかけながら巻くことで圧迫する．このとき，圧迫が強すぎると，包帯が理由でコンパートメント症候群を起こすことがあるため注意する．

E：elevation
下肢を膝より高く挙上することで静脈圧を下げ，血液や体液量を局所から減らすことで腫脹軽減を図る．

症例③：骨折
足をひねったとの主訴で来院．Ottawa ankle and foot rule にしたがって診察したところ，腓骨遠位後方に圧痛があり，足関節単純X線撮影（図3）．足関節果部骨折の診断で，U字シーネ固定，PRICEと松葉杖免荷歩行を指導し，翌日の整形外科受診を指示した．

症例④：当初判断がつかなかったケース
捻挫を主訴に来院．Ottawa ankle and foot rule にしたがって診察したところ，圧痛はなかったが歩行不能であったため，足関節単純X線2方向を撮影したが骨折はないと判断し，シーネ固定と松葉杖を処方して帰宅指示．2日後に整形外科再診．Maisonneuve骨折＊の診断で手術適応となった（図4）．しかしながら，足関節周囲の腫れが強く水疱形成があり（図2），安静のために入院し，手術まで2週間待機せざるを得なかった．

＊Maisonneuve骨折とは：足関節をひねった結果生じる腓骨近位部の骨折のこと．足関節の内側は内果骨折もしくは三角靱帯損傷があり，さらに脛腓間損傷を伴う．足関節の単純X線写真では写らない範囲に腓骨骨折が生じるため，見逃さないよう注意する．

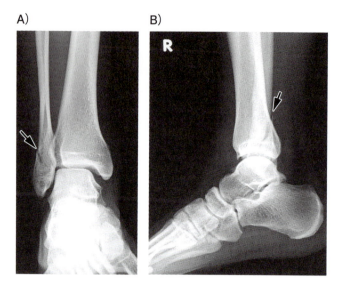

図3 足関節単純X線写真
A）正面像，B）側面像．腓骨遠位部の骨折がある（→）．

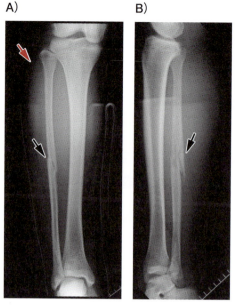

図4 Maisonneuve骨折：下腿単純X線写真
A）正面像，B）側面像．腓骨骨幹部に骨折がある（→）．シーネの近位端が腓骨頭（→）にかからない程度の長さになっている．

1. （専門医を呼べるとしても）自分でやるべきこと

1 受傷機転の聴取，荷重歩行の可否

典型的には足関節を回外するように受傷し，回内するように受傷することは1/10以下と稀である[1]（図5）[2, 3]．

2 損傷の程度を推し量る，皮膚状態の観察

足関節捻挫で損傷する靱帯のほとんどが前距腓靱帯（ATFL）と踵腓靱帯（calcaneofibular ligament：CFL）である．解剖学的に両靱帯は腓骨遠位前面に付着しているため（図6），靱帯損傷の場合は，同部位に圧痛がある場合が多い．

古典的に靱帯損傷は3つのGradeに分類される（表2）．この分類は客観性，再現性に乏しく，検者内/検者間一致率が低いと知られているが，臨床的にはこの分類を想像しながら重症度を推し量ることが有用である．圧痛はあるがほとんど腫れていない場合はGrade1に近く，PRICE指導のみして数日で改善すると予想できる（症例①）．圧痛が強く，局所的にピンポン球のように腫れていればGrade3に近く，痛みと腫れのコントロール，患部を保護するためのPRICE指導とシーネもしくはギプス固定，松葉杖免荷歩行を指導する必要がある（症例②）．「腫れと痛みの程度から重症度を推し量る臨床感覚」をつけていくことが重要である．

また，同時に**皮膚状態（腫脹，皮下出血，緊満の程度）を観察**，記録することが重要である．緊満が強く，同時に痛みが激しい場合はコンパートメント症候群を疑わねばならない．また，皮膚に水疱形成がある場合も，腫れがとても強いことを意味すると知っておく（図2）．

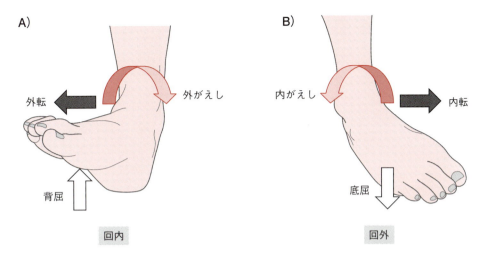

図5 足関節，足部での基本的な運動
外がえし，内がえし：足関節／足部前額面での運動である．回内，回外（A，B）：3つの基本面における複合運動である．回内は背屈，外転，外がえしからなり，回外は底屈，内転，内がえしからなる複合運動である．文献3より引用．

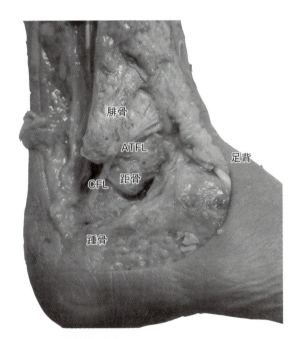

図6 足関節解剖図
ATFLおよびCFLは腓骨遠位前面に付着している
（Color Atlas⑮参照）．

表2 靱帯損傷のGrade

	状態	対処法
Grade1	部分損傷で関節の不安定性は生じない	PRICE・弾性包帯固定
Grade2	部分損傷で関節の軽度不安定性が生じる	PRICE・弾性包帯固定もしくはシーネ固定
Grade3	完全断裂し関節不安定性がある	PRICE・シーネによる外固定

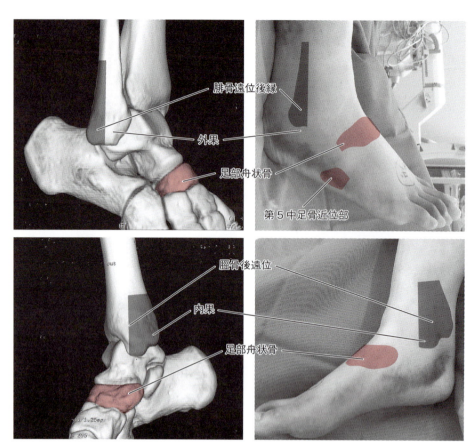

図7 Ottawa ankle and foot rule
Ottawa ankle rule での圧痛調査部位（●），Ottawa foot rule での圧痛調査部位（●）．
（Color Atlas⑯参照）．

3 圧痛部位の同定と画像検査

　圧痛部位を特定して，**画像検査を行う**ことが重要である．靱帯損傷であれば，ATFLやCFLに圧痛点がある．なお，捻挫でオーダーするべき画像は足関節2-3方向（正面，側面，±モーティス）か，足部2-3方向（正面，斜位，±斜位）である．ここでOttawa ankle and foot ruleの知識が役立つ．

1) Ottawa ankle rule（図7）

①外果先端もしくは腓骨遠位後縁6 cmに圧痛がある（●）
②内果先端もしくは脛骨遠位後縁6 cmに圧痛がある（●）
③受傷直後およびERで4歩以上の荷重歩行ができない
①〜③のうち，1つでもあてはまれば足関節単純X線撮影をする．

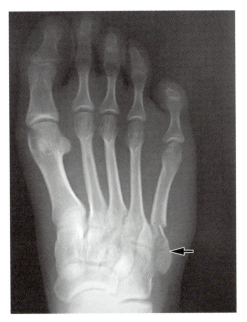

図8 第5中足骨骨折:足部単純X線写真正面像
第5中足骨近位部骨折がある（→）．

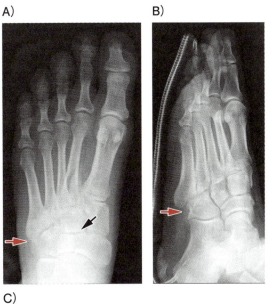

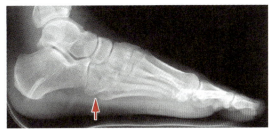

図9 舟状骨骨折・立方骨骨折:足部単純X線写真
A）正面像，B）斜位像，C）側面像．舟状骨骨折（→），立方骨骨折（→）がある．

2) Ottawa foot rule（図7）

①第5中足骨近位部に圧痛がある（●）
②足部舟状骨に圧痛がある（●）
③受傷直後およびERで4歩以上の荷重歩行ができない
①〜③のうち，1つでもあてはまれば足部単純X線撮影をする．

　本ルールに言及した15,581例を対象としたメタアナリシスでは，足関節骨折に対するこのテストの感度は98％，特異度32％と報告されている[4]．
　本来このルールは，ERにおいて「X線撮影の要否」を決定するものであるが，画像検査への閾値があらゆる意味で低い日本では，このルールをもとに画像診断の要否を決定することが正しいかどうかは不明である．このルールは，「**どこを触診するか**」「**足関節か足部どちらのX線を撮影するか**」を判断するうえでの参考になる．またこのルールは足関節果部骨折（**症例③**，**図4**）や第5中足骨骨折（**図8**），舟状骨骨折（**図9**）の診断に焦点を絞ったものであり，このルールに則って診療しても見逃す骨折が存在することを知っておく．踵骨骨折，立方骨骨折（**図9**），Lisfranc関節損傷（**図10**），Maisonneuve骨折（**症例④**，**図2**，high ankle sprain＊）がそれに該当する．

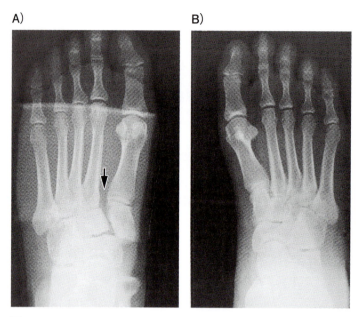

図10 Lisfranc関節損傷：足部単純X線写真正面像
健側（B）と比較して患側（A）では第1，第2中足骨間が開大していることから（→），Lisfranc関節損傷と診断する．

> **＊high ankle sprainとは**
> X線やCT上は骨折がないが，足関節捻挫の結果，三角靱帯損傷と脛腓靱帯損傷が生じ，遠位脛腓関節の不安定性を生じる外傷．X線・CTで骨折がないため見逃しやすい．

4 外固定と患者指導

　一般に足関節，足部外傷後はとても腫れる．腫脹を強くさせないことは，手術時期の決定と，コンパートメント症候群予防のために重要である．**症例④のように，手術が必要な外傷にもかかわらず，患者指導が適切でなかったがゆえに腫脹が強くなると，手術まで2〜3週間の待機を要することがあり，それだけ社会復帰が遅れる．腫脹の軽減を図ることが治療の第一歩として重要**であり，初療時のPRICE指導が非常に重要である．

2. 専門医を呼ぶべきか，呼ぶタイミング

　脱臼が整復できない，開放骨折，コンパートメント症候群，動脈損傷がある場合は整形外科，外傷専門医を直ちに呼ぶべきである．それ以外であれば，適切な初療をすれば，通常は翌日以降の専門医受診でよい．

3. 専門医を呼べない状況ならどうするか

上記で専門医を呼べない場合は，治療可能な病院に転送するしかない．

4. こんなときは要注意

外傷後に，患肢の腫脹が強く，皮膚の緊満があり，患者さんが疼痛を異常に強く訴えている場合は，コンパートメント症候群を疑う．骨折がある部位の近くに，針穴程度でも開放創があれば開放骨折を疑う．損傷している部位よりも遠位に阻血所見がある場合は，修復が必要な動脈損傷の存在を疑う．

5. 患者さんを帰す際の注意事項

1.-**3**のOttawa ankle and foot ruleは，「医療コスト削減と診療の効率化」を目的としたものである．しかしながら多くの日本の患者さんにとって，「医療コスト削減と診療の効率化」は無関係である．このルールを厳密に適用したことにより，「レントゲンの1枚も撮ってくれなかった」「撮ってと頼んだのに断られた」と言われることがないようなリスク管理が重要である．ERでの診療上，単純X線写真を撮影する必要性が「今はない」ことを患者さん，家族がちゃんと理解しているか見極めることが必要である．

また，単純X線画像で骨折がないように見えた場合の説明も重要である．どんな人でも見落とすことがあり，後日再度撮影した単純X線画像で骨折がはじめて顕在化することがある．画像上骨折がないように見えても「骨折はないです」と説明するのではなく，後日見つかる可能性があるため，経過を見ることが重要であると説明する．

Advanced Lecture

■ ただ捻挫しただけなのに手術がいるの!?

症例②のように足関節捻挫後2カ月以上経過しても，足関節の疼痛や不安定性が残る場合を慢性足関節不安定症と呼ぶ[5]．全捻挫の10～40％に生じるといわれており，足関節外側靱帯断裂，骨軟骨損傷，滑膜炎などがその原因である[4～6]．「ただの捻挫です．心配いりませんよ」というERでの説明はリスクがあるだろう．

おわりに

捻挫をした患者さんのなかには，適切な時期に，適切な医師に手術をしてもらうべき人がいる．骨折患者を見逃さないことはもちろん，歩けないほど痛い患者さんは何かがおかしいと考えて対応することが重要である．

引用文献

1) Broströem L：Sprained ankles. I. Anatomic lesions in recent sprains. Acta Chir Scand, 128：483-495, 1964（PMID：14227127）
2) 日本足の外科学会：足の外科学会用語集 足のコラム 17 Supination と Pronation
https://www.jssf.jp/medical/glossary/column/page_17.html（2024年8月閲覧）
3) 第6章　下肢帯・下肢の構造と運動.「PT・OTビジュアルテキスト専門基礎 運動学 第2版」（山﨑 敦/著），pp118-147，羊土社，2022
4) 「Orthopaedic Knowledge Update：Foot and Ankle 4」（Pinzur M, ed），Amer Academy of Orthopaedic, pp137-139, 2008
5) Gerber JP, et al：Persistent disability associated with ankle sprains：a prospective examination of an athletic population. Foot Ankle Int, 19：653-660, 1998（PMID：9801078）
6) Takao M, et al：Functional treatment after surgical repair for acute lateral ligament disruption of the ankle in athletes. Am J Sports Med, 40：447-451, 2012（PMID：22130473）

プロフィール

松井健太郎（Kentaro Matsui）
帝京大学医学部 整形外科学講座 外傷センター
平成15年京都府立医科大学卒業，筑波メディカルセンター病院初期研修修了，聖マリアンナ医科大学救急医学，埼玉医科大学総合医療センター高度救命救急センター，札幌徳洲会病院整形外科外傷センター，Dalhausie university（カナダ）などでの勤務を経て現職．
救急医療のなかでも，整形外科外傷治療に特化した部門である外傷センターに所属しています．日本の大学で最初にできた外傷センターに興味のある方はぜひ見学にいらしてください．

第3章 手・足・肩・腰

8. 腰が痛い

岩本康平

Point

- 危険信号（red flags）を有し，重篤な脊椎疾患の合併が疑われる腰痛を鑑別する
- 神経症状の有無を確認する

はじめに

　腰痛は一般的には，「触知可能な最下端の肋骨と殿溝の間の領域に位置する疼痛」と定義される．有症期間別に，急性腰痛（発症からの期間が4週間未満），亜急性腰痛（発症からの期間が4週間以上3カ月未満），慢性腰痛（発症からの期間が3カ月以上）と定義される．原因が1つに同定される腰痛は「特異的腰痛」とされ，原因が1つには同定されない，神経症状を伴わない腰痛は「非特異的腰痛」に分類される．

　日本では2012年に腰痛診療ガイドラインが発刊され，2019年に「腰痛診療ガイドライン 改訂第2版」[1]（以下，ガイドライン）が発刊されている．ガイドラインをもとに，主には夜間救急外来での対応を中心に解説する．

症例

30歳代男性．
主訴：腰痛
現病歴：週1回，1回1時間程度しかしないテニス愛好家が，試合のため1日中テニスをした．帰宅後から強い腰痛が出現したため夜間救急外来を受診した．
既往歴：尿管結石症
来院時所見：意識清明　血圧123/85 mmHg　心拍数60回/分　SpO$_2$ 96％（室内気）
　腋窩温36.5℃
　安静時痛はなく，痛みの移動はなし．臥位から立位になる際や，前屈時に強い腰痛を認めた．
　両側CVA叩打痛なし．下肢痛やしびれ，膀胱直腸障害はなかった．

表1　腰痛の原因別分類

1) 脊椎とその周辺運動器由来 　脊椎腫瘍（原発性・転移性腫瘍など） 　脊椎感染症 　　（化膿性椎間板炎・脊椎炎，脊椎カリエスなど） 　脊椎外傷（椎体骨折など） 　腰椎椎間板ヘルニア 　腰部脊柱管狭窄症 　腰椎分離すべり症 　腰椎変性すべり症 　代謝性疾患（骨粗鬆症，骨軟化症など） 　脊柱変形（側彎症，後彎症，後側彎症） 　非化膿性炎症性疾患 　　（強直性脊椎炎，乾癬性腰痛など） 　脊柱靱帯骨化 　筋・筋膜性 　脊柱構成体の退行性病変 　　（椎間板性，椎間関節性など） 　仙腸関節性 　股関節性	2) 神経由来 　脊髄腫瘍，馬尾腫瘍など 3) 内臓由来 　腎尿路系疾患（腎結石，尿路結石，腎盂腎炎など） 　婦人科系疾患（子宮内膜症など） 　妊娠 4) 血管由来 　腹部大動脈瘤 　解離性大動脈瘤　など 5) 心因性 　うつ病 　ヒステリー　など 6) その他

「日本整形外科学会診療ガイドライン委員会，腰痛診療ガイドライン策定委員会：腰痛診療ガイドライン2019改訂第2版，p8，2019，南江堂」より許諾を得て転載

1. （専門医を呼べるとしても）自分でやるべきこと

1 鑑別診断

　腰痛は症状であるため，**腰痛の原因検索は必須**である．腰痛の原因別には，大きく脊椎由来，神経由来，内臓由来，血管由来，心因性の5つに分類され，注意深い病歴聴取と身体所見により鑑別していく（表1）．

　脊椎由来と判断した場合は，以下の3つの診断学的トリアージを行う．そのために必要な診療手順（図1）を示す．主には以下の3つに分けて考える．
- 危険信号（red flags，表2）を有し，重篤な脊椎疾患の合併が疑われる腰痛
- 重篤ではないが，神経症状を伴う腰痛
- 非特異的腰痛

　red flagsとは重篤な脊椎疾患を疑う所見の総称である．特に以下の鑑別を確実に行う．
① 悪性腫瘍（原発性，転移性脊椎・脊髄腫瘍など）
② 感染（化膿性椎間板炎・脊椎炎など）
③ 骨折（椎体骨折など）
④ 重篤な神経症状を伴う腰椎疾患（下肢麻痺，膀胱直腸障害などを伴う腰椎椎間板ヘルニアや腰部脊柱管狭窄症）

　重篤ではない神経症状とは，下肢に放散する痛みや下肢のしびれ，軽度の筋力低下である．この場合，緊急性はないが精査は必要である．

　上記すべてがなければ，原因のはっきりしない非特異的腰痛と診断する．

2 画像検査

　腰痛の鑑別診断に必要な検査のうち，**MRIが最も重要**である．ガイドラインでは，腰痛の原因検索で単純X線も有用であるとされるが，画像を見慣れていないと判断が難しいため，特にred flagsを有する場合は，早急なMRI検査が推奨される．

　重篤ではない神経症状（軽度の麻痺やしびれ，下肢痛，間欠性跛行）は，緊急性はないが後日

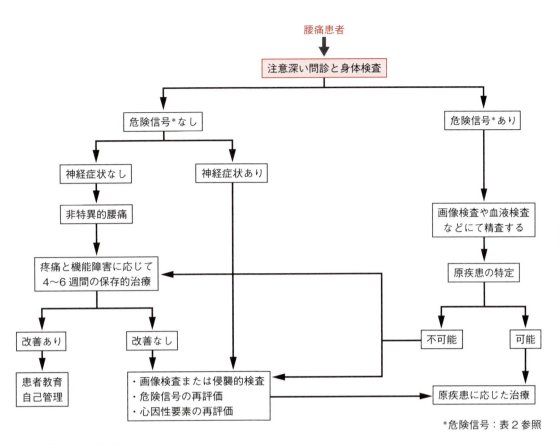

図1　腰痛の診療手順
「日本整形外科学会診療ガイドライン委員会，腰痛診療ガイドライン策定委員会：腰痛診療ガイドライン2019 改訂第2版，p23，2019，南江堂」より許諾を得て転載

表2　重篤な背椎疾患（腫瘍，感染，骨折など）の合併を疑うべき red flags（危険信号）

- 発症年齢＜20歳または＞55歳
- 時間や活動に関係のない腰痛
- 胸部痛
- 癌，ステロイド治療，HIV感染の既往
- 栄養不良
- 体重減少
- 広範囲に及ぶ神経症状
- 構築性脊柱変形
- 発熱

HIV：human immunodeficiency virus
「日本整形外科学会診療ガイドライン委員会，腰痛診療ガイドライン策定委員会：腰痛診療ガイドライン2019 改訂第2版，p23，2019，南江堂」より許諾を得て転載

原因検索のためMRIを中心とした画像検査を行う．
　非特異的腰痛では早急な画像検査は不要である．

表3 Recommended drugs for low back pain

	薬物	推奨度	エビデンス
急性腰痛	非ステロイド性抗炎症薬 筋弛緩薬 アセトアミノフェン 弱オピオイド ワクシニアウイルス接種家兎炎症皮膚抽出液	1 2 2 2 2	A C D C C
慢性腰痛	セロトニン・ノルアドレナリン再取り込み阻害薬 弱オピオイド ワクシニアウイルス接種家兎炎症皮膚抽出液 非ステロイド性抗炎症薬 アセトアミノフェン 強オピオイド 三環形抗うつ薬	2 2 2 2 2 3 なし	A A C B D D C
坐骨神経痛	非ステロイド性抗炎症薬 Caチャネルα2δリガンド セロトニン・ノルアドレナリン再取り込み阻害薬	1 2 2	B D C

文献3より引用

3 非特異的腰痛への対応

危険信号がなく神経症状を伴わない場合は,非特異的腰痛と診断し,鎮痛薬を処方する.以前の腰痛診療ガイドラインでは,非特異的腰痛が85％を占めるとされたが,本邦の整形外科専門医が行った調査では,原因不明の腰痛は22％に過ぎなかったと報告[2]されており,症状の改善がないようなら,整形外科を受診するよう勧める.

4 対症療法

対症療法の中心となるのが薬物治療であり,処方内容は急性腰痛,慢性腰痛,坐骨神経痛に区分されている(表3).夜間救急外来では主には急性腰痛に対する治療が求められ,推奨される薬剤はNSAIDsである.腎機能障害などで使用できない場合はアセトアミノフェンを処方するが,効果は限定的である.坐骨神経痛,慢性腰痛に対する治療は難しいため,とりあえずはNSAIDsやアセトアミノフェンを処方し,後日必ず整形外科を受診するよう勧める.

●処方例
・ロキソプロフェンナトリウム水和物(ロキソニン®など)1回60 mg　1日3回(朝夕食後)7日間
・ジクロフェナクナトリウム坐薬(ボルタレン®サポ®など)1回50 mg　屯用4回分

【高齢者,腎機能低下,消化器症状がある場合】
・アセトアミノフェン(カロナール®など)1回500 mg　1日3回(朝夕食後)7日間
・ジクロフェナクナトリウム坐薬(ボルタレン®サポ®など)1回25 mg　屯用4回分

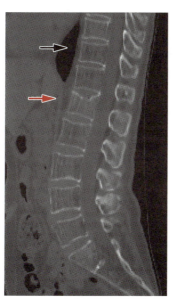
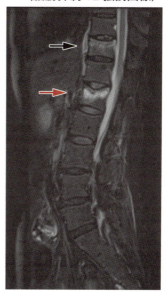

図2　CTとMRIの違い
L1（➡）だけではなくTh11（➡）の骨折も認める．

2. 専門医を呼ぶべきか，呼ぶタイミング

1 最も緊急度が高い場合

　最も緊急度が高いものは，脊柱管への占拠病変（腫瘍，骨折，腰椎椎間板ヘルニアなど）により急激な麻痺が出現している場合であり，除圧手術が必要であるため緊急で整形外科を呼び出す必要がある．また化膿性脊椎炎などの感染性疾患も早急に整形外科の診察を受けた方がよい．

2 緊急度が低い場合

　重度の麻痺や感染がなければ緊急度は低いため，翌日整形外科に相談するのがよいと考える．よく経験する脊椎圧迫骨折は，安静が一番の治療であるため症状に応じて入院してもらい，翌日整形外科にコンサルトする．なお，MRI画像があると治療の参考になるため時間があれば検討する．

　非特異的腰痛は，緊急性の腰痛ではないため症状に応じて翌日以降で整形外科を受診してもらう．

3. こんなときは要注意

　救急外来で最も多く遭遇すると思われるものは脊椎圧迫骨折である．高齢者は思い当たる誘因がなくても脊椎圧迫骨折していることがある．圧迫骨折があると，体動時の腰痛を訴えることが多い．特に「**起床時**」と「**寝返り時**」の**腰痛の有無は重要**であるという報告[4]があり，2項目とも訴える場合は，明らかな外傷歴がなくても画像検査を積極的に検討する．特にMRIが重要で，CTではわからない骨折や新旧の判別に有効である（図2）．

表4 救急外来で非特異的腰痛と診断された患者さんから言われることと回答例

患者さんからよく言われること	回答例	解説
「安静にした方がいいですか?」「仕事は休んだ方がいいですか?」	「ベッド上安静はよくないとされています.痛み止めを処方しますので,なるべく日常生活を送るようにしてください.痛みに応じて仕事に行っても構いません」	急性腰痛,慢性腰痛ともに安静は推奨されておらず,活動性を維持した方がよいとされる
「冷やした方がいいですか? 温めた方がいいですか?」	「冷やすよりは温めた方がいいと言われています」	ガイドラインでは,急性腰痛症においてラッピングによる温熱療法が疼痛や障害を軽減するという記載もあるが,エビデンスレベルは高くない.なお慢性腰痛症では効果がないとされる
「コルセットはした方がいいですか?」	「(急性腰痛の場合のみ)使用してもいいですが,短期間にとどめましょう」	着脱可能な腰部固定帯を指すことが多く,ステーによる可動域制限がもたらす除痛や腹圧上昇による免荷などを目的に使用される[5]が,エビデンスは限定的である.ガイドラインには短期間の機能改善効果を示したとの報告の記載もあるが,慢性腰痛には益をもたらさず,有害事象(皮膚障害,胃腸障害,高血圧,頻脈,筋組織障害など)の関連もあるため,日本のガイドラインでは弱い推奨にとどまっている
「マッサージに行ってもいいですか?」	「現時点でははっきりと診断がついていないので,行っていいとは言えません」	ガイドラインでは,代替療法のエビデンスは確立されておらず,有用性について述べることは不可能と判断された.また本邦では,柔道整復師,あんまマッサージ師,指圧師,および鍼灸師が,医師の同意を得た場合以外では非外傷性腰痛や慢性腰痛に対する保険診療上の診療行為は行えないことになっているため,安易に勧めることはできない

4. 非特異的腰痛患者がよく訴えることと,その対応例

筆者が救急外来で非特異的腰痛と診断した患者さんからよく言われることを列挙し,回答例を提示する.対応の参考にしてもらいたい(表4).

症例の続き

尿検査で血尿を認めず,腹部エコー検査では水腎症はなかった.red flagsのない非特異的腰痛と診断した.NSAIDs点滴〔フルルビプロフェン アキセチル(ロピオン®)〕により症状改善したため,鎮痛薬を処方され帰宅となった.1週間程度で改善したため,腰部ストレッチなどを行い再発防止に努めている.
(※本症例は執筆中の筆者の状態に,少し脚色した架空のものです.なお私の腰痛は,MRIを撮影していないのではっきりとはわかりませんが,椎間板性の腰痛と考えています)

おわりに

腰痛を主訴に救急外来を受診された際の鑑別と対応を示した.救急外来ではred flagsを要する腰痛の対応が非常に重要である.しかし原因のはっきりしない腰痛を,安易に「非特異的腰痛」と診断して放置することは好ましくない.非特異的腰痛とは「緊急性がなく,今のところ原因がわからない腰痛」であるため,**特異的腰痛になるよう専門医の診察につなげることが重要である**.

引用文献

1) 「腰痛診療ガイドライン2019 改訂第2版」（日本整形外科学会，日本腰痛学会/監，日本整形外科学会診療ガイドライン委員会，腰痛診療ガイドライン策定委員会/編），南江堂，2019
2) Suzuki H, et al：Diagnosis and Characters of Non-Specific Low Back Pain in Japan：The Yamaguchi Low Back Pain Study. PLoS One, 11：e0160454, 2016（PMID：27548658）
3) 上井 浩：腰痛診療ガイドライン2019の要旨と解説．日大医学雑誌，81：123-126, 2022
4) Ikemoto T, et al：Two Key Symptoms for Detecting Vertebral Compression Fracture among Elderly People with Acute Low Back Pain. Spine Surg Relat Res, 6：512-517, 2022（PMID：36348691）
5) 相羽達弥，他：腰痛症に対する装具療法の実態調査および性能検証―装具設計・製造の視点から．日本腰痛学会雑誌，15：108-116, 2009

プロフィール

岩本康平（Kohei Iwamoto）
香川県立中央病院 救命救急センター
日本救急医学会救急科専門医，日本整形外科学会専門医
自治医大卒で，香川の地域医療に従事した後に，主に骨盤・四肢外傷の診療をしています．義務年限内は小豆島や直島で勤務し，ドクターヘリがあればいいなと感じていたところ，最近香川県にもドクターヘリが導入され，基地病院の救急医として突貫工事でフライトドクターになりました．よく離島に呼ばれていますが，顔見知りのスタッフも多く，ふるさとに帰った気分になっています．

第4章　胸部・腹部・臀部

1. しゃっくりが止まらない

中西嘉憲

> ● Point ●
> ・通常，治療対象になるものは持続性（遷延性）吃逆である
> ・非薬物療法で治るものは良性のものが多い
> ・持続性（遷延性）の吃逆は背景にある疾患を考えてうまく専門医につなげる

はじめに

　しゃっくりは医学的には吃逆（きつぎゃく）（hiccup, singultus）という．横隔膜の不随意な痙攣により，急速な吸気が起こり，それに続いて呼気時の声門が反射的に閉鎖する．そのとき，独特の音が反復的に生じる現象である．この現象は，横隔神経の感覚成分・迷走神経・第6～12胸髄由来の交感神経のいずれかの刺激が脳幹・頸椎を介して，横隔膜に伝わることで発生すると考えられている．吃逆は通常数分で収まる（良性あるいは一過性吃逆）が，48時間を超えるものを持続性（遷延性）吃逆，1カ月以上続くものを難治性吃逆と呼ぶ．

> **症例**
> 　50歳代男性．1カ月前から続く吃逆を主訴に夜間救急外来を受診した．アルコールとタバコ臭がするため，「こっちは当直で忙しいのに…‼」と思いながらも，とりあえずメトクロプラミド（プリンペラン®）を処方し帰宅とさせた．数週間後，呼吸器内科をローテーションした際，吃逆を主訴に来院した男性が小細胞肺癌脳転移で放射線治療予定となっていたことを知った．

1. （専門医を呼べるとしても）自分で吃逆にどのようにアプローチするか

　通常，吃逆が起こったくらいでは病院受診をしないと考えられる．ただ，それにもかかわらず来院しているということは，患者さんは吃逆で困っているということに他ならない．そこで，「こんなことで病院に来るなんて！」という負の感情をもってしまうと，後述するように背景に隠れている疾患を見逃す恐れがある．本稿では**症例**のように夜間，休日に吃逆を主訴に来院したことを前提に話を進める．
　吃逆の診療で大切なのは，まず，**原因を考えること**である．次に，何とかして止めること，止

表1　吃逆の主な原因と部位

中枢神経		脳血管障害（特にくも膜下出血），髄膜炎，腫瘍，外傷，脱髄など
横隔神経・迷走神経への刺激	頭頸部	外耳道異物，緑内障，甲状腺腫など
	循環器	急性冠症候群，心外膜炎など
	呼吸器	喘息，喫煙，腫瘍など
	消化器	食道裂孔ヘルニア，横隔膜下膿瘍，胃拡張，胃潰瘍，動脈瘤，腫瘍など
代謝		電解質異常（低ナトリウム血症，低カリウム血症，低カルシウム血症など），尿毒症，アルコール
薬剤		全身麻酔，メチルプレドニゾロンまたはデキサメタゾンの静注，バルビツール酸，ジアゼパム，クロルジアゼポキシド，メチルドパなど
心因性		ストレス，興奮，ヒステリー，人格障害，転換性障害，詐病など

めようと試みることである．

　医療面接では持続時間などを聴取のうえ，表1のように薬剤も吃逆の原因となりうるので，最近増えた薬などを聞き，可能であれば中止することも検討する．

2. 吃逆を止めましょう

1 非薬物療法

　病歴聴取，身体診察，バイタルサインなどで怪しいものがない，つまり健康な人に「しゃっくり」という症状がのっかっていると思われる場合は，まずは良性吃逆として対処する．

　致死的な疾患も吃逆の原因となりうるものの，良性吃逆が吃逆の大半を占める．そして，良性吃逆として最も多くみられるのが誰しも経験する**胃の拡張による横隔膜への刺激により起こる吃逆**である．そのため，まず非薬剤療法から施行してみる．民間療法としては息を止める，冷たい水を飲む，コップの反対側から水を飲む，息をこらえる，驚かされる…などさまざまではあるが，簡便かつ救急外来で施行できるものとしては**嘔吐反射を誘発する**ことである．方法としては舌圧子などによる咽頭部の刺激がある．それで嘔吐反射が起こらない場合は，やや侵襲は高くなるが，経鼻胃管で咽頭部を刺激するやり方もある．さらに，嘔吐反射が起こりづらい人には胃まで挿入し，一気に引き抜くとたいていは嘔吐反射が起こり吃逆は止まる．舌根の舌扁桃にグラニュー糖をスプーン2杯程度乗せて溶かして軟口蓋全体を刺激する方法も簡便である．

2 薬物療法

　主な治療薬を表2に示す．

1) 柿蔕湯

　柿の蔕を煎じたものは吃逆を止める薬剤として有用とされている．わざわざ自分で煎じるのも難しく（柿の蔕を20〜30個程度用意し，300〜400 mLの水で煮立たせる），なおかつ秋以外には柿はなかなか手に入らない．そこで，**柿蔕湯**という漢方がOTCで発売されているので購入可能な状況なら勧めてみるのも手である．

2) クロルプロマジン・メトクロプラミド

　クロルプロマジン（ウインタミン®，コントミン®）は，吃逆に保険適応になっている．また，保険適応外であるものの，制吐薬のメトクロプラミド（プリンペラン®）は食道収縮抑制作用や

表2　吃逆の主な治療薬

一般名など	主な商品名	特徴など
クロルプロマジン	ウインタミン®,コントミン®	FDAが承認した唯一の薬剤．日本でも保険適応あり．ドパミン遮断作用による．アカシジア，低血圧などに注意
メトクロプラミド	プリンペラン®	食道の収縮抑制．ドパミン受容体拮抗作用．アカシジアに注意
ハロペリドール	セレネース®	クロルプロマジンと同様の作用機序だが，保険適応なし．アカシジアに注意
バルプロ酸ナトリウム	デパケン®,バレリン®	GABAトランスアミナーゼ阻害によるGABA増加の作用を介して，吃逆を阻害．血中モニタリングが必要
バクロフェン	リオレサール®,ギャバロン®	GABA誘導体．モニタリングが必要
ガバペンチン	ガバペン®	カルシウムチャネル遮断作用．GABA放出増加
ニフェジピン	アダラート®	吃逆反射の異常な脱分極を反転させる可能性がある
ミダゾラム	ドルミカム®	静注や皮下注で使用，呼吸抑制に注意
リドカイン	キシロカイン®	静注で投与．手術後の吃逆を止めるが，心血管・神経毒性のリスクあり
ケタミン	ケタラール®	リドカインに追加で使用する
セルトラリン	ジェイゾロフト®	腸管のセロトニン受容体を介して胃や食道，横隔膜の異常な運動を減少させる．また，吃逆反射の中枢に作用し，有効な可能性あり
漢方	柿蒂湯	頓用的に使い，効かなければ定期内服させる．証に関係なし
	芍薬甘草湯	頓用的に使う．証に関係なし
	呉茱萸湯	定期内服で投与．漢方で定期内服をするときはこれから使用する．虚弱体質の方に適する．メーカーによって保険適応あり
	半夏瀉心湯	定期内服で投与

GABA：gamma aminobutyric acid：γ-アミノ酪酸．抑制性の神経伝達物質

ドパミン受容体拮抗作用により吃逆を抑制する．クロルプロマジンは保険適応になっていること，プリンペラン®は研修医も使い慣れた薬剤ということでこれらが第一選択になりやすいと思われる．

●**処方例（救急外来での注射の場合）**

下記のいずれかを処方
- クロルプロマジン（ウインタミン®など）1回10 mg，筋注
- メトクロプラミド（プリンペラン®）1回10 mg，静注もしくは筋注

●**処方例（内服の場合）**

下記のいずれかを処方
- クロルプロマジン（コントミン®）25 mg，1回1～2錠，1日3～4回，7日間まで
- メトクロプラミド（プリンペラン®）10 mg，1回1錠，1日3～4回，7日間まで

　クロルプロマジンの代わりにハロペリドール（セレネース®）を使用することもあるが，保険適応にはなっていない（クロルプロマジン，呉茱萸湯以外の薬剤は同様）．さらに注意すべきは，これらの薬の使用中には**副作用としてアカシジア（akathisia）に代表される錐体外路症状が出現しうる**ということである．アカシジアの症状はむずむず脚症候群に似たような，下肢の違和感やじっとしていられないような身の置き場のない感じである．錐体外路症状はビペリデン（アキネトン®）を筋注することで拮抗される．無自覚の副作用とは異なり，患者さんのわかりやすい副

作用であるのでクロルプロマジンなどの投与の際には注意が必要である．

> ●処方例（アカシジアなどの錐体外路症状が出たとき）
> ビペリデン（アキネトン®）1回5 mg，筋注

3）GABAを増加させる薬剤

前述のほかに中枢性筋弛緩薬であるバクロフェン（ギャバロン®）や抗てんかん薬のバルプロ酸（デパケン®）は抑制性の神経伝達物質であるGABAを増加させる．GABA自体が吃逆に関与している中枢に作用したり，横隔膜の興奮を抑制したりするため吃逆の阻害に有効とされるが，これらの薬剤は血中モニタリングなどが必要なため使用するハードルが高くなる．

4）その他

その他に，フェニトイン，カルバマゼピン，リドカイン，ケタミン，セルトラリンも吃逆を止めるのに有効とされる．漢方が有効とされることもあり芍薬甘草湯を頓用で用いるほか，呉茱萸湯や半夏瀉心湯を定期内服してもらう方法がある．ただ，二次性の吃逆や投薬による副作用のことを考えると基本的には頓用的に使うか，定期処方を行っても用法の最小限の容量を1週間程度にしたほうがいい．

3. 吃逆エマージェンシー!?～専門医を呼ぶべきか，呼ぶタイミング～

良性の吃逆なら一過性となるので専門医を呼ぶ必要はないが，背景には重篤な疾患が隠れている場合がある．緊急度の高い疾患により吃逆が起こっている場合はそれに対する処置が必要であるため各科にコンサルトが必要である．

表1に示してある通り，吃逆の原因として心筋梗塞などの急性冠症候群，髄膜炎など致死的な疾患でも起こりうる．これらの疾患はバイタルサインの乱れなど，何らかの随伴症状を伴っている可能性が高い．吃逆のみでは説明できない症状，あるいは随伴症状がある場合は精査をする必要があるため，それぞれの疾患に応じた科にコンサルトする必要がある．

4. 患者さんを帰す際の注意事項

夜間，休日に吃逆を主訴に来院した患者さんは，背景に隠れている疾患を検討しそれぞれの緊急性に応じて対応する必要がある．表1に示す通りの二次的な吃逆であっても非薬物療法で一時的に吃逆が止まることがある．あるいは吃逆が止まったとしても救急外来の性質上，あまり時間をかけられないことがある．腫瘍など，ほったらかしにしておくと後々大きな問題になる疾患が隠れている可能性もある．ただ，吃逆背景にある多彩な疾患に1から10まで救急外来で検査をするのは，医療費のコントロールの面や，検査の侵襲の面，救急外来でのマネジメントの面などを考えても有益ではない．「今日はお薬で様子を見てみましょう．ただ，また起こるような場合は背景に別の病気が隠れていることがあるので，しつこい〔48時間（2日）以上続く〕吃逆の場合は再度来院してください」と一言伝え，救急外来から通常の外来や各科の専門外来へつなぐことが大切である．

おわりに

吃逆の原因は多彩である．良性の吃逆にしては何かおかしいと思ったときには，背景にある疾患を突き詰める姿勢が大切である．

参考文献・もっと学びたい人のために

1) しゃっくり（吃逆）．「マイナーエマージェンシー 原著第4版」（Buttaravoli P, 他/著, 渡瀬剛人/総監訳），pp297-299, エルゼビア・ジャパン, 2024
2) Rousseau P：Hiccups. South Med J, 88：175-181, 1995（PMID：7839159）
3) Cymet TC：Retrospective analysis of hiccups in patients at a community hospital from 1995-2000. J Natl Med Assoc, 94：480-483, 2002（PMID：12078929）
4) 上山裕二：しゃっくりが止まらない．レジデントノート, 14：608-613, 2012
5) Woelk CJ：Managing hiccups. Can Fam Physician, 57：672-5, e198, 2011（PMID：21673211）
6) 「フローチャート漢方薬治療2-典型例で生薬からカンポウを理解する」（新見正則/著），新興医学出版社, 2014
7) 石井義洋：第5回「Q」エビデンスレベルが最も高いしゃっくりの治療薬は？ 月刊薬事, 64：1846-1851, 2022

プロフィール

中西嘉憲（Yoshinori Nakanishi）
中林病院 内科
専門：総合内科，消化器内科
総合診療医としてさまざまな医療機関に従事していましたが，現在は南あわじ市の地域医療に従事し，これまで携わることの多かった消化器内科をサブスペシャリティとしています．未熟だった（現在もまだまだですが）ときに執筆した前版の内容を改訂する機会をいただけましたことに感謝申し上げます．

第4章 胸部・腹部・臀部

2. お刺身を食べたらお腹が痛い

西尾美紀

★Point★

- 上部内視鏡検査にてアニサキスを見つける際は，虫体そのものを探すより，まず胃粘膜の発赤部位を探す方が発見しやすい
- アニサキスは1虫体だけとは限らない
- アニサキスによるアナフィラキシーショックに注意する

症例

40歳代女性．夕食にカツオのタタキを食べてから胃が痛くなったとの訴えで夜間受診された．独歩は可能だが前かがみになりそこそこの腹痛はある様子．ちなみにあなたは現在山間の無床診療所で勤務中．診療所にはエコー，簡単な血液検査（血算，生化学），心電図，単純X線と上部消化管内視鏡はあるがCTはない．

あなたならどうする？

選択肢A：CTがないので，車で1時間かかる一番近い病院を受診してもらう（そこはCTはあるが，当直医の専門によってはみてもらえない可能性がある）

選択肢B：CTや内視鏡検査が必要だが自分ではできないので，車で2時間かかる総合病院を受診してもらう（そこならCTも内視鏡検査もできるし専門医もいる）

選択肢C：ひとまず診察する

1. まず，自分でやるべきこと

今はCTが普及しているため上記A，Bを選択したくなるが，設備のあまり整っていない医療機関で当直をする機会があるかもしれないので，今回は，Cを選択してみよう．しかしながら，重症で明らかに自分1人では対応できない症例なのにもかかわらず，むやみにねばって診療するのもよくないし，消化管穿孔などのリスクを考えると，『これは絶対アニサキスです！』と決めつけていきなり上部内視鏡検査をするのもリスクを伴うかもしれない．このケースでは，事前に診療所で診察することについて，患者さんの了承を得てから診察した方がいいだろう．

緊急度/重症度の判断→病歴聴取→身体診察→検査と進めていく．

1 緊急度/重症度の判断

明らかにショック状態の人に細かく病歴を聴取している猶予はないので，ABCDEアプローチ

を行いながら重症度の判断を迅速に行う．重症であれば酸素投与，ルート確保，モニター管理，必要であれば高次医療機関への搬送を考慮する．歩いてきたからといって軽症とは限らないので要注意！まずバイタルサイン，簡単な全身状態のチェックは必須である．

2 病歴聴取

キーワードを拾い出し，そこから疾患を推定しながら必要な情報を入手していく．ここでのキーワードは「**心窩部痛**」「**刺身を食べた**」である．

ちなみに患者さんはよく「胃が痛い」と訴えるが，胃がfocusというわけではないので惑わされないようにしたい．あと，タタキは周りは火が通っているが中身はレアなので刺身と同等に考えよう（シメサバも同様）．

1）心窩部痛

「刺身を食べた」+「心窩部痛」→「アニサキス」と先走らず，その他該当する疾患がないか**系統的にアプローチ**していくことが重要である．ここではOPQRSTを用いて病歴聴取をすすめてみよう[1]．

① **Onset：発症様式**

徐々に？ 突然？

② **Provocation/Palliation：増悪・寛解因子**

食物摂取や食物内容との関連，排便や排尿との関連，体位や体動，呼吸との関連，月経との関連など

③ **Quality：症状の性質・ひどさ**

鈍い痛み？ 鋭い痛み？

④ **Region/Radiation：場所・放散の有無**

左肩に放散…心筋梗塞，右肩に放散…胆石症，背部に放散…急性膵炎，など

⑤ **Severity/associated Symptom：重症度，随伴症状**

随伴症状としては嘔気，嘔吐，吐血，下血，下痢，便秘，発熱，体重減少，腹部膨満など

⑥ **Time course/Treatment：時間経過，治療**

持続する痛みか間欠的に起こる痛みか，増悪傾向か改善傾向か不変か（間欠的であれば腸管由来の痛みであることが多い）

また心窩部痛に関してあげられる解剖学的な鑑別疾患を**表1**にまとめた．これらの疾患も加味しながら診察をすすめていく．

2）刺身による腹痛の原因と治療

ここでは生魚を摂取したことで腹痛を引き起こす原因からアプローチしていく．原因としては寄生虫によるもの，細菌やウイルスによる食中毒に分けられる[2]．詳細をまとめたものを**表2**に示す．

魚骨を飲み込んだことで消化管穿孔をきたすケースについては，**第2章6**を参照．

① **寄生虫による食中毒**

〈アニサキス〉

主な初発症状は急激な心窩部痛，嘔気，嘔吐が多く，通過障害を訴える場合もある．7時間以内に50％の患者さんで腹痛が出現しているという報告もある[3]．アニサキスの危険性があるのはサバが最も多いと考えられているが，地域により原因となる魚種に違いがあり，西日本および関東周辺ではサバ，イワシ，アジなど，北海道ではタラ，ホッケ，サケなどが原因魚種として多く

表1 心窩部痛に関する解剖学的な鑑別疾患

心・血管系	心筋梗塞,心筋炎,大動脈解離,大動脈瘤破裂,SMA塞栓
肝胆膵系症	胆嚢炎,胆管炎,胆石発作,総胆管結石,急性膵炎
消化管系	急性胃腸炎,胃潰瘍,十二指腸潰瘍,逆流性食道炎,腸閉塞,憩室炎,消化管穿孔,虫垂炎初期,アニサキス
その他	尿路結石

SMA:superior mesenteric artery(上腸間膜動脈)

表2 魚介類の生食による食中毒・腹痛の原因となる寄生虫・細菌・ウイルス

原因となるもの	感染源となる魚介類	発症期間
アニサキス	サバ,イカ,アジ,タラ,サケ,ホッケ,カツオなど	7時間以内
クドア・セプテンプンクタータ	ヒラメ	2〜3.5時間
旋尾線虫症	ホタルイカの内臓	数時間〜2日(腸閉塞症状型) 2〜10数日(皮膚爬行型)
日本海裂頭条虫	サクラマス,シロザケ	10〜30日
腸炎ビブリオ	生ガキなど	3〜76時間
黄色ブドウ球菌	生魚全般	1〜6時間
ノロウイルス	カキなどの二枚貝	12〜48時間
A型肝炎ウイルス	カキなどの二枚貝	2〜6週

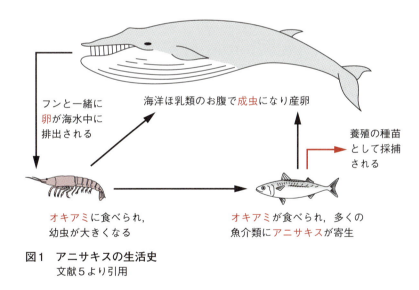

図1 アニサキスの生活史
文献5より引用

報告されている[4].ちなみに高知県はやはりカツオが多い印象をうける.参考にアニサキスの生活史を図1[5]に示す.

胃内にアニサキスがいる場合は,内視鏡的に除去するのが基本である[6].**小腸**にまで入ってしまった場合はアニサキスが死滅するのを待つ(1週間ほどで死滅する)しかない.小腸アニサキス症は内視鏡診断が困難であるため保存的に治療されることが多いが,穿孔,絞扼性腸閉塞,腸重積,大量出血などにより緊急手術が必要なことがある[7].

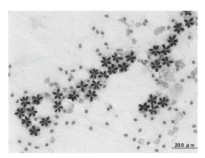

図2　クドア・セプテンプンクタータ
画像提供：国立研究開発法人水産研究・教育機構（Color Atlas⑰参照）

　　治療：虫体の内視鏡的除去，制酸薬（PPI，P-CAB，H_2受容体拮抗薬）投与，蕁麻疹などのアレルギー症状があれば抗アレルギー薬投与．

〈クドア・セプテンプンクタータ（図2）〉

　粘液胞子虫の一種である．主な症状は嘔気，嘔吐，水溶性下痢，悪寒，腹痛などであり，食後2〜3.5時間で発症する[8]．魚体への寄生状態を肉眼で確認できないため喫食されやすく，ヒラメの刺身で発症するケースが多く報告されている[9]．比較的軽症で終わることが多い．

　　治療：対症療法．

〈旋尾線虫症〉

　病型は大きく腸閉塞症状型と皮膚爬行型の2つに分けられ，腸閉塞症状型は摂食後数時間〜2日ほど，皮膚爬行型は摂食後2〜10数日経過した時期に発症する．幼虫はホタルイカの内臓に寄生するため，それらを生で食べたときに寄生される場合が多い．多くは小腸が寄生部位となることから，血清を用いての旋尾線虫幼虫typeXに対する抗体の検出が有力な補助診断法となる[10]．

　　治療：自然経過あるいは対症療法で回復する．

〈日本海裂頭条虫〉

　日本海裂頭条虫は大型の条虫で「サナダムシ」とも呼ばれている．10〜30日の潜伏期を経て，排便時に長いきしめん様の虫体が肛門から下垂することで感染に気づくことが多く，組織への侵入性はないため下痢・腹痛などの消化器症状はほとんどない．サクラマスやシロザケなどに寄生する幼虫を経口摂取して感染する[11]．

　　治療：アミドトリゾ酸ナトリウムメグルミン液（ガストログラフイン®）やプラジカンテル（ビルトリシド®）の内服（いずれも保険適応外）[12]．

②細菌やウイルスによる食中毒

〈腸炎ビブリオ〉

　主な症状は激しい腹痛，水溶性や粘液性の下痢，稀に血便がみられる．潜伏期間は3〜76時間であり，発症後2〜3日で回復する[13]．米国では感染原因の9割が魚介類であり，さらにその7割が生ガキが原因であることが判明している[14]．

　　治療：抗菌薬治療を行わなくても対症療法で数日で回復するが，抗菌薬投与で排菌期間を短縮することができるため，成人に対してはニューキノロン剤3日間投与を行うが，小児の場合はホスホマイシン（ホスミシン®）あるいはノルフロキサシン（バクシダール®）が投与可能である[15]．

〈黄色ブドウ球菌〉
　毒素型食中毒の1つである．主な症状は唾液分泌の亢進とそれに続く嘔気，嘔吐，腹痛，下痢などである．下痢は約70％に認め水様性下痢が多い．食後1～6時間ほどで急に症状が出るのが特徴である[16]．
　治療：症状は6～24時間程度で保存的に回復することが多い．毒素型食中毒には抗菌薬は無効である．

〈ノロウイルス〉
　主な症状は下痢，嘔気，嘔吐，腹痛，発熱などで発症し，頭痛，悪寒，筋肉痛，咽頭痛，倦怠感などを伴うこともある．潜伏期は12～48時間で，発症後1～3日間症状が持続する．カキやホタテなどの二枚貝がウイルスを含んでおり，それを生で食べることで感染する[17]．
　治療：対症療法．他の感染性腸炎もそうだが止痢薬は初期治療には用いるべきでなく，整腸剤にて経過観察する．

〈A型肝炎ウイルス〉
　約2～6週の潜伏期の後，咽頭痛などの感冒様症状，38℃以上の高熱で発症し，全身倦怠感，食欲不振，嘔気，嘔吐などを認め，心窩部痛，頭痛，関節痛などもみられる．ウイルスに汚染された生貝類などの食物，飲料水を介して経口感染する．わが国では主にウイルスに汚染された生ガキなどの二枚貝の摂取による感染が多いが[18]，輸入生鮮魚介類にて感染する場合もあり，注意が必要である．
　治療：通常は対症療法で予後良好だが，ときどき肝外症状の併発，肝炎自体の重症化・劇症化を起こし生命にかかわることがあるため，急性期の診断は慎重に行う必要がある．

3 身体診察

　診察は全体にくまなく系統的に行う．心窩部痛の訴えがあるからといって心窩部だけ触診して所見がなく，結局虫垂炎だったということもありうる．

4 検査

1）腹部エコー
　腹部エコーは侵襲なく手軽にできる検査であり，しかも場合によっては確定診断につながるとても便利なツールである．詳細は表3に示すが，筆者は腹痛を訴える患者さんにほぼ全例施行している．慣れればすべてを観察するのに数分でできる．

2）血液検査など
　血液培養，便培養も必要に応じて行う．

3）単純X線検査
　消化管穿孔や腸閉塞が疑われる場合に行う．上部内視鏡検査施行前にはそれらがないか事前に検査しておいた方がいいだろう．

4）心電図検査
　心窩部痛を認め，虚血性心疾患のリスクファクターがある場合は必要である．

5）CT検査，内視鏡検査
　アニサキスのような細長いひも状の寄生虫は，内視鏡で発見する際は食物残渣があったり送気が不十分だと襞に隠れて見落とす可能性がある．**しっかり洗浄・送気**し，虫体そのものを見つけるというよりは胃粘膜の**発赤部位を探す方が発見しやすい**．見つけたら生検鉗子でつまんで引っ

表3 腹部エコーで得られる所見と所見から考えられる疾患

観察する臓器	所見	考えられる疾患
肝	肝内胆管の拡張	総胆管結石
胆嚢	胆嚢壁の腫脹，胆嚢の緊満，結石の存在	胆嚢炎，胆石発作
総胆管	総胆管の拡張	総胆管結石
膵臓	主膵管の拡張	総胆管結石，急性膵炎
腎臓	水腎	尿管結石
大動脈	大動脈瘤	大動脈瘤
膀胱	尿貯留	尿閉
腸管	腸管内の内容物貯留，壁肥厚，keyboard sign	腸炎，腸閉塞
その他	腹水の貯留	腹腔内出血，消化管穿孔，肝硬変，異所性妊娠など

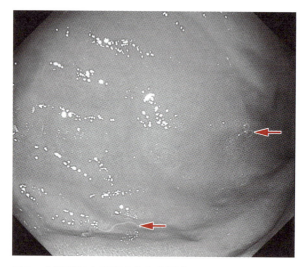

図3 内視鏡により認められた胃内のアニサキス
➡にアニサキスの虫体を2匹認める（Color Atlas⑱参照）．

こぬけばOK．1匹獲物を捕まえると満足してしまいがちだが，1匹いたら2匹，3匹いると思った方がいい（図3）．

2. 専門医を呼ぶべきか，呼ぶタイミング

　すべての症例を自分1人で解決することは難しいので，**適切なタイミングでどのレベルの医療にバトンタッチすべきかを判断できるスキル**も重要である．今回の症例であれば内視鏡的処置が必要なのか，外科的処置が必要なのかを考える必要がある．それにより搬送する医療機関もかわってくる．自身で上部内視鏡検査ができなければ専門医にコンサルトする．

3. 専門医を呼べない状況ならどうするか

アニサキスでほぼ間違いなければ，制酸薬，抗アレルギー薬投与でひとまず様子をみてもらう選択肢もあるが，腹痛の軽減はあまり期待できないかもしれない．ペンタゾシン（ソセゴン®）投与で一時的に腹痛は軽減するが，それでも腹痛が改善しない場合は重症の可能性もあるため高次医療機関への搬送を考慮する．

4. こんなときは要注意

アニサキスでアナフィラキシーショックにいたる可能性もある．ちなみによく「サバにあたった」と言う人がいるが，実際のところサバアレルギーではなく，サバの中にいるアニサキスによるアレルギーによるものも混在しているという説もある[19]．抗アニサキス抗体の測定などが参考になる．重篤なアナフィラキシーショックに至った場合，まずはアナフィラキシーショックの治療を優先する．

5. 患者さんを帰す際の注意事項

腹痛にペンタゾシン投与で改善し帰宅させるのは，症例によっては帰宅後に状態が悪化するリスクもある．腹痛などの症状を軽減させることも大事だが，その症状がどのような病態により引き起こされているのかをはっきりさせてから帰すのが理想ではある．とはいっても病態がよくわからないこともよくある．その際は生命にかかわる疾患を除外し，全身状態が落ち着いていれば帰宅，除外できない場合は入院を考慮する．

今回の症例はアニサキスだったのでその場で完結することが多いが，虫体が取り切れていない場合は症状が改善しないこともあるため，翌日も症状が続くようであれば精査が必要になることを帰宅時に伝えておいた方がよいだろう．

「具合が悪くなったらまた来てください」ではなく，**具体的にどのような状況（腹痛が悪化する，血便が出現する，など）になったら連絡すればよいかを具体的に説明**し，診療録に記載する．

引用文献

1) 北川 泉，賀古 眞：急性腹痛．レジデントノート，13：362-369, 2011
2) 緒方 剛：食中毒．月刊地域医学，30：641-646, 2016
3) 唐沢学洋：アニサキス診断のコツと虫体の取り方．治療，88：147-152, 2006
4) 鈴木 淳，村田理恵：わが国におけるアニサキス症とアニサキス属幼線虫．東京都健康安全研究センター研究年報，62：13-24, 2011
5) 水産庁：第2節 養殖生産をめぐる課題 コラム 中国産カンパチ種苗とアニサキス．平成25年度水産の動向，pp40-41, 2014
  https://www.jfa.maff.go.jp/j/kikaku/wpaper/h25/attach/pdf/25suisan1-1-2.pdf（2024年8月閲覧）
6) Leder K, et al：Miscellaneous nematodes. UpToDate, 2022
7) 大川清孝：アニサキス症．日本医事新報，5115：49-50, 2022
8) 農林水産省：ヒラメを介したクドアの一種による食中毒Q&A, 2016
  https://www.maff.go.jp/j/syouan/seisaku/foodpoisoning/f_encyclopedia/kudoa_qa.html（2024年8月閲覧）

9) 中村久子, 他：クドア・セプテンプンクタータによる食中毒事例について. 宮城県保健環境センター年報, 33：78-80, 2015
10) 吉川正英, 中村（内山）ふくみ：アニサキス症, 旋尾線虫症. 臨床と微生物, 41：335-340, 2014
11) 藤田朋紀, 他：寄生虫による消化管感染症. 診断と治療, 110：905-910, 2022
12) 谷内田達夫, 他：スクリーニング大腸内視鏡検査で発見されカプセル内視鏡が治療前後の診断に有用であった日本海裂頭条虫症の1例. 日本病院総合診療医学会雑誌, 19：355-357, 2023
13) 「レジデントのための感染症診療マニュアル 第4版」（青木 眞/著）, p779, 医学書院, 2020
14) 中口義次, 西渕光昭：細菌性腸管感染症 コレラ, 腸炎ビブリオ感染症. 臨床と微生物, 40：121-128, 2013
15) 荒川英二：腸炎ビブリオ. 小児科診療, 89：1157-1162, 2019
16) 奥山祐右, 吉田憲正：ブドウ球菌性食中毒とMRSA腸炎. 日本臨牀, 70：1362-1365, 2012
17) 藤澤信隆：感染性胃腸炎の最新事情. 診断と治療, 102：1035-1040, 2014
18) 吉岡容子, 橋本悦子：A型急性肝炎. ICUとCCU, 28：111-117, 2004
19) 原田 晋, 他：魚類摂取後に発症したアニサキスアレルギーを契機に慢性蕁麻疹化を呈した1症例. 日本皮膚アレルギー・接触皮膚炎学会雑誌, 8：192-197, 2014

プロフィール

西尾美紀（Miki Nishio）
四万十市立市民病院 内科
最近はSNSでいろいろいわれる関係か, アニサキスの症例をあまり見なくなった気がします. 当院では若手ベテラン問わず医師を募集しています. 小規模ですが, その分他の科との連携はよいです. ベテランのDrが多いので, 懇切丁寧に指導してもらえます（私も高齢ですが指導してもらっています）. 海外留学支援制度も行っています. 詳しくはHPをご覧ください.

第4章 胸部・腹部・臀部

3. ボタン電池を飲んじゃった

秦　昌子，田邊翔太

●Point●
- 異物誤飲の大部分は小児（乳幼児）で発生する
- ボタン電池の誤飲は緊急性が高く，早期の治療介入を検討する必要がある
- 異物誤飲では「何が」「どこに」あるかが重要である

はじめに

　異物誤飲は，小児で発生しやすい救急疾患の1つである．ただ，一概に異物誤飲といっても，異物の種類と場所によって緊急性は変わってくる．今回は緊急性の高いボタン電池の誤飲を中心に，異物誤飲への対応を考えていく．

> **症例**
> 　1歳女児．一人遊びをしている間に，ボタン電池がなくなっていることに保護者が気づいて救急外来を受診した．最後にボタン電池を確認したのは受診1時間前とのことであった．
> 　患児を診察したところ，活気もあり腹部症状はなさそうだが，軽度の咳嗽がある．SpO2 98％（室内気），努力呼吸や喘鳴は認めない．
> 　あなたならどうする？

1. 総論：異物誤飲について

　異物誤飲の大部分は生後6カ月〜6歳の小児に起こる[1]．成人では認知機能低下や精神疾患，飲酒などを背景として，PTP（press through pack）・義歯などの誤飲が多いとされている．誤飲した異物の大部分（80〜90％）は自然に排出されるが，10〜20％は内視鏡による摘出が必要となり，異物摘出や合併症治療のために外科的介入が必要となる症例は1％未満である[2]．
　異物誤飲の対応でまず考えなければならないのは，**内視鏡の必要性**である．これを判断するには**異物の種類と場所が重要**になっていく．
　簡単にまとめると，消化管損傷の可能性のある異物（鋭利な異物，ボタン電池），消化管閉塞の可能性のある大きな異物（＞5〜6 cm），すでに閉塞をきたしている異物は内視鏡による摘出が必要である．特にこれらの異物が食道にある場合は緊急性が高くなる．逆に鈍的な異物，小さな

表1　異物の種類と位置による内視鏡の緊急度

	食道	胃
電池	緊急	準緊急
磁石	準緊急	準緊急
鋭利な異物	緊急	準緊急
鈍的で小さい異物（＜2〜2.5 cm）	準緊急	非緊急
鈍的で中程度の異物（＞2〜2.5 cm）	準緊急	非緊急
大きい異物（＞5〜6 cm）	準緊急	準緊急
食塊	緊急（無症状or完全閉塞なしの場合は準緊急）	

緊急：2時間以内が望ましいが，少なくとも6時間以内
準緊急：24時間以内
非緊急：72時間以内（経過観察しても異物が進まない場合）
文献2を参考に作成

表2　食道異物の症状

唾液中の血液	呼吸困難
嚥下障害・流涎	咳嗽
経口摂取不良	頻呼吸/呼吸不全
嘔気/嘔吐	喘鳴/気道狭窄音
咽頭異物感	発熱
首・喉・胸の痛み	興奮

文献3〜6を参考に作成

異物では緊急性が低いとされており，異物が腸内まで達した場合には基本的に内視鏡適応はなく経過観察となる．

　ESGE（European Society of Gastrointestinal Endoscopy）ガイドラインをもとに，異物の種類と場所による内視鏡の緊急度（表1）をまとめた[2]．

2. （専門医を呼べるとしても）自分でやるべきこと

1 病歴聴取

　「何を」誤飲したのかが重要である．さらに内視鏡をどれくらい急ぐのかを判断するため「いつ」誤飲したのかも聴取しよう．

　特に乳幼児は自分では訴えを言えなかったり，親の手前言い出さなかったり，親が見ていないところで誤飲していたりと，診断が難しいことが多い．小児における異物摂取の40％は目撃されておらず，異物を誤飲した小児の50％は無症状で来院するとされている[3]．症状があったとしても特異的なものがないため（表2）[3]，診断に難渋することも少なくない．ボタン電池誤飲で致死的経過を辿った症例の54％が誤診されていたとも報告されており[7]，まずは**異物誤飲を疑うこと**，

そのうえで**丁寧に病歴を聴取する**ことが非常に重要になってくる．

2 画像検査

推奨される検査は単純X線撮影である．ボタン電池は単純X線撮影で診断可能である．ただし，X線透過性のある異物を誤飲した場合や，消化管穿孔やその他の合併症を疑う場合（発熱，腹痛，活気不良など）は，小児であってもCT撮影が推奨される．

専門医を呼ぶ前にすることは，病歴聴取により「何を」「いつ」誤飲したのか推察し，画像検査により「どこに」異物があるのかを同定することである．

3. 専門医を呼ぶべきか，呼ぶタイミング

1 食道内異物になった場合

ボタン電池は電流による化学作用や内容物流出による腐食から消化管粘膜を障害する．特に食道内に停留した場合は早期に重篤な障害をもたらすことが問題となり，誤飲後3時間で食道穿孔を生じたという本邦の症例報告もある[8]．そのため**緊急で内視鏡摘出が必要**とされている（2時間以内）．

2 胃内異物となった場合

一方，胃内異物となった場合はボタン電池が胃内を移動し同一部位に留まりにくいため，食道よりも重篤な粘膜障害をきたしにくいと考えられているが[9]，**準緊急での内視鏡摘出が必要**である（24時間以内）[2]．5歳以上もしくはボタン電池径＜2 cmでは経過観察するというガイドライン[10]もあるが，内視鏡摘出が試みられることが一般的だと思われる．

3 腸管内異物となった場合

腸管内まで到達した異物に関しては，内視鏡摘出が困難である，停留せずに自然排泄される可能性がある，外科的介入の侵襲度が高いといった理由から経過観察することになる．十二指腸まで進んだ場合は，85％が72時間以内に通過する[11]といわれているが，念のため3〜4日ごとにX線写真によるフォローが勧められている[1]．

以上の内容をもとにボタン電池誤飲に対応するフローチャートを作成した（図1）．専門医を呼ぶべきか，どれくらい急ぐのかは，主に**ボタン電池の位置**により変わってくる．

・**食道内**：緊急内視鏡．夜間でも緊急で専門医コンサルト
・**胃内**：準緊急内視鏡．翌日まで専門医コンサルトを待つこともできる
・**小腸〜**：経過観察．専門医（小児科）の外来へ紹介

ちなみに小児の内視鏡は全身麻酔下での処置となり，その後経過観察入院となることが多いため，小児科医・麻酔科医・内視鏡医との連携が必要となる．

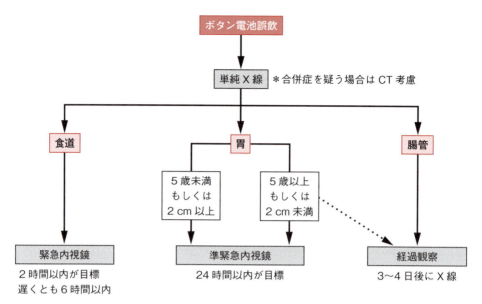

図1 ボタン電池誤飲に対応するフローチャート
文献1,2,11を参考に作成

4. 専門医を呼べない状況であればどうするか

食道にボタン電池がある場合は緊急内視鏡が必要である．胃内にボタン電池がある場合でも準緊急内視鏡が必要となる（特に2 cm以上，5歳未満）．自施設での解決が困難であれば転院を調整する必要がある．

5. こんなときは要注意

初診時に消化管穿孔を疑う症状（発熱・腹痛・活気不良）を認める場合は，緊急手術も念頭におきながらCT撮影を考慮する必要がある．

6. 患者さんを帰す際の注意事項

異物の種類や場所から初診時は経過観察となった症例でも，新たに腹部症状が出現した場合には再検査を要する．経過観察中にMeckel憩室穿孔を生じたとする報告[12]もある．どのような症状が出現したら再診をする必要があるのか，患者家族に説明しておこう．

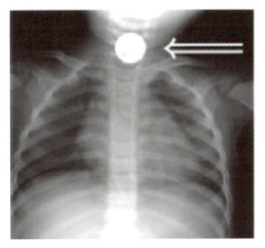

図2 食道内にあるボタン電池の胸部X線撮影写真
文献13より転載

症例の続き

　病歴聴取にて来院1時間前にボタン電池を誤飲したことが疑われる．咳嗽は食道異物の症状として矛盾しない．まず行う検査は，単純X線である．結果を図2に示す．食道異物（ボタン電池）の診断である．

　早期に粘膜障害を生じる可能性があるので緊急内視鏡の適応である．誤飲から1時間が経過しているので，できるだけ早く内視鏡で摘出するため，急いで専門家へコンサルトを行った．

　本症例ではすぐにコンサルトすることができたが，夜間であっても躊躇わず専門医への連絡や自施設で対応できない場合は，転院を検討する．

おわりに

　ボタン電池の誤飲をメインに異物誤飲について解説した．異物誤飲において大切なのは「何が」「どこに」あるのかである．ボタン電池が食道にある場合は緊急性が非常に高くなる．病歴聴取と画像検査で異物の種類と場所を特定し，内視鏡の必要性とその緊急度を判断して専門医へコンサルトしてほしい．

引用文献

1) Ikenberry SO, et al：Management of ingested foreign bodies and food impactions. Gastrointest Endosc, 73：1085-1091, 2011（PMID：21628009）
2) Birk M, et al：Removal of foreign bodies in the upper gastrointestinal tract in adults：European Society of Gastrointestinal Endoscopy（ESGE）Clinical Guideline. Endoscopy, 48：489-496, 2016（PMID：26862844）
3) Uyemura MC：Foreign body ingestion in children. Am Fam Physician, 72：287-291, 2005（PMID：16050452）
4) Chen MK & Beierle EA：Gastrointestinal foreign bodies. Pediatr Ann, 30：736-742, 2001（PMID：11766202）
5) Dahshan A：Management of ingested foreign bodies in children. J Okla State Med Assoc, 94：183-186, 2001（PMID：11458665）

6) Eisen GM, et al：Guideline for the management of ingested foreign bodies. Gastrointest Endosc, 55：802-806, 2002（PMID：12024131）
7) Litovitz T, et al：Emerging battery-ingestion hazard：clinical implications. Pediatrics, 125：1168-1177, 2010（PMID：20498173）
8) 西堀重樹, 他：腐蝕性食道炎・食道穿孔を生じたボタン型リチウム電池食道異物の1例. 日本小児外科学会雑誌, 44：633, 2008
9) 日野祐子, 他：当科におけるボタン電池誤飲33例の臨床的特徴と治療アルゴリズムの検討. 日本小児外科学会雑誌, 55：795-801, 2019
10) Kramer RE, et al：Management of ingested foreign bodies in children：a clinical report of the NASPGHAN Endoscopy Committee. J Pediatr Gastroenterol Nutr, 60：562-574, 2015（PMID：25611037）
11) Litovitz TL：Battery ingestions：product accessibility and clinical course. Pediatrics, 75：469-476, 1985（PMID：3883304）
12) Willis GA & Ho WC：Perforation of Meckel's diverticulum by an alkaline hearing aid battery. Can Med Assoc J, 126：497-498, 1982（PMID：7066807）
13) 大浜和憲, 他：小児期コイン型リチウム電池誤飲. 小児外科, 40：1252-1256, 2008

プロフィール

秦　昌子（Masako Hata）
松江赤十字病院 救急部

3児の子育て（小3・小1・3歳）をしながら救急診療をしています．主な専門はER救急．どんな患者さんにも子育て経験のお陰で，寛容に向き合えている…はず．救急診療より子育てのほうが難易度が高い…と思う毎日ですが，救急診療も知らないこと，わからないことだらけで何年経っても日々勉強です．

田邊翔太（Shota Tanabe）
松江赤十字病院 救急部

第4章　胸部・腹部・臀部

4. 肛門周囲のトラブル

大村健史

●Point●

- ERで診る肛門関連疾患は限られているので，それぞれのポイントを押さえておき慌てず対応する
- 丁寧な病歴聴取（いつからどこが痛むか，排便との関連など）・身体診察（視診・指診など）を心がける
- 救急対応が必要な肛門疾患の症状は疼痛・出血・脱出である

症例

80歳代前半女性，倦怠感と息切れを主訴に救急外来を受診した．研修医Aは診察を行い，血液検査にて貧血を見つけた．出血について心あたりを尋ねたところ，1カ月ほど血便が続いているとのことであった．話では1回の出血量は多くなさそうであった．痔からの出血を疑ったが，自分で行ったことがなかったため直腸診は行わず，坐剤処方のみで様子をみるよう指示し，帰宅させた．後日近医より肛門縁から3cmの部分に直腸癌を触れると外科に紹介があった．研修医Aはなぜ疾患を見落としてしまったのだろうか．

総論：肛門関連疾患の悩みどころ

　当院の研修医に肛門関連疾患に対するイメージを尋ねてみたところ「肛門の疾患はよくわからない」「何を診たらいいのかわからない」「どう対応したらいいのかわからない」「診たことがない」などの返事が返ってきた（表1）．実際自分も研修医のころを考えると，わかりやすく解説された書籍もなく，何をどう診ていいのかわからなかったことが思い出された．
　今回この「よくわからない」点に焦点をあて解説してみようかと思う．「わからない」のはそもそも肛門疾患のどのような部分がわからないのか？ 本稿を通じて，最終的に「少しはわかるようになった」になっていただければ幸いです．

1.「診たことがないからわからない」

　肛門疾患の救急症例はそれほど多くない．出血や肛門痛などを訴えて夜間緊急で救急外来を受

表1　肛門関連疾患に対する研修医の「わからない」

①診たことがないからわからない
②学んだことがないからわからない
③診察のしかたがわからない
・直腸診・肛門鏡（2種類）の使い方
④病変の記載のしかたがわからない
⑤緊急性がわからない
・出血
⑥治療がわからない
・いつ手術すべきか
・坐剤の使い方
・緊急処置（切開，嵌頓の還納）
⑦生活指導がわからない

表2　当院過去4年間の主な肛門疾患

肛門疾患	症例数（うち救急外来数）
血栓性外痔核	13例（ 3例）
痔核出血	71例（22例）
肛門周囲膿瘍	75例（23例）
痔瘻	38例（ 0例）
裂肛	24例（ 0例）
内痔核	1,027例（ 0例）

一般外来を含めた全1,248例のうち，救急外来は48例のみ

診するイメージがあるが，当院での病名ベースでの症例数は表2の通りで，4年で48例ほどであった．これは全救急外来受診患者数の0.1％に過ぎない．患者さんの大半は日中の専門外来を受診するようであり，救急外来を受診するのは夜間痛みが我慢できなくなった場合や出血に限られるようである．救急外来で患者さんを診るものとしては，この我慢できなくなった**緊急の症状**に対して，何とか対応できる能力を身につけてほしい．

2. 「病歴聴取・診察のしかたがわからない」

1 病歴聴取

時間のない救急外来では**ポイントを絞った病歴聴取**が望まれる．表2の受診内訳からわかるように受診時の主訴としては「**疼痛**」「**出血**」「**脱出**」の3つが大半を占める．

●病歴聴取のポイント
- 疼痛：いつからどこが痛むのか，程度とその変化，排便との関連，就眠可能かどうかなど
- 出血：ふらつきなど全身症状を伴うか，出血の性状・色調とその量・期間，疼痛を伴うかどうか，排便時のみか，下着などに付着するのかなど
- 脱出：疼痛を伴うものか，還納可能か，どのようなときに脱出するのか，大きさなど

上記とともに妊娠出産歴や既往歴，内服歴，薬剤アレルギーの有無，さらに飲酒や排便などの生活歴についてもチェックしておくと有用である．

2 診察

左側臥位，軽く膝を抱えた状態にて行う．患者さんが緊張すると正確な所見が得られにくくなるので，患者さんの羞恥心や不安感に配慮しバスタオルなどで診察に関係ない部分は被覆する．また，声をかけながら患者さんをリラックスさせるよう努める．そして，①視診→②指診→異常が発見されたら③肛門鏡検査の順番で診察を進める．

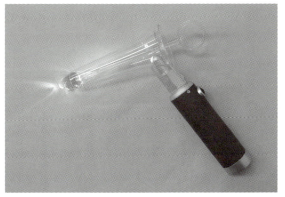 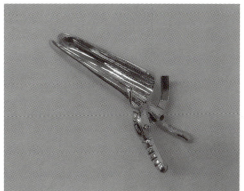

図1　肛門鏡の種類
　　A）筒型，B）二枚貝型

1）視診
　最初に視診を行う．まず，臀部・肛門周囲の発赤・腫脹あるいは瘻孔の有無を確認する．続いて肛門からの腫瘤脱出や出血・排膿がないかを確認する．

2）指診
　続いて指診（直腸診）となるが，痛みを伴うことが多いので愛護的に行う．最初に肛門周囲を触り，硬結・腫脹，圧痛の有無を診る．続いて示指を肛門内へ少し挿入し狭窄の有無，肛門括約筋の締まり具合を感じ，さらに指を360°回転させ壁を触れる．指を少しずつ深くに進めながら見落としがないように360°回転させ腫瘤，圧痛などがないか確認する．腫瘤を認めた場合は，示指と臀部側の母指とではさみ双指診を行うと，腫瘤の大きさ・硬さがよりわかりやすくなる．最後に指を引き抜き，指に血液付着がないか，便の色調はどうかチェックする．

3）肛門鏡検査
　指診で病変が確認されたら肛門鏡検査を行う．肛門鏡には，筒型と二枚貝型（図1）がある．筒型は観察に優れるが，本体が大きく苦痛を伴うことがある．また，止血などの処置には適さない．先に直腸診で挿入する方向や狭窄を確認した後，肛門鏡を肛門内にゆっくりと挿入する．内筒を抜いた後，ゆっくりと直腸から肛門を抜けるまで直腸〜肛門管全周をぐるぐる観察しながら引き抜く．
　二枚貝型は観察しながら簡単な処置を同時に行えるメリットがある一方，肛門全周を1回で観察できないため，3〜4回の操作が必要となる．こちらは肛門内に挿入した後，ゆっくり開いて観察する．

3.「病変の記載のしかたがわからない」

　当院では図2のようなシェーマを用いて，簡単な病変の記載を行っている．深さ（歯状線との関係，距離など），方向，大きさ，色調，出血などについて記載しておく．

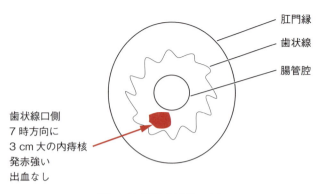

図2 肛門診察記載の例

4. 「薬の選び方・使い方がわからない」

症状に合わせて以下の薬剤を選択する.

●種類と処方のポイント
- 剤型としては坐剤と軟膏に分けられる.
- 肛門外脱出傾向が強い病変には軟膏を使用する.
- 成分上はステロイドあるいは局所麻酔薬の含有と非含有に分けられる.
- ステロイド含有の薬剤は,急性炎症のため腫脹・疼痛が強い場合に使用する.長期投与は控える.
- 疼痛が強い場合は局所麻酔薬含有の薬剤が有効である.
- 痔核の場合は,薬剤だけでなく生活指導が大切となる.
- 肛門周囲膿瘍や痔瘻に薬は無効である.

各論:疾患ごとの対応のしかた

ERで遭遇する肛門疾患の主な症状は疼痛と出血と脱出で,それらの症状をきたしやすい以下の疾患について解説する.

1. 痔核脱出・嵌頓痔核

■ (専門医を呼べるとしても) 自分でやるべきこと

単なる脱出 (痔核脱出) か,血流障害を伴った嵌頓状態 (嵌頓痔核) かどうかの判断が重要となる.Goligherの分類については表3を参照されたい.

嵌頓の場合,浮腫・うっ血で暗赤色となっており (図3),強い痛みを伴いしばしば座ることも困難となる.単なる脱出で出血など伴っていなければ,後日専門医受診でもよいが (GoligherⅢ以上は一般に手術適応となる),嵌頓痔核は血流を改善させるため肛門内に還納する必要がある.ただし,痔核が絞扼され腫大し,強い痛みを伴うことが多いため還納は容易ではないことが多い.

表3 Goligherの分類

I.	排便時のいきみで内痔核が肛門管内に膨隆するが，肛門管の外には突出しない
II.	排便時のいきみで肛門管の外に突出するが，いきみが終わると自然に肛門管内に帰納する
III.	排便時に脱出し，手で押し込まないと帰納しない
IV.	内痔核が増大し，肛門管内に帰納できず，常時脱出が認められる

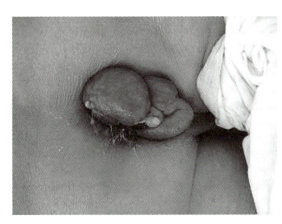

図3 嵌頓痔核
Color Atlas⑲参照

局所麻酔薬含有のゼリーを用い，患者さんに力を抜いてもらいゆっくりと戻すが，腰椎麻酔・仙骨硬膜外麻酔を要することもある．

2 専門医を呼ぶべきか，呼ぶタイミング

嵌頓痔核で還納不能の場合は外科・肛門科といった専門医を呼んだ方がよい．ただし，ERで腰椎麻酔などをかけることができるなら還納は比較的容易である．なお，急性期での手術は難易度が高く，術後狭窄のリスクがあるためガイドライン[1]において推奨されていない．

3 専門医を呼べない状況ならどうするか

消炎鎮痛薬，冷却など保存的治療を行うことで症状が改善する場合もある．

4 こんなときは要注意

表面不整で易出血性の硬いしこりを触れるなど，肛門癌，直腸癌が疑われれば炎症が引いた後，再度癌の精査を行う．

5 患者さんを帰す際の注意事項

いったん還納しても，排便時の怒責などによって再度脱出する場合があるので，**自分で痔核を還納する指導**を行う．痔核の治療において**生活指導**が重要となるので併せて行っておく．具体的には便秘・下痢のコントロール，ウォシュレット使用の推奨，長時間の坐位を控えること，体が冷えないようにすること，過度の飲酒を避けることなどである．

2. 出血

1 (専門医を呼べるとしても) 自分でやるべきこと

まずバイタルサインを確認する．循環が安定していれば続いて病歴聴取を行い，おおよその出血部位・出血量・疾患の予測をしておく．**裂肛**からの出血は自然止血する場合が多いが，痔核出血で湧出性に出血が持続する場合もある．癌からの出血も稀ではない．近年超高齢社会に伴い直腸潰瘍から出血する患者さんが増加している．肛門に出血部位があったとしても，痔核からの出血で終わらせずに，直腸やそれより口側腸管からの出血の合併も考慮しておく必要がある．痔核出血では直腸内に血液がたまることは少なく，直腸内に血液があれば消化管出血を疑うべきといわれている．**血液一般・凝固・肝機能・血液型**などの血液検査を必要に応じて行う．

2 専門医を呼ぶべきか，呼ぶタイミング

出血が持続し止血困難の場合，内視鏡的処置あるいは手術的に止血が必要となる場合がある．高度の貧血を認める場合も入院を考慮しコンサルトすべきである．

3 専門医が呼べない状況ならどうするか

圧迫止血を試してみる．ガーゼタンポンやバルーンによる圧迫は，止血が得られにくい．一時的なものではあるが，指にて直接圧迫を行うと有効な止血が得られることがある．

4 こんなときは要注意

痔核出血でも出血性ショックに陥ることがあるので，バイタルサインなどを注意深く観察し，必要に応じて輸血を準備する．血液が腸管内にたまり，出血量が過小評価されていることがあるので，注意する．

5 患者さんを帰す際の注意事項

再出血の可能性があるので，**出血した場合の対応について説明**しておく．ふらつき，息切れなどの症状がある，出血量が多い，凝血塊がみられる，あるいは出血が持続するようなときは再受診が必要と伝える．高度の貧血がある場合は入院を考慮する．

3. 血栓性外痔核

血栓性外痔核は，歯状線よりも外側にできる痔核（外痔核）で，静脈叢内に血栓が形成されたものである．

1 (専門医を呼べるとしても) 自分でやるべきこと

一般的な病歴聴取・診察で診断は比較的容易である．肛門外に強い痛み，圧痛を伴う暗赤色，時に青黒く類円形の腫瘤として認識される．

2 専門医を呼ぶべきか，呼ぶタイミング

基本的には保存的治療で改善するため消炎鎮痛薬投与でよい．ただし，患者さんの苦痛が強く早期の治療を希望する場合は血栓除去を行うため，外科にコンサルトする．

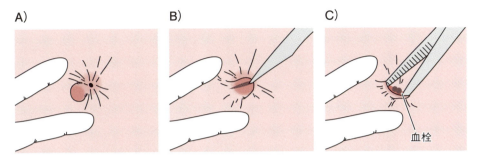

図4　血栓性外痔核の除去
A）左手を外痔核近くにおき，皮膚が動かないよう固定する．B）通常は11番メスにて放射線状方向に切開を加える．突く感じで切開するが深くなりすぎないように注意する．多少の出血はあるが通常は圧迫にて止血されるため問題ない．C）ペアンにて切開創を開くと黒色の血栓が現れてくるので，丁寧に除去する．

> ●処方例
> 消炎鎮痛薬：ロキソプロフェン錠（ロキソニン®錠）60 mg　1回1錠　1日2〜3回 など

3 専門医が呼べない状況ならどうするか

以下の処置で血栓除去を行う．うまくいけば疼痛はかなり軽減される．

> ●処置
> 痔核部皮膚に局所麻酔薬を注射した後，痔核直上に小切開をおき，血栓を押し出す．必要に応じペアン鉗子などを用いて血栓周囲の組織をなるべく破壊しないよう愛護的に血栓を除去する（図4）．出血があってもたいていはガーゼ圧迫で止まる．切開創は縫合せずにガーゼをあて帰宅させる．

4 患者さんを帰す際の注意事項

切開後であれば再出血する場合があることを伝えておく．

4. 肛門周囲膿瘍

1 （専門医を呼べるとしても）自分でやるべきこと

肛門周囲膿瘍は，肛門管内から肛門や直腸周囲に膿瘍が進展したもので，痔瘻と同じ原因である．臀部の疼痛，熱感，発赤，腫脹より診断する（図5）が，膿瘍の位置によってはわかりにくい場合もある．このため膿瘍の拡がりをみるためCTやMRI検査が必要となる場合もある．

ごく小さな肛門周囲膿瘍を除き，切開排膿を行うことが基本である．

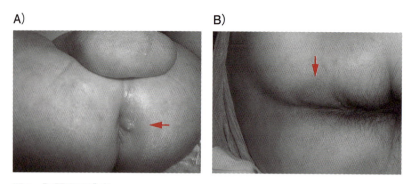

図5 肛門周囲膿瘍
A）乳児，B）成人（Color Atlas ⑳参照）．

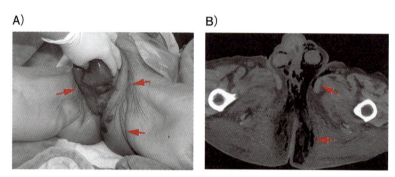

図6 Fournier's gangrene
A）陰嚢から左臀部にかけて発赤が広がっている（→）．一部皮膚が黒く壊死している（Color Atlas ㉑参照）．B）患者さんのCT画像：陰嚢から臀部の皮下にガス像を認める（→）．

●処置

通常局所麻酔下で行うが，膿瘍が大きいあるいは深い場合は手術室で全身麻酔，あるいは腰椎麻酔や仙骨硬膜外麻酔下で行う．メスにて膿瘍の中心付近に肛門からの放射線状方向の切開をおく．創がすぐ塞がらないようある程度大きめに切開することがポイントである．たいていの場合，黄白色の悪臭を伴う膿が流出する．膿瘍内の洗浄を必要に応じ行う．止血後，創が閉鎖してしまわぬようドレナージ用ガーゼの先端を創部に挿入しておく．

通常，切開排膿によって疼痛は劇的に改善する．

2 専門医を呼ぶべきか，呼ぶタイミング

炎症が広範囲な場合はFournier's gangrene（図6）を疑う．その際は広範囲にわたる外科的ドレナージ・全身管理が必要となるため直ちに専門医にコンサルトすべきである．

・Fournier's gangrene：感染の炎症が筋膜に沿って広範囲に波及する「感染性壊死性筋膜炎」で，急激に拡大，進行，増悪する．早期に適切な治療を施さないと敗血症となり予後不良となる．

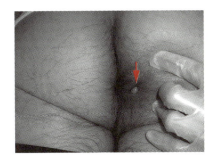

図7　痔瘻
Color Atlas㉒参照

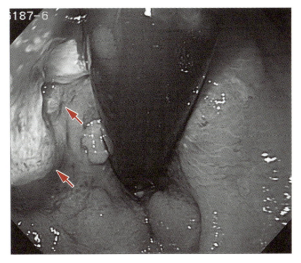

図8　症例の直腸癌（→）
Color Atlas㉓参照

3 こんなときは要注意

難治性の肛門周囲膿瘍や痔瘻ではCrohn病が原因となっている場合があり，緊急ではないが精査を要する．

4 患者さんを帰す際の注意事項

肛門周囲膿瘍は肛門腺からの感染が原因で起こっており，将来的に痔瘻（図7）になる可能性があるため必ずこのことを説明した後，後日専門外来受診を指示する．

5. まとめ

肛門疾患は種類も多く，複雑な病態をとることも少なくない．しかし救急外来を受診する原因となる疾患はそう多くなく，それぞれのポイントをつかんでおけば慌てる必要はない．診療したことのない肛門疾患を怖がらず基本の診察さえ行えば，冒頭の症例の研修医Aは直腸癌（図8）を発見できていたであろう．

おわりに

肛門疾患で救急外来を受診する患者さんは強い愁訴を我慢している場合が多い．適切な診断を行えば，多くは簡単な処置・手術で症状が劇的に改善されるため，患者満足度は高い．一般外科医でなくともこれらの手技に精通しておくべきであると考える．

診療ガイドライン[1]も発行されているため，ぜひ目を通しておいていただきたい．

引用文献

1) 「肛門疾患（痔核・痔瘻・裂肛）・直腸脱診療ガイドライン2020年版 改訂第2版」（日本大腸肛門病学会／編），南江堂，2020（最終更新日2022年3月7日）
https://www.coloproctology.gr.jp/uploads/files/journal/koumonshikkan_guideline2020.pdf（2024年8月閲覧）

参考文献・もっと学びたい人のために

1) 「肛門疾患診療の実際」（松島 誠，佐原力三郎／編），日本医事新報社，2011
2) 「どうする!? 痔疾患—外来で役立つ診療の実際」（平田雅彦／編著），永井書店，2010
3) 「肛門部外来診療マニュアル 改訂第2版」（栗原浩幸／著），南江堂，2024

プロフィール

大村健史（Takeshi Omura）
徳島県立中央病院 外科／救急科
当院ERでは内因性疾患も外因性疾患も，軽症のよくある疾患からドクターヘリで搬送されハイブリッドERで診療を行うような重症症例まで幅広く診ることができます．Acute Care Surgeryに特化した外科専門研修プログラム（http://www.jsacs.org/special/index.asp?id=43276）が始まります．ER，ドクターヘリ，ハイブリッドER，外傷センターに興味のある方はぜひ見学に来てみてください．歓迎いたします．

第5章　咬まれた・刺された

1. 動物（イヌ，ネコ，ヒト，シカ！）に咬まれた

川口竜助

> ● Point ●
> ・動物咬傷の診療は5つのSTEPに分けて考える
> ・傷のサイズで感染する可能性を過小評価しない
> ・感染リスクの説明とフォローアップ計画でトラブルを防止する

はじめに

　動物咬傷の診療にはいろいろなトラップがあるが，5つの診療STEP（表1）を順番に押さえればうまくいく．5つのSTEPとは，①情報収集，②創部の観察，③創部の処置，④抗菌薬の予防投与，⑤ワクチンの投与であり，さらに「説明とフォローアップ計画」を加えれば，感染による患者さんとのトラブルもカバーできる．
　傷の大きさ（小ささ）に惑わされることなく各診療STEPをクリアしていこう．

1. （専門医を呼べるとしても）自分でやるべきこと

　3つの失敗談をもとに診療の進め方を確認していく．

● STEP1　情報収集

> **症例①：手にケガをしたと夜間にERへ飛び込んできた40歳代男性**
> 　「右手を打った」ので診てほしいとのこと．酒の臭いもする．右手背の第3，4指のMP（metacarpophalangeal）関節部分に10 mmの挫創が2カ所ある．出血はなく，傷も深そうには見えないため，水道水でジャーッと洗いそれぞれ2針ずつ縫合し1週間後抜糸とした．
> 　3日後，形成外科の先生から先日の患者さんが再受診したと連絡があった．創部が感染し手が動きづらく，中手骨骨折も合併していると…（冷汗）．

　そう，本症例はclenched fist injury（手拳外傷）による化膿性腱鞘炎の一例である[1]．このような事例では，ことのややこしさ？から患者さんが受傷機転を隠す傾向がある．受傷部位や来院時の雰囲気からヒト咬傷を疑った場合には，「ヒトの口や歯に当たってできた傷は，感染しやすく後遺症を残す可能性がありますよ」などと言及し，言及した旨を診療録に記載しておくことが後々

表1　動物咬傷の5つの診療STEP

Step1	情報収集
Step2	創部の観察
Step3	創部の処置
Step4	抗菌薬の予防投与
Step5	ワクチンの投与

表2　STEP1 動物咬傷の病歴聴取のポイント

① 咬まれた動物，日時
- 動物の種類（感染しやすさ：ネコ，ヒト＞イヌ，シカ）
- 受傷日時（すぐに来院？　感染が成立済み？）
- 受傷国（日本かそれ以外か）

② 患者の情報
- 易感染性（糖尿病，免疫抑制状態，担がん患者，無脾症）
- 易出血性（肝硬変，抗凝固薬内服，血液疾患）
- 破傷風ワクチン接種歴

のトラブル防止につながる．なお，本症例は飲酒して帰宅する途中，通行人とトラブルとなり，相手の顔を殴り噛まれたとのことだった．

さて，動物咬傷を診る際の病歴聴取のポイントは表2のとおりである．まずは，咬んだ動物が「ネコ，ヒト」の場合には，感染しやすく「やばい」と心のスイッチを入れる[2]！！

また，「咬まれた直後の受診」と思い込んでいると，実は受傷から数日経過していることもある．特にネコ咬傷では傷が小さいがために化膿してからの受診となることも多い．

さらに，**患者さんの既往歴などの情報**も後出血や，易感染性の観点で重要である．

さあ，気をとりなおして次の症例にいってみよう．

● STEP2　創部の観察 （表3）

症例②：子ネコに咬まれた看護師さん

子ネコが車にひかれる場面に遭遇した当院の看護師さん．ひかれたネコは路上でうずくまって動けない様子…．このままにしておくと別の車にひかれちゃう．移動させようと手を伸ばした瞬間「ガブッ」と手を咬まれた…．

傷の処置を頼まれた研修医A．噛み傷が右母指のMP関節両面に2カ所ずつあるが，傷口は2mm程度．血も止まっている．「傷が小さくてよかったですね」と絆創膏を貼った．

…翌日，看護師さんの右手は真っ赤に腫れ上がり，噛み傷からは白い膿が…．「まさか，化膿している．え，あんなに傷が小さかったのに…」と震えるのでした．

先ほどの情報収集のところで触れたが，「ネコ」は感染リスク大である．歯は鋭く創は穿通創となるため，病原菌が組織奥深くで増殖する可能性がある（図1）．それはさておき，ここでは創部の観察のしかたとポイントについてまとめる．

まずは，アレルギー歴を確認のうえで局所麻酔を行う．**麻酔をしない状態では，痛みのために十分な観察ができず，結果的に関節包の損傷や異物の見落としにつながる**．

次に，傷の部位によるリスクの評価を行う．感染すると機能に影響が出る部位（手，関節）や，美容上の問題が生じる顔面などは要注意である．そして，傷の大きさや深さを確認するが，どのような歯をもつ動物にどのように咬まれたかを推察しながら創傷を観察することで，鋭利な犬歯による穿通創も見落とさずにすむ．

深さが不明であればゾンデや鑷子を用い，内部の創の広がりを把握する．この際，（再）出血を恐れ観察がおろそかになることがないよう心がける．

傷が大きかったり，大きな脈管が近かったりすれば，その遠位の血流，運動，知覚に問題がないことを確認する．大型犬による咬傷であれば骨折を伴う可能性があり，異物検索の意味も含め

表3 STEP2 創部観察のポイント

①まずは局所麻酔を行う
②傷の部位，深さを確認
・受傷部位（手，関節，顔面は特別な配慮が必要） ・穿通創 ・関節包の損傷（場合によってはCT検査）
③知覚・運動麻痺の有無，末梢の血流の確認
④骨折の合併の有無を確認（必要に応じ画像検索）

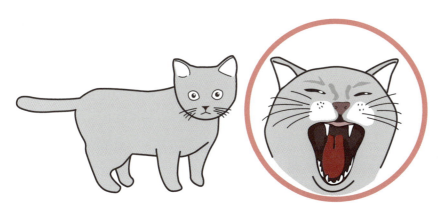

図1 ネコの犬歯
見た目かわいい子ネコでも立派な犬歯があり，起因菌がたくさんいる．

局所X線撮影を必ず2方向で行う．関節包の開放の有無や感染による蜂窩織炎が疑われる症例ではCT検査を追加する．

手の咬傷で受傷から時間がたっていれば，Kanavelの4徴（指軽度屈曲位，指全体のびまん性腫脹，屈筋腱腱鞘に沿った圧痛，指他動的伸展で激痛）がみられることで，腱鞘炎に気づくことが可能である[1]．

● STEP3 創部の処置

処置は，大きく1）洗浄・異物除去・デブリドマン，2）縫合・ドレナージ，3）被覆に分けられる．

1）洗浄・異物除去・デブリドマン

創の洗浄は一般的に水圧をかけて行う．ただし，穿通性咬傷ではむしろ病原菌を創深部に押し込み，結果として感染を助長する可能性があるという意見もある．感染創の消毒薬〔ポビドンヨード液（イソジン®）や過酸化水素水など〕による洗浄についても議論が分かれるところである．異物除去やデブリドマンについては通常の汚染創への対応と同様に考えてよい．顔面のデブリドマンは最小限とし，血流のなさそうな皮膚もまずは残しておく．

2）縫合・ドレナージ

一期的に縫合するかどうかが判断の分かれ目であり，それはすなわち「感染リスクをどう評価するか」で決まる．基本的な判断の流れは図2のとおりであるが，心配があれば，「2，3日は縫合せず連日診察する」ことである．一期的に縫合しない場合には，糸ドレナージを行い創内で膿汁が貯留することを回避したり，自然と閉鎖してしまう創傷部を2，3日にわたり掻爬・洗浄し，感染が成立していないことを確認してから閉鎖する方法もある（糸ドレナージの具体的な方法は

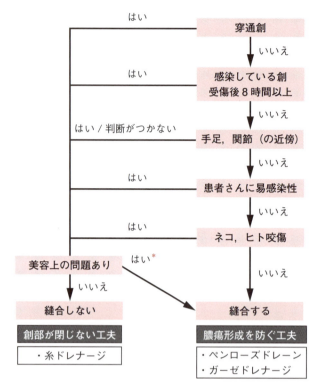
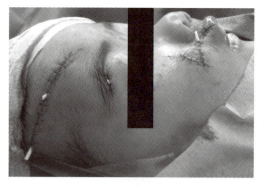

図3 大型犬による顔面咬傷の一例
感染リスクはあるが，美容上の配慮から，すべての傷にペンローズドレーンを留置し一期的に閉創した．小児の犬咬傷の約7割は頭頸部である（Color Atlas㉔参照）．

図2 動物咬傷の初診時に一期的縫合を行うかどうかのフローチャート
＊感染するリスクが高いことを患者さん，家族に了解していただく必要がある．

webに多数掲載されている[3]）．

縫合する場合であっても，感染のリスクが低いと判断したときを除き，ドレーンの留置を行い創内部で膿瘍化することを防ぐ必要がある（**図3**）．顔面は美容面から感染リスクをおしての一期的縫合が望ましいが，手技に自信がなく専門医の縫合が望ましいと考える場合には，止血のみ行い，生食ガーゼを創部に入れて皮膚が離解しないよう軽く糸で創面を合わせておく方法もある．

3）被覆（ドレッシング）

どのようなドレッシング材を使用するとよいか．動物咬傷は汚染創であり，密閉療法は原則行わない．その前提で考えると，選択のポイントは**処置後に予想される創部からの出血/滲出液の量**と，**創傷とドレッシング材の固着防止**である．

滲出液の量が多ければ，滲出液を適度に吸ってくれるドレッシング材を選択し，皮膚欠損部が創に含まれていれば，適度な保湿環境を保てる素材が望ましい．固着してしまうと，ドレッシング材を剥がす際に創傷が再損傷したり，出血したりしてしまう．また，感染にいち早く気づくため，創部の観察が容易である製品がなおよい．

固着防止・適度な保湿には，例えば，メロリン◇ガーゼ，アクアセル®Agなどを使うか，ワセリンを多めにガーゼに塗布する．

● STEP4　抗菌薬の予防投与

局所の感染徴候が明らかになるのは受傷後12〜24時間経過した後であり，受傷から数時間の

表4　STEP4 抗菌薬予防投与が推奨される傷

- ネコによる穿通性咬傷，ヒト咬傷
- 挫滅がひどい傷
- 骨の近くの傷や関節腔に達している可能性のある傷
- 手の腱に至っている可能性のある傷
- 顔面などで美容面から感染リスクをおして一期的に閉鎖する場合
- 患者さんが免疫抑制状態，小児の場合

時点では今後感染が成立するかどうかを正確に判断することは困難である．

そのため，動物咬傷に対する抗菌薬の予防投与は表4に示すポイントを参照し，事例ごとに判断を行い，悩むなら投与しておいた方がよいと思う．

ネコ67％＞ヒト28％（手の傷）＞イヌ5〜15％で感染リスクは高く，ネコの穿通創や，ヒト・イヌであっても創が深かったり，関節に近い部位であったりすれば抗菌薬投与を行う．

起因菌は動物の口の中の菌および，咬まれた人の皮膚の常在菌の2つであり，それらをカバーするため下記のような抗菌薬選択が必要となる．

●処方例（成人）

〈通常〉
- クラブラン酸カリウム・アモキシシリン水和物（オーグメンチン配合錠250RS）250 mg，1回1〜2錠，1日3回，3〜5日間[4]

〈感染リスクが高いと判断した場合〉
- アンピシリン・スルバクタム（ユナシン®-S静注用）1回3 gの点滴を追加（または1回3 g，1日3回継続投与）

〈ペニシリンアレルギーがある場合〉
- ドキシサイクリン（ビブラマイシン®，1回100 mg　1日2回　内服）やモキシフロキサシン（アベロックス®，1回400 mg　1日1回　内服）[4]

ネコやイヌでは*Pasteurella*属の検出が多くみられるが，上記の抗菌薬の選択はこれらの菌にも有効である[5]．

● STEP5　ワクチンの投与

> **症例③：天然記念物「奈良のシカ」に咬まれた中国人旅行客**
>
> 　東大寺境内でシカに咬まれたという20歳代女性．写真を撮ろうとシカの横に並んだところ，スカートの上からおしりをがぶりと咬まれたらしい．傷は…と，擦過傷程度で出血はない．
> 　同行していた男性が「Vaccine！ Rabies！」と訴えてきた…．研修医Bは「（狂犬病…そんなことが問題になったことはないなぁ…破傷風のワクチンはどうしよう…と思いつつ）必要ないですよ」と回答したところ，そんなはずはないという顔で「証拠はあるか？」と尋ねられ，困ってしまうのであった．

最後にワクチン接種についてまとめておく．

1) 狂犬病

　狂犬病は日本では昭和31年（1956年）以後の発生は報告されていないが，中国をはじめとしたアジア諸国ではまだまだ発生しており，そのリスクは外国人旅行者にもよく知られている．中国では2030年に狂犬病を撲滅することを目標とし，2015年よりSARE（Stepwise Approach to Rabies Elimination）をWHOと協同で実施しており，ワクチン接種の推進や国民への啓発が重点的に進められている[6]．**症例③**のようにワクチンの説明に困ったときに役立つのが，厚生労働省のホームページ（症例③の場合は，文献7内の「Q4 どのような動物から感染しますか．」を参照）[7]．筆者も，同様の事態に何度か遭遇したが，ホームページを参考にして説明することで皆さんに納得していただくことができた．

　もちろん海外で動物（コウモリでも感染例があります）に咬まれた場合には狂犬病に感染するリスクがあり，実際に2006年フィリピンで犬に咬まれ日本に帰国後発症した事例の報告[7]があるので注意が必要である．

2) 破傷風[8]

　破傷風の発症は創の大きさからは予測できず，発症すれば致命率が高く，ワクチン接種による重篤な副作用はきわめて稀であることから，動物咬傷においては本人の同意が得られれば全例でワクチン接種を行う．ただ，予防接種による抗体は10年程度持続するため，最終11〜12歳に行われている日本の定期予防接種を受けていれば，20歳程度までは追加投与は行わない．

　破傷風ヒト免疫グロブリンは即効性が期待できるが，特定生物由来製剤であり生命にかかわるような重傷外傷を除き，動物咬傷での使用は現状ではあまり現実的ではないとされている．

3) ヒト咬傷によるHBV，HCV，HIV感染の予防[4]

　咬んだヒトがHBV感染者（HBs-Ag陽性）の場合には，ワクチンとγグロブリンの両方を咬まれた患者さんに投与する必要があり，各病院で整備されている院内感染対策マニュアルがフォローアップ計画の参考となる．

　HCV，HIVについては唾液中へのウイルスの分泌が少なく，感染力も弱いためほとんどのケースで問題とならないが，出血した口で咬まれた場合にはHIVに関し予防内服の判断が必要となることもある．

4) シカ

　ところで，**症例③**でとり上げたシカの歯だが，「上あごの前歯はありません．ただし，歯板（歯ぐきが硬化したもの）が発達して下あごの歯とあわせて草を引きちぎるように噛み切ります．[9]」とのことでネコのような犬歯はない．奈良ではシカ咬傷は「あ，また来たか」という感覚だが，他地域でも診察する機会があれば，狂犬病ワクチンは不要だが，破傷風ワクチンは擦り傷以外の場合には投与することをおすすめする．

　このように動物咬傷では，**その動物の歯の性状や保持している細菌叢などを知ることも重要**である[5]．

2. 専門医を呼ぶタイミング

　多くの症例は当直医で対応可能であるが，以下のような症例では専門医による診療が望ましい．
- 感染してしまっている咬傷
- 関節包に至る創

・顔面の複雑な損傷で美容が問題となる場合
・神経血管の損傷を合併している場合

3. 専門医を呼べない状況ならどうするか

　前述のSTEP1〜5を順にこなし，閉創せず抗菌薬投与を行い，できれば入院させることが望ましい．

　例えば，感染が成立してしまっている創の場合には，全身状態の確認，敗血症の有無，膿瘍があれば切開ドレナージ，創部培養（好気性，嫌気性の2本：ガーゼなどでぬぐってもよい），決して縫合せず，生食ガーゼによるドレナージ，点滴による抗菌薬投与，破傷風ワクチンを投与する．

4. 患者さんを帰すときの注意事項

　フォローアップの計画をたて，患者さんへの説明を丁寧に実施する．**特に，動物に咬まれた時点で「感染のリスク」があり「病院の処置で可能な限りのリスクの低減策は行ったが，0にはならない」ことを患者さん・家族に理解していただけるような説明が必要である．**

　夜間当直なら翌日には専門診療科の予約をとる．休日などで翌日の専門医受診が無理な場合には，週明けの専門外来を待たずに翌朝自分でフォローする．創感染は12〜24時間後にその徴候が出てくる．

　その他の救急疾患に対応する場合と同じく，順調にいく場合の見通しとともに，今後懸念される合併症や状態変化の可能性を初診時に説明しておくよう努める．

Advanced Lecture

1 *Capnocytophaga canimorsus* 感染症（カプノサイトファーガ・カニモルサス）

　きわめて稀にしか発病しない嫌気性グラム陰性桿菌感染症であり，イヌやネコに咬まれたり，ひっかかれたりすることで感染する．1〜7日の潜伏期の後に発熱・倦怠感・腹痛・頭痛などの非特異的症状で発病し，敗血症になると約30％で死亡する．感染予防はSTEP4に示した抗菌薬が有効である[10, 11]．

2 ネコひっかき病（*Bartonella henslae*）

　ネコやイヌにひっかかれて1〜3週間後に有痛性のリンパ節腫脹と熱を主訴に来院するのが典型的であり，PCR検査が可能である．リンパ節腫脹を伴わない非典型例もあり，動物飼育歴があれば念頭におく必要がある．

3 サル咬傷

　ヘルペスBウイルス感染に注意が必要であり，感染が確認されたらアシクロビル（ゾビラックス）投与が必要となる．多くの場合局所は無症状であるが，2日〜5週間の潜伏期の後，熱，悪

寒，嘔気，頭痛を生じ，インフルエンザなどとの鑑別が必要となる．四類感染症にも指定されており，届出が必要である．

引用文献

1) 白旗正幸, 他：動物咬創による手指化膿性屈筋腱腱鞘炎の手術治療経験．東北整形災害外科学会雑誌，56：29-33, 2013
   ↑4例の報告ですが，感染した事例への対応方法がわかりやすくまとめられています．

2) Rothe K, et al：Animal and Human Bite Wounds. Dtsch Arztebl Int, 112：433-42；quiz 443, 2015（PMID：26179017）
   ↑ポイントについてレビューした内容がシンプルな表にまとめられています．

3) ナイロン糸ドレナージ法のまとめ
   http://www.wound-treatment.jp/next/case/440.htm（2024年8月閲覧）

4) Aziz H, et al：The current concepts in management of animal（dog, cat, snake, scorpion）and human bite wounds. J Trauma Acute Care Surg, 78：641-648, 2015（PMID：25710440）
   ↑必読．創閉鎖のタイミングや予防内服の必要性など最近の論文のreviewです．

5) Talan DA, et al：Bacteriologic analysis of infected dog and cat bites. Emergency Medicine Animal Bite Infection Study Group. N Engl J Med, 340：85-92, 1999（PMID：9887159）
   ↑感染が成立したイヌ，ネコ咬傷の原因菌の特徴について解説．Pasteurellaが半分以上を占めています．

6) CDC：China Holds First Stepwise Approach to Rabies Elimination（SARE）Workshop
   https://www.cdc.gov/one-health/php/stories/china-holds-first-stepwise.html（2024年8月閲覧）

7) 厚生労働省：狂犬病に関するQ＆Aについて．
   https://www.mhlw.go.jp/bunya/kenkou/kekkaku-kansenshou10/07.html（2024年8月閲覧）
   ↑狂犬病について，発生状況以外にもいろいろとわかりやすくまとめられています．

8) Appendix1 感染症対策Ⅱ破傷風予防．「外傷初期診療ガイドラインJATEC™ 改訂第6版」（日本外傷学会，日本救急医学会／監，日本外傷学会外傷初期診療ガイドライン改訂第6版編集委員会／編），p284，へるす出版，2021
   ↑外傷症例への狂犬病ワクチン投与の考え方について，エキスパートの見解が記載されています．

9) 奈良の鹿愛護会：行動・生態．
   https://naradeer.com/learning/ecology.html（2024年8月閲覧）

10) Oehler RL, et al：Bite-related and septic syndromes caused by cats and dogs. Lancet Infect Dis, 9：439-447, 2009（PMID：19555903）
    ↑動物咬傷からsepsisに至った症例のマネジメントについてまとめられています．

11) 厚生労働省：カプノサイトファーガ感染症について．
    https://www.mhlw.go.jp/bunya/kenkou/kekkaku-kansenshou18/capnocytophaga_index.html（2024年8月閲覧）

12) Peters V, et al：Posttraumatic stress disorder after dog bites in children. J Pediatr, 144：121-122, 2004（PMID：14722529）

プロフィール

川口竜助（Ryosuke Kawaguchi）
地域医療振興協会 市立奈良病院 救急・集中治療部　部長
専門：救急医療，集中治療，公衆衛生
うちの息子が8歳のとき飼い犬に咬まれました．動物咬傷後には約50％がPTSDを起こすとの報告[12]もあります（^-^；．確かに「イヌへの恐怖」を克服するのに数カ月かかりましたが，今は大の仲良しです．

第5章 咬まれた・刺された

2. ヘビに咬まれた！

小島瑞貴，竹内慎哉

Point

- マムシ咬傷は経時的な重症度評価を行い，抗毒素血清投与の判断を行う
- ヤマカガシ咬傷は時間経過後の出血傾向に注意
- 不明点は専門機関（ジャパンスネークセンターなど）に確認をする

はじめに

　日本にはウミヘビを含めて20種類程度の毒蛇が存在するが[1]，主にマムシ・ハブ・ヤマカガシによる蛇咬傷がほとんどである（図1）。

　マムシ咬傷は年間1,000〜3,000例程度発症し，毎年5〜10例程度の死亡報告がある[1]．ハブ咬傷はピーク時は年間500例ほど発生しているが昨今は減少傾向であり，2019年には55例と報告されている[4]．ヤマカガシ咬傷は過去50年で43件しか報告がなく非常に稀ではあるものの，毒性は上記3種類の蛇のなかで最も強いとされておりうち5例は死亡している[5]．

　毒蛇咬傷は一般的な動物咬傷への対応に加え，蛇ごとに異なる対応を行う必要がある．しかし，実際には患者さんからの断片的な情報だけで蛇の種類の特定は困難である．

A)
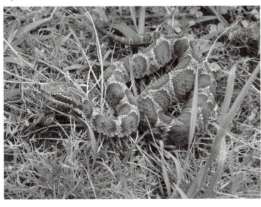

B)
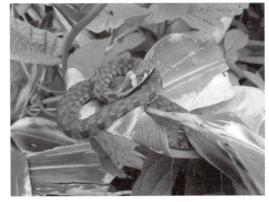

図1　代表的な毒蛇
見た目での判別は素人には難しい．A）ニホンマムシ．文献2より転載．B）ヤマカガシ．出典：環境省「日本の国立公園 妙高戸隠連山国立公園 フォトアルバム 動植物 ヤマカガシ」（https://www.env.go.jp/park/myokotogakushi/photo/a01/post_22.html）（2024年8月20日閲覧）．（Color Atlas㉕参照）

表1 蛇ごとの特徴

	マムシ	ハブ	ヤマカガシ
生息地	沖縄除く日本各地	沖縄，鹿児島南西諸島	本州，四国，九州（沖縄除く）
症状 検査所見	局所の疼痛・腫脹・水疱形成，複視・霧視，消化器症状（下痢・嘔気・腹痛），血小板減少，CPK上昇，急性腎不全，ミオグロビン尿，ショック，呼吸不全，DICなど	マムシと同様 ※複視・霧視はなし	一過性頭痛，強い出血傾向，フィブリノゲン低下（FIB＜100 mg/mL），DIC，脳出血，ヘモグロビン尿，頸腺毒が直接眼に入った場合角膜障害 ※創部の疼痛・腫脹なし

DIC：disseminated intravascular coagulation（播種性血管内凝固症候群）

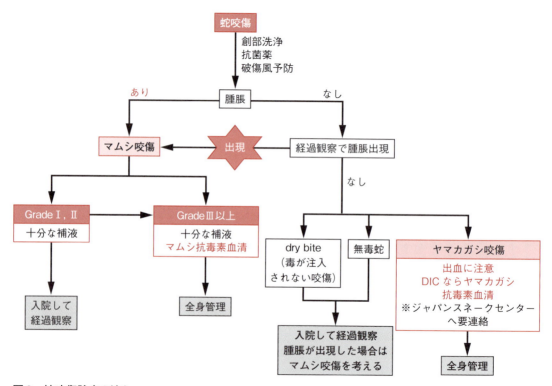

図2 蛇咬傷診療の流れ
原則全例入院となる．Grade分類については，表2参照．

表2 マムシ咬傷のGrade分類

Grade Ⅰ	局所の発赤・腫脹
Grade Ⅱ	手関節または足関節までの発赤・腫脹
Grade Ⅲ	肘関節または膝関節までの発赤・腫脹
Grade Ⅳ	1肢全体の発赤・腫脹
Grade Ⅴ	1肢を超える腫脹，全身症状（ショック，DIC，腎不全など）を伴うもの

そのため本稿の各蛇の臨床的特徴（表1）を確認し，「疑った時点で治療」に踏み切らなければならないこともある（図2）．

1. （専門医を呼べるとしても）自分でやるべきこと

> **症例①**
> 患者さん本人より「左手をマムシに咬まれた．病院が遠いので創部を縛ってから受診した方がいいか？」と相談あり．なんと答えるべきか？
>
> **症例②**
> 8歳男児．指を種類不明の蛇に咬まれ，同側の肩まで腫脹があるため受診．どのように治療していくか？
>
> **症例③**
> 18歳男性．夜の散歩中に種類不明の蛇に足の指を咬まれた．現時点では創部に腫脹はない．どのように対応するか？

1 病院前での対応

- 創部の安静を保ち，同側の指輪など外せる装飾品を外すよう指示する．
- 病院前における創部の過度な緊縛，毒の吸出し，冷却，切開などは来院所要時間を延長させ，無用な副作用を助長するため推奨しない．ただし軽い緊縛やポイズンリムーバーが手元にあるのであれば使用しながら来院させてもよい[6]．
- 蛇の写真があれば種類特定に有用だが，撮影しようと深追いすることで来院時間を遅らせ二次被害を起こすこともあるため無理はしない．

> **症例①の答え**
> 指輪などをしている場合は外し，急いで来院を指示する．軽い緊縛を行ってもよい．

> ●ここがピットフォール
> 病院前における創部への侵襲的処置は行わない！ 病院到着を優先する．

2 来院後の対応

下記について，できることから進めていく．

1) 病歴聴取

受傷経過，部位の確認．蛇の特徴（写真があればなおよい）をわかる範囲で聴取する．
随伴症状，既往歴（過去の蛇咬傷歴，抗血清の使用歴を含む），破傷風ワクチン接種歴，アレルギー歴などを確認する．

2) 身体診察

牙痕・腫脹疼痛範囲や皮膚の色調変化・知覚の確認を行う．随伴症状も確認する．

3) 検体検査

血算，生化学（CPK, BUN, Cre, Na, K, Clなど），凝固機能（D-dimer, フィブリノゲン, PT, APTTなど），尿検査．

4) 初期治療

創部洗浄，抗菌薬投与（第一世代セファロスポリン系，広域ペニシリン系），破傷風予防．

●処方例
【内服】
・クラブラン酸カリウム125 mg/アモキシシリン250 mg（オーグメンチン配合錠250RS），1回1錠，1日3回（毎食後），3〜5日間
（βラクタム系アレルギーがあれば）
・ミノサイクリン（ミノマイシン®）100 mg 1回1錠，1日2回（朝夕食後），3〜5日間
【点滴】
・アンピシリンナトリウム・スルバクタムナトリウム（スルバシリン®）1回3 g 6時間ごと
・セフトリアキソンナトリウム（ロセフィン®点滴静注用バッグ）1回1 g 12時間ごと or 1回2 g 24時間ごと

3 蛇ごとの対応

1）マムシ咬傷

生息域：沖縄を除く日本全域．

疫学：1,000〜3,000件/年．重症化約1.8％ 死亡約0.8％．

症状：**局所の疼痛・腫脹・水疱形成**，**複視・霧視**，消化器症状（下痢・嘔気・腹痛），**血小板減少**，CPK上昇，**急性腎不全**，ミオグロビン尿，ショック，呼吸不全，播種性血管内凝固症候群（DIC）など．

診断：典型的なマムシの写真があれば診断は容易なこともある．症状の特徴としては，とにかく**局所の腫脹・疼痛をきたすこと**であるため，種類不明の蛇咬傷でも局所の腫脹をきたしているようであればマムシ咬傷として対応することを勧める．通常は受傷1時間以内には腫脹をきたし，数時間〜最長48時間程度まで腫脹が拡がる可能性がある[6]．そのため，少なくとも救急外来滞在時は15分ごとに腫脹範囲を確認し，Grade分類（表2）を評価する．腫脹範囲を油性マジックで経時的にマーキングするとよい（図3，4）．
なお腫脹がみられない場合はdry bite（毒が注入されない咬傷）やヤマカガシ咬傷の可能性があることに注意する．原則入院が望ましいが，受傷後数時間の経過観察でも腫脹がない場合は帰宅も考慮することがある．

治療：上記の初期治療（**1.-2-4）初期治療**）に加え，尿量を確認しながら腎不全予防のため十分な輸液を行う．状態によっては血液浄化が必要となることもある．Grade Ⅲ以上ではマムシ抗毒素血清の投与が推奨される[7]．明確なエビデンスには乏しいが，セファランチン®（5〜10 mg 静脈投与）は生体膜安定化作用や抗アレルギー作用などからマムシ咬傷に有効とする報告[8]もあり，目立った副作用もないため単独あるいは抗毒素血清と併用で使用されることも多い．創部の切開・吸引は合併症が大きくルーチンで行うべきではない．

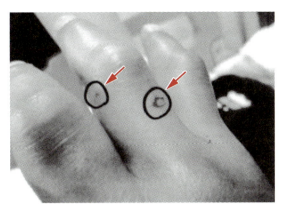

図3 牙痕のマーキング
腫脹範囲を油性マジックで囲うことで,腫脹範囲の変化がわかりやすくなる（Color Atlas㉖参照）.

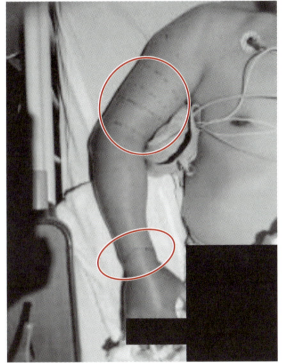
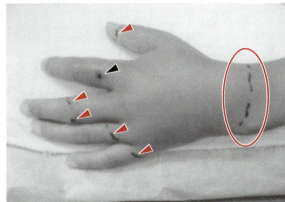

図4 腫脹範囲を油性マジックで囲った様子
A）右指のマムシ咬傷で自力来院.受傷数時間で同側上腕までの腫脹（Grade Ⅳ）がみられる.B）▶が牙痕となり,油性マジックで腫脹範囲を囲った（▶と○）.（Color Atlas㉗参照）.

●マムシ抗毒素血清について

GradeⅢ以上のマムシ咬傷ではマムシ抗毒素血清の経静脈投与が推奨されるが，ウマの血清から製造されているため，アナフィラキシーなどの早期副反応が2.4〜9.0％と高率で起こる[7]．そのため投与の際は必ずアナフィラキシーへの準備を十分行い，観察下で投与する．副反応予防のために，アドレナリン0.25 mL皮下注[9]やステロイド，抗ヒスタミン薬投与を行う場合もある．血清投与前に皮内テスト（マムシ抗毒素血清0.1 mL皮下注）を行い，発赤がみられた場合は減感作療法を行うこともあるが，皮内テストの結果にかかわらず抗毒素血清の適応（GradeⅢ以上）なのであれば十分な副反応対策のうえ，抗毒素血清を投与するべきである．

●処方例

- 乾燥まむしウマ抗毒素血清（6,000単位）を溶液20 mLに溶解＋生理食塩水100 mLをバイタルサインに注意しながら30〜60分かけて静脈投与
  症状改善に乏しい場合は2〜3時間後に3,000〜6,000単位を追加投与
  ※小児例でも減量は必要ない

●処方例（副反応予防）

- コントロール不良の高血圧・心疾患・脳疾患などの禁忌事項がなければ，アドレナリン1回0.25 mg皮下注
  ※小児例では十分な安全性が確認されていない

症例②の答え

GradeⅣマムシ咬傷として対応する．採血・ルート確保のうえ，抗菌薬とマムシ抗毒素血清（6,000単位）を投与する．腫脹が落ち着くまでは入院対応を勧める．破傷風予防は定期接種を行っているのであれば必要ない．

2）ハブ咬傷

生息域：沖縄，鹿児島南西諸島．
症状：マムシ咬傷と同様　※神経毒はないため複視・霧視はなし．
診断・治療：基本的にはマムシ咬傷と同様の対応を行う．ハブ抗毒素血清（6,000単位）の投与基準については明確な基準は確立していないが，GradeⅡ以上では投与が推奨されている[10]．毒の注入量によっては一度の血清投与で腫脹改善に乏しい場合があり，数時間後の追加投与も考慮する．マムシ抗毒素血清と同様にアナフィラキシーや血清病のリスクはあり，アナフィラキシー予防にはアドレナリン0.25 mg皮下注が有効との報告[11]がある．

●処方例

- 乾燥はぶウマ抗毒素血清（6,000単位）を溶液20 mLに溶解＋生理食塩水100 mLをバイタルサインに注意しながら30〜60分かけて静脈投与．
- 症状改善に乏しい場合，2〜3時間後に3,000〜6,000単位を追加投与．

3）ヤマカガシ咬傷

生息域：本州，四国，九州（沖縄除く）．

症状：受傷30分程度で**一過性頭痛**，強い**出血傾向**，フィブリノゲン低下，DIC，脳出血（死因となることが多い），ヘモグロビン尿，頸腺毒が直接眼に入った場合角膜障害[12].
※創部は腫脹・疼痛を起こさない．

診断・治療：発生例が少ないものの強い出血傾向に伴う脳出血などを起こすことにより死亡報告が多いことが特徴．腫脹や疼痛をきたさない蛇咬傷の場合に鑑別となり，無毒蛇やマムシのdry biteとの違いは強いフィブリノゲン低下（FIB < 100 mg/mL）をきたすことである．来院時に出血傾向がない場合でも16時間程度経過してから発生した報告[13]もあるため，入院は必須となる．DICを起こすような重症例ではヤマカガシ抗毒素血清投与の適応となるが，現時点では市販されていないため使用する場合はジャパンスネークセンター 毒蛇110番（TEL：0277-78-5193，2024年7月現在）への連絡が必須となる．また血漿交換[14]やトロンボモジュリン アルファ（リコモジュリン®）が有効との報告もある[15]．

●**処方例**

トロンボモジュリン アルファ（リコモジュリン®）1回380単位/kg 1日1回　約30分かけて点滴静注

症例③の答え

動物咬傷としての一般的な初期治療を行いながら，15分ごとのGrade分類を評価する．救急外来にて2時間程度様子を見ても創部腫脹がみられない場合は，マムシのdry bite，無毒蛇，ヤマカガシ咬傷が考えられる．入院とし，時間経過後の腫脹出現やフィブリノゲンの低下傾向がないことを確認することが望ましい．

2. 専門家を呼ぶべきか，呼ぶタイミング

ある程度専門学的な知識，経験が必要となるため①蛇咬傷の診療経験がない場合，②抗毒素血清投与が必要な場合，③全身状態不良あるいは全身症状を伴う場合，④上記以外の蛇咬傷の場合などでは救急医・集中治療医などに相談すること．

3. 専門医を呼べない状況ならどうするか

重症例で全身管理が施設・人員的に対応困難であれば高次医療機関へ転送する．また，咬傷の診断・対応に不安がある場合はジャパンスネークセンターなどの専門機関へ連絡をする．

4. こんなときは要注意

1 血清病

抗毒素血清投与から数日〜2週間程度で発症するⅢ型アレルギー反応で発生頻度は6〜15％程

度とされている[16]．発熱・皮膚発赤・リンパ節腫脹・関節痛などの症状が現れ，重症例では腎障害を起こす．ステロイド・抗ヒスタミン薬が治療となり，予後は比較的良好である．

2 コンパートメント症候群

マムシ・ハブ咬傷では局所の腫脹に伴いコンパートメント症候群を発症することがある．

コンパートメント症候群の症状としては古典的には5P：pallor（蒼白），pain out of proportion（強い痛み），pulseless（脈拍消失），paresthesia（知覚鈍麻），paralysis（麻痺）があげられるがこれらが揃うことは稀である[17]．鎮痛薬でもコントロールできないほどの強い疼痛，他動時痛や知覚鈍麻は特徴的であるため，これらの症状がみられた場合は筋区画内圧測定を考慮する．筋区画内圧測定で40 mmHg以上（正常値 成人：8 mmHg程度，小児：10〜15 mmHg程度）あるいは拡張期血圧との差が20 mmHg以下の場合は筋膜切開を行う可能性があるため，専門医に相談する．

5. 患者さんを帰す際の注意事項

前述の通りいずれの場合も**入院対応**が望ましい．どうしても帰宅させる場合は，抗菌薬処方，破傷風予防を行い救急外来で6時間以上は経過観察し，腫脹なしあるいは局所のみであることを確認してから翌日の病院受診を指示する．それまでに急速な腫脹の進行や全身症状の出現などがみられた場合は受診を前倒しする．

抗毒素血清は複数回投与が副作用のリスクになる[16]ともいわれているため，抗毒素血清を投与した患者さんには再度蛇に咬まれることがないように伝え，併せて今後血清病が出現する可能性についても示す方が親切である．

引用文献

1) 堺 淳, 他：フィールドワーカーのための毒蛇咬症ガイド．爬虫両棲類学会報，2002：75-92, 2002
2) ジャパンスネークセンター 毒ヘビ110番 身近な毒ヘビ ニホンマムシ（毒ヘビ）
   https://www.snake-center.com/neighbors-1（2024年8月閲覧）
3) 環境省 日本の国立公園 妙高戸隠連山国立公園 ヤマカガシ
   https://www.env.go.jp/park/myokotogakushi/photo/a01/post_22.html（2024年8月閲覧）
4) 福地斉志, 喜屋武向子：沖縄県における令和元年（2019年）の毒蛇咬症．
   https://www.pref.okinawa.lg.jp/_res/projects/default_project/_page_/001/005/058/habukannsei.pdf（2024年8月閲覧）
5) Hifumi T, et al：Rhabdophis tigrinus（Yamakagashi）Bites in Japan Over the Last 50 Years：A Retrospective Survey. Front Public Health, 9：775458, 2021（PMID：35083190）
6) 瀧 健治, 他：全国調査によるマムシ咬傷の検討．日本臨床救急医学会雑誌，17：753-760, 2014
7) Hifumi T, et al：Clinical efficacy of antivenom and cepharanthine for the treatment of Mamushi（Gloydius blomhoffi）bites in tertiary care centers in Japan. Jpn J Infect Dis, 66：26-31, 2013（PMID：23429081）
8) 阿部 岳, 他：ニホンマムシ毒（Agkistyodon halys blomhoffii）毒による致死および循環器系障害に対するCepharanthinの作用．日本薬理学雑誌，98：327-336, 1991
9) de Silva HA, et al：Low-dose adrenaline, promethazine, and hydrocortisone in the prevention of acute adverse reactions to antivenom following snakebite：a randomised, double-blind, placebo-controlled trial. PLoS Med, 8：e1000435, 2011（PMID：21572992）
10) 浦添総合病院：ハブ咬傷対応マニュアル．2021
    https://www.uraishi.or.jp/uraishi/wp-content/uploads/download/ハブ咬傷対応マニュアル資料コーナー.pdf（2024年8月閲覧）
11) Williams DJ, et al：Antivenom use, premedication and early adverse reactions in the management of snake bites in

rural Papua New Guinea. Toxicon, 49：780-792, 2007（PMID：17210167）
12）川本文彦，熊田信夫：自ら経験したヤマカガシ頸腺毒による眼障害．衛生動物，40：211-212, 1989
13）小川弘俊，他：ヤマカガシ咬傷にて死亡した1例および本邦報告例の検討．日本臨床外科医学会雑誌，47：250-253, 1986
14）森 和夫，他：蛇咬傷（ヤマカガシ）により著明なDefibrination Syndromeを示し，後にDICの所見を示した一症例．臨床血液，24：256-262, 1983
15）一二三亨：ヤマカガシ咬傷における抗毒素の代替薬としてのトロンボモジュリン製剤の効果の検討．科学研究費助成事業 研究成果報告書，18K08890
　　https://kaken.nii.ac.jp/ja/file/KAKENHI-PROJECT-18K08890/18K08890seika.pdf（2024年8月閲覧）
16）藤原慈明，他：2度目の抗毒素2回投与の後に血清病を発症したマムシ咬傷の1例．日本救急医学会関東地方会雑誌，45：140-143, 2024
17）Ulmer T：The clinical diagnosis of compartment syndrome of the lower leg：are clinical findings predictive of the disorder? J Orthop Trauma, 16：572-577, 2002（PMID：12352566）

プロフィール

小島瑞貴（Mizuki Kojima）
高知大学医学部 災害・救急医療学講座
高知大学卒，高知県立幡多けんみん病院で初期研修し高知大学医学部 災害・救急医療学講座に入局．3度の飯よりダイビング（と仕事）が好き．魅力いっぱいの高知県で皆さんも研修しませんか？

竹内慎哉（Shinya Takeuchi）
高知大学医学部 災害・救急医療学講座
福井県立病院，帝京大学，東京ベイ・浦安市川医療センターなどを経て現職．「高知の救急研修は何でもできるんだ！」をめざして奮闘中．

第5章 咬まれた・刺された

3. ダニに咬まれた⁉

野島　剛

> ● Point ●
> ・大部分のダニ咬傷は，ダニを除去するだけで問題なく経過する
> ・ダニを除去するときには，虫体をつぶさないようにする
> ・ダニ咬傷後に感染症の可能性があるため，注意して全身状態を把握する

はじめに

　「ダニに咬まれました」「帰宅してから，入浴していると何かゴミみたいなものがついていて外れません」などを主訴に夜間，ERを受診する患者さんを診療したことはないだろうか？　筆者は，専攻医のER当直中，50歳代男性が「乳首をダニに咬まれました」と言って受診してきたのを覚えている．深夜帯であったが，衝撃であった．いろいろな部位を咬まれるのだな〜，と考えつつダニを除去して帰宅させた．

　マダニが媒介する重症熱性血小板減少症候群（severe fever with thrombocytopenia syndrome：SFTS）が話題にのぼって以来，「ダニ咬傷の対応をどうしましょうか？」と聞かれることが多くなった．そのため，当直中にダニ咬傷に対して最低限の対応ができるように本稿が役に立てればありがたい．

　なお，本稿で扱うダニは，ほぼマダニを指している．

> **症例**
> 【現病歴】
> 　受診2週間前に，墓参りに行く際に，山に入り木の伐採などをしていた．その2日後に寝汗をかき，夜中に目が覚めた．受診5日前には，仕事から帰宅すると全身倦怠感，悪寒，関節痛，上腹部痛，食思不振など多様な症状が出現した．自宅では安静にして過ごしていたが，受診2日前まで仕事は続けており，その間，発熱が続いていた．受診当日には，下痢，全身倦怠感が持続するため近医を受診した．近医では，全身に紅色丘疹と痂皮を伴う紅斑が見つかった．血液検査では，肝機能障害，腎機能障害，血液凝固異常を認めたため，高次医療機関に紹介となった．周囲に同様の症状の患者さんはおらず，住宅は木造の1軒屋であり，ペット飼育歴はなかった．

【来院時所見】
　呼吸：16回/分，SpO₂：96％（室内気），脈拍：84回/分，血圧：105/62 mmHg，GCS：15点，体温：39.1℃
・全身倦怠感は強いが，全身の虚脱感は認めない
・眼球結膜黄染なし，眼瞼結膜蒼白なし
・頸部リンパ節腫脹なし，腋窩リンパ節は左で腫大あり圧痛なし，鼠径リンパ節は腫脹なし
・心音整，心雑音なし
・腹部：平坦，軟，圧痛なし，腸蠕動音亢進・減弱なし，右季肋部叩打痛なし
体幹部に痂皮を伴う3カ所の紅斑があり，全身に紅色丘疹が散在している（図1，2）．

【血液検査】
〈CBC〉WBC：8,710/μL，Hb：10.4 g/dL，MCV：88 fl，Plt：5.4万/μL
〈生化学〉
　CRP：23.07 mg/dL，TP：5.3 g/dL，ALB：2.7 g/dL，AST：113 IU/L，ALT：118 IU/L，T-Bil：2.7 g/dL，D-Bil：2.3 g/dL，BUN：49.6 mg/dL，Cre：2.91 mg/dL，Na：134 mEq/L，K：4.4 mEq/L，Cl：99 mEq/L
〈凝固系〉
　PT-INR：1.24，APTT：45.4秒，Fib：244 mg/dL，FDP：34.7 mg/dL，D-dimer：19.5 mg/dL，AT3活性：36％

【経過】
　入院時にダニは認めなかったが，経過からはSFTSもしくは日本紅斑熱などのリケッチア症が鑑別にあがった．診断のために検体を保健所に提出した．同時に血液培養を含めた各種培養を提出し抗菌薬治療（ミノサイクリンとシプロフロキサシン内服）開始した．ミノサイクリンは，初日に200 mgを内服し，その後は12時間おきに100 mg内服とした．シプロフロキサシンは1回100 mgを1日3回投与とした．同時に急性期DICスコア4点以上であり，DICの診断基準を満たしたため，DICの治療も開始した．第2病日には，保健所より連絡があり，日本紅斑熱の診断となったため抗菌薬投与を継続した．第4病日には，DICを離脱し状態は改善傾向であった．第10病日に退院となった．

1. （専門医を呼べるとしても）自分でやるべきこと

1 生理学的異常の有無を確認する

　まずは，**全身状態の把握が必要**である．ただし，ダニ咬傷で来院された患者さんの場合，基本的に全身状態は落ち着いているはずであるが，必ず気道・呼吸・循環・意識レベルといった生理学的異常の有無を確認し，必要に応じて対応していくことが重要である．気道閉塞の有無，呼吸の速さ・深さ，ショックの認知は病歴聴取を行う前に確認し，異常があれば，酸素投与，末梢静脈路確保，モニター装着を行い急変時に対する備えを行う．

2 病歴聴取と全身診察を行う

　次に，生理学的な異常を認めないのであれば，病歴聴取と全身診察を行う．特に，**ダニに刺された部位を丁寧に探す**ことが必要になる．ダニを認めた場合は除去が必要となるため，全身をく

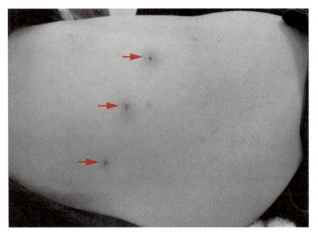

図1 刺し口
体幹部に3カ所あり，中心に痂皮があり周囲には紅斑を認める（Color Atlas㉘参照）．

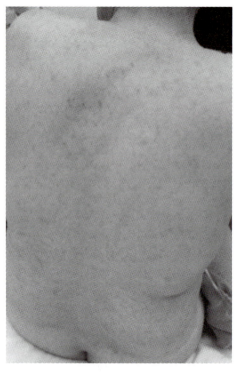

図2 紅色丘疹
全身に広がっており，これが前面にも散在性に広がっていた（Color Atlas㉙参照）．

まなく探していくことがポイントである．また，全身倦怠感，黄疸，皮下出血斑，腹部症状などの全身症状を認める場合には，ダニ咬傷後の感染がある可能性が高くなるため，血液検査を行い，肝機能・腎機能・血液凝固機能などを検査しておく必要がある．ただし，ダニ咬傷による感染症が発症するのは，ダニに咬まれて数日経過後なので，来院時に身体所見や検査異常を認める場合には，ダニ咬傷関連感染症ではなく他疾患を鑑別する必要があるので注意する．

3 ダニの除去を行う

最後に，ダニを除去することになる．ダニ除去は切開してダニ頭部を残さないようにする．しかし，今はダニ除去専用の道具があるため，それを使用するのもよく，切開よりも早くきれいに除去できる．

●ここがポイント
ダニの除去時には虫体をもたない！
ダニを確認し，除去しようとしたときに，虫体を持ってしまうことがあるが，危険である！ダニは野生の動物に寄生して生息しており，その血液を吸血している．そのため，野生の動物からの細菌やウイルスを体内に保持している．ダニがヒトを咬むと，頭部が体内に刺さっているため，虫体を把持することで，ダニの頭部の唾液腺にいる細菌・ウイルスがヒトに入り，感染する可能性がある．そのため，虫体は持たずに除去することを心がけることが必要である．

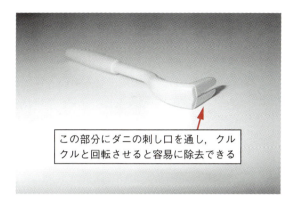

図3　当院で使用しているダニ除去の道具（Tick Twister®）
刺し口にダニの頭部を差し込み，クルクルと回転させると気持ちよくダニを除去できる．ただし，あまり強く差し込むとダニの体部のみとれることがあり，注意が必要である．慣れると，除去までに1分かからない．

ダニを除くときには，無理に引っ張らない！
ダニの虫体を持たないと同時に，無理に引っ張らないことも重要である．無理に抜こうとすると，ダニの頭部が残ってしまう．除去のために皮膚切開を行うこともあるが，図3の道具を使うことで切開をせずに除去することも可能である．本来はイヌやウマ用のダニ除去を行う道具であり医療機器ではないが，気持ちよくダニを除去できるので時間短縮につながる．

2. 専門医を呼ぶべきか，呼べない状況ならばどうするか？ 注意点は？

「ダニが除去できないので，専門医を呼ぶ」状況はまずないと思われる．専門医を呼ぶ状況，高次医療機関に相談すべき状況は，ダニ咬傷後の感染を疑うときであるがこれはダニ咬傷後数日経過してからでよい．

ダニ咬傷関連感染症として，SFTSやリケッチア症が有名であるが，地域によってLyme病も知られている．ダニ咬傷による感染症は重症化することがあるため注意が必要である．また，他の病原菌も多く，SFTSやリケッチア症，Lyme病以外の細菌感染を起こすこともありうるため，感染を疑うならば，血液培養など各種培養検査を行い，抗菌薬治療をするのがよい．

3. 患者さんを帰す際の注意事項

ダニに咬まれただけであれば，除去するだけでよい．しかし，ダニ咬傷後の感染症を起こす可能性は説明して帰宅させる．潜伏期を考えると，帰宅後1～2週間で全身倦怠感や発熱，黄疸などの症状が認められたときには再度受診してもらうことを確約して帰宅させる．

Advanced Lecture

1 日本紅斑熱

　最初の発見は1984年であり，徳島県阿南市で日本紅斑熱の患者さんが馬原文彦医師により発見されて全国に知れわたることとなった．病原体は *Rickettia japonica* と命名された．症例は，西日本だけでなく，青森県でも報告されている．発生時期は4～11月によくみられる．

1）症状

　マダニに刺された後，2～10日の潜伏期を経て頭痛，発熱などで発症する．ほかの症状としては，筋肉痛，関節痛，全身倦怠感を認める．紅斑も認め，体幹部～四肢に分布する．マダニの刺し口は特徴的であり，痂皮の周囲に淡紅斑を認めることが多い．重症化すると，意識障害を認めたり，DIC（disseminated intravascular coagulation：播種性血管内凝固症候群）を合併したりすることがあるため注意が必要である．

　血液検査では，CRPが高値であり，ときにAST・ALTの肝逸脱酵素が上昇することもある．重症化すると，DICを認めることもあり，血小板数やフィブリノーゲン，FDPなども検査しておくことが必要となる．

2）診断

　確定診断には，血液検査による病原体を直接検出することや，PCR法による病原体の遺伝子検出，血清を使用した間接蛍光抗体法や間接免疫ペルオキシダーゼ法による抗体の検出などがある．

3）治療

　治療に関しては，テトラサイクリン系抗菌薬が第一選択となり，ペニシリン系，セフェム系，アミノグリコシド系抗菌薬は無効である．ニューキノロン系に関しては，日本紅斑熱は感受性がある．そのため，「臨床的に診断した場合，テトラサイクリンを第一選択薬とするが，1日の最高体温39℃以上の症例では，直ちにテトラサイクリン薬とニューキノロン薬による併用療法を行う」[1] とする報告もあるが，今後のエビデンスが必要である．

　なお日本紅斑熱と診断した場合には，四類感染症であるため，保健所に1週間以内に届け出る必要があることに注意する．

●処方例

標準治療薬：テトラサイクリン系

- ミノサイクリン（ミノマイシン®など）1回100 mg 1日2回　経口または点滴静注　7～14日間
- ドキシサイクリン（ビブラマイシン®など）1回100 mg　1日2回　経口　7～14日間

ニューキノロン系併用の場合

- シプロフロキサシン（シプロキサン®など）1回400 mg　1日2回　7～14日間

---

2 SFTS

　2011年に中国から報告されたウイルス感染症であり，新興ブニヤウイルスが原因であると同定された．このウイルスは，三分節1本鎖RNAをゲノムにもつウイルスである．診断された場合には，接触・飛沫に対する院内感染防止対策が必要となる．

1) 症状

感染すると，潜伏期の6〜14日後に発熱，嘔気や嘔吐，腹痛，下痢などの消化器症状を認める．他の随伴症状としては，頭痛，筋肉痛，意識障害，出血症状を認めることもある．血液検査では，血小板数の減少，白血球数減少，肝逸脱酵素の上昇，CKの上昇を認める．また，フェリチンも上昇すると報告される．致死率は10〜30％とされる疾患である．

2) 診断

確定診断のためには，感染症疑いの患者さんの血液・尿などからRT-PCR法での遺伝子検出や，急性期と回復期のペア血清を利用した抗体価の確認などが必要である．

3) 治療

治療としては，全身管理・対症療法が主となる．**有効性がある抗ウイルス薬は現時点では認められない．リケッチア症が常在する地域では，日本紅斑熱と同じテトラサイクリン系の抗菌薬を併用することも考慮すべきである．**

なお，四類感染症に指定されており，診断した場合には保健所に届け出る必要がある．

3 Lyme病

野鼠や小鳥などが保菌しており，マダニにより媒介されるボレリア（*Borrelia*）による感染症である．マダニに咬まれた後に関節炎，遊走性皮膚紅斑，髄膜炎，心筋炎などを発症することがあり，これらはLyme病の一症状であるといわれる．日本では，北海道からの報告例が多い．

1) 症状

症状として，感染初期・播種期・感染後期の3段階の症状を認める．感染初期には，遊走性紅斑やインフルエンザ様の症状（倦怠感，頭痛，発熱，筋肉痛など）を呈する．その後，播種期となり体内循環を介して病原体が全身性に拡散する．皮膚症状，神経症状，心筋炎などの心疾患，角膜炎などの眼症状，関節炎など多彩な症状を呈する．感染から数カ月〜数年経過すると，慢性萎縮性肢端皮膚炎や慢性関節炎を呈する．

2) 診断

臨床症状や米国疾病管理予防センターが示した血清学的診断基準より総合的に判断することが必要となる．病原体の検出は，紅斑部から皮膚生検することで分離可能である．確定診断のために，血清診断が必要である．

3) 治療

治療としては，抗菌薬が有用でありマダニ咬傷後の遊走性紅斑にはドキシサイクリン（ビブラマイシン®）やアモキシシリン（サワシリン®），髄膜炎などの神経症状にはセフトリアキソン（ロセフィン®）が第一選択である．

なお，四類感染症に指定されており，診断した場合には保健所に届け出る必要がある．

●処方例

・ドキシサイクリン（ビブラマイシン®など）1回100 mg　1日2回　10〜14日間
・アモキシシリン（サワシリン®など）1回500 mg　1日3日　10〜14日間
（重篤，特に神経症状がある場合）
　セフトリアキソン（ロセフィン®など）1回2 g　1日1回　14日間

おわりに

外来診療を行っていると，ダニに咬まれた人に時に遭遇する．あまり神経質になる必要はないが，ダニ咬傷による感染症にも時にお目にかかるので，頭の片隅において診療にあたってもらうことが必要である．

引用文献

1) 馬原文彦：日本紅斑熱の治療―重症例，死亡例の検討と併用療法の有用性．病原微生物検出情報，27：37-38, 2006
   ↑日本紅斑熱を発見した馬原先生が，日本紅斑熱の治療に関して，重症であれば併用療法を行うことを推奨しています．

参考文献・もっと学びたい人のために

1) 高島郁夫：ダニ媒介性感染症．モダンメディア，59：238-246, 2013
   ↑さまざまなダニ媒介感染症に関して，端的に書かれています．
2) 国立感染症研究所
   https://www.niid.go.jp/niid/ja/（2024年8月閲覧）
   ↑さまざまな感染症が掲載されています．ダニ感染症の動向に関しても，このページを調べれば検索可能です．
3) 福井大学医学部附属病院 感染症・膠原病内科：リケッチア症診療の手引き～つつが虫病と日本紅斑熱～
   https://www.hosp.u-fukui.ac.jp/wp/wp-content/uploads/r-tebiki20190422.pdf（2024年8月閲覧）
   ↑リケッチア症に関する基準が書かれており，日常診療に役立ちます．

プロフィール

野島　剛（Tsuyoshi Nojima）
岡山大学病院 高度救命救急センター
高知医療センターで救急医として働きいろいろ経験してきました．今は，岡山大学病院で救急医として働いてます．高知県にいるときから，生きたままのダニを見たりしてダニ咬傷を診療してました．その後，異動した岡山県でもダニ咬傷はいるわけで，全国どこでも遭遇する疾患だと思います．「ダニに咬まれた，専門じゃないから診ないよ」ではなく「ダニに咬まれたのですね，処置しますよ．受診後に○○の症状があったら受診してね」と言えるようになってもらえればと思います．

第5章　咬まれた・刺された

4. 虫に刺された

藤原紳祐

●Point●

- ハチ，ムカデなどの虫に刺されたとして来院した患者さんは，アナフィラキシー症状を伴っているか否かで緊急度が全く異なる
- アナフィラキシー症状に応じた適切な治療を行う
- アドレナリンを基本とした治療をきちんと理解しておく必要がある
- アナフィラキシーを伴わない場合は，疼痛管理，ステロイド外用などの対症療法を行う

はじめに

　昆虫類などの節足動物が皮膚への刺咬，吸血，接触によって毒成分や唾液腺成分を皮膚に注入することで生じる炎症反応を広く**虫刺症**と呼ぶ．ハチやムカデなどで毒成分の直接的刺激作用により疼痛や発赤を生じる．さらに，毒成分，唾液腺成分を生体が抗原と認識し感作が成立すると，即時型あるいは遅延型のアレルギーを発症する．ここでは最初にハチ刺症，ムカデ刺症の2症例の外来での対応を紹介し，その他の虫刺症についても解説する．

ハチに刺されたとき

> **症例①**
> 　50歳代女性，既往歴なし．山で登山中にスズメバチに襲われ救急要請，救急車にて搬送される．
> 　救急外来に到着した患者さんは，意識やや混濁．血圧：95/60 mmHg，心拍数：110回/分，呼吸数：20回/分，SpO$_2$：95％（室内気）．上半身の広範囲に膨疹を認める．

　ハチ毒によるアナフィラキシーによって，本邦では年間約30～40名程度が死亡している．スズメバチとアシナガバチで死者の70％以上を占める．受診患者のピークは8月にみられ，全体の約9割が7～9月に集中している．この時期はスズメバチ，アシナガバチ類では巣のサイズが最大規模に達しており，働きバチの巣を守る防衛行動も高まっている．したがって**駆除や巣に近づかないなどの予防**が重要である．
　ハチ刺症の場合，過去にハチ毒に感作されていて，再度刺された場合にアナフィラキシーが起

表　アナフィラキシーを疑う症状

皮膚	瘙痒，蕁麻疹，紅斑，チアノーゼ
目	結膜瘙痒，眼瞼浮腫，流涙
呼吸器	くしゃみ，鼻漏，嗄声，喘鳴，喉頭浮腫，呼吸困難
循環器	低血圧，頻脈，徐脈，伝導障害
消化器	吐き気・嘔吐，胃痙攣，下痢
神経	めまい，失神，不穏，痙攣

こる場合と，同時に多数の箇所を刺され，ハチ毒自体に含まれるケミカルメディエーターによりアナフィラキシー様反応を起こす場合とがある．ハチ毒アレルギーに対するアレルギー免疫療法が有効であるが，日本では保険適応がない．

1. （専門医を呼べるとしても）自分でやるべきこと（初期治療）

①〜④をできることから速やかに行う．
　① 病歴聴取，上気道の評価，バイタルサイン測定
　② 抗原の除去（ハチの針は除去する）
　③ モニター装着，酸素投与，輸液路の準備・確保
　④ アドレナリン投与

1 アナフィラキシー症状の治療

・アナフィラキシーを疑う症状を**表**に記した．特に気をつけるべき症状である，**上気道閉塞の徴候**（口唇・舌・口蓋垂・軟口蓋の浮腫，嗄声，嚥下困難），**喘鳴，下痢，腹痛**のどれかを認める場合には，アドレナリンを筋注する．皮下注は吸収が遅いので行うべきでない．必要に応じ10〜20分ごとに投与する．過去に**重篤なアナフィラキシーを呈した既往のある患者さん**に対しては，上記の症状を認めなくても，早期のアドレナリン投与を行う．

> ●処方例
> ・アドレナリン（アドレナリン注0.1％シリンジ「テルモ」），0.3 mL〔1：1,000（1 mg/mL），筋注〕，0.01 mg/kg，最大量：成人1回0.5 mg，小児1回0.3 mg

・**上気道狭窄**がすでにある場合，**血圧70 mmHg以下の重症例**，**心停止もしくは心停止に近い状態**で経静脈投与が必要になる．アドレナリン1 mgを生理食塩水で薄めて合計10 mLにしたものの1 mL（アドレナリンにして1/10 A）を約30秒かけてゆっくり静注する．1〜2分で効果が現れないときは同量の静注をくり返す．循環動態のモニタリング下で行う．**上記以外の場合には不整脈，高血圧などの有害作用を起こす可能性があるので推奨されない**．時折，アドレナリン1 Aを静注してしまった事故症例が散見されることがあり注意が必要である．

・**β受容体拮抗薬を服用している患者さん**では，アドレナリンが効果を示さないこともあり，その場合はグルカゴン1〜2 mgを静注する（5分ごとにくり返す）．

・**血圧が低い場合**は，生理食塩水やリンゲル液などの細胞外液の点滴をボーラス投与する（成人の場合には1〜2 L，小児の場合には20 mL/kg）．反応をみて投与をくり返す．

- **アドレナリンを投与しても窒息が迫っている場合**には，気道確保が必要だが，浮腫により気管挿管が困難な場合には，輪状甲状膜切開を行う．
- **ショックが遷延する場合**には，昇圧薬を投与（適切な前負荷を補うことを優先）する．
- **ステロイド**：効果を現すのは数時間後で，急性期の症状に対して抑制効果はないが，後期相反応の防止が期待できるため，重症例ではメチルプレドニゾロン（ソル・メドロール®）125 mgを静注し，症状をみつつ6〜8時間ごとに投与する．
- **抗ヒスタミン薬**：H1受容体拮抗薬は血管透過性亢進，気管支収縮，末梢血管拡張などを抑える効果があり，蕁麻疹などの皮膚症状のみの場合有効であるが，喉頭浮腫やショックには効果がない．効果発現までに時間を要するため，ステロイドと同様に後期相反応の予防に用いる．H2受容体拮抗薬を併用することが推奨される．

> **症例①の続き：救急外来での実際の治療**
>
> モニターを装着しつつ，酸素投与，生理食塩水でルート確保を行った．視診にて，やや努力様呼吸，上半身の広範に膨隆疹を認める，血圧：95/60 mmHg，心拍数：105回/分，SpO2：96％（室内気），呼吸数：28回/分．「少しふあふあする」という訴えあり．アドレナリン0.3 mg（筋注），エコーで心収縮力が十分であるのを確認しつつ，大量輸液を指示（1 L/約30分）し，d-クロルフェニラミン（ポララミン®）注5 mgとファモチジン（ガスター®）注射液20 mg（静注），さらにソル・メドロール®125 mgも投与した．
>
> 来院から1時間後，血圧：120/65 mmHg，心拍数：85回/分，SpO2：99％（酸素2 L経鼻），呼吸数：24回/分．発赤も軽減し，本人も「楽になった」という．経過観察のため1泊入院，後日皮膚科を受診するように指示した．

2 軽症例での処方例

蕁麻疹，紅斑を認める場合は，ステロイド外用薬の処方や抗アレルギー薬の内服処方を行う．

> ●処方例
> - ベタメタゾン酪酸エステルプロピオン酸エステル（アンテベート®）軟膏0.05％ 10 g，1日3回
> - セチリジン（ジルテック®）錠10 mg，1回1錠，1日1回（就寝前）

3 重症例の対応

アナフィラキシーの基本的な初期治療を行っても反応が乏しい場合には，救命救急センターなど，集中治療の可能な施設への転送を考慮する（転院の場合には，急変時に対応するため医師の同乗は必須である）．

4 気道確保

気管挿管が必要な場合，対応可能な最も経験豊富な医療従事者が施行する．

舌および咽頭粘膜が腫脹し，血管浮腫および多量の粘液分泌があると，喉頭や上気道の解剖学的指標がわかりにくく，気管内チューブの挿入が困難になることがある．気管挿管は十分に酸素化を行った後に実施する．アドレナリン投与により気道狭窄が改善しない場合は気管挿管，さらに輪状甲状膜切開が必要な場合がある．緊急時の対応に滞りが生じないように，救急カートの挿

管用備品の内容を普段から点検しておく〔DAM（difficult airway management）セットの整備も検討〕．

2. 専門医を呼ぶべきか，呼ぶタイミング

皮膚症状のみであれば，局所へのステロイド軟膏塗布や鎮痛薬の処方などを行い転送することなく帰宅可能である．アナフィラキシー症状がある場合，もしくは過去にアナフィラキシーの既往がある場合は，入院施設のある病院への搬送が必要になる．

1 専門医（アレルギー科，皮膚科）へコンサルトするタイミング

下記の処置が必要な場合，専門医へコンサルトする．
- 特異的血清IgE抗体の測定
- 皮膚テスト
- エピペン®の処方（必要な講習を受講する必要がある）

2 エピペン®の使用法

- ショックを起こしてから使用するのでは遅い．使用する目安としては，異常な感覚（息苦しい，しびれ感，違和感，口唇の浮腫，気分不快，吐き気，嘔吐，腹痛，蕁麻疹，咳込みなど）があった際，または呼吸器症状が現れたら，ためらわず使用する．
- 以前にアナフィラキシーを起こしたのと同じ原因に曝露されたら使用する．
- **発症から30分以内に行えるかが，救命できるかの分岐点となる．**
- 初回投与後，症状が改善しない，あるいは悪化した場合は15〜20分ごとに追加投与する．使用後は必ず医療機関を受診する（経過観察入院が必要）．

3. 患者さんを帰す際の注意事項

軽快したアナフィラキシーの患者さんが，数時間後に再度悪化するという**二相性の反応**を示すことがあるため，いったんよくなっても経過観察入院が必要である．二相性反応はアナフィラキシー全体の約20％に起こるとされ，特に初期の症状が重篤な患者さんに多い．

ムカデに刺されたとき

症例②

50歳代女性．畑作業のために長靴を履くとき中にいたムカデに咬まれて受診．疼痛が強い．病歴聴取後，患部を温め，細針で局所麻酔を行った．

> ● 処方例
> ・リドカイン（キシロカイン®）注射液1％，0.5〜1.0 mL＋ベタメタゾンリン酸エステルナトリウム（リンデロン®）懸濁注，0.5〜1 A
> ※60％リドカイン含有テープ（ペンレス®テープ）を使用してもよい

■ ムカデ咬傷の治療

　ムカデに咬まれると激しい疼痛をきたすが，その初期対応として，通常は局所を冷却することが多い．しかし，43℃の温水で患部を温めると疼痛がすみやかに消失する，との報告[1]がある．この方法は毒の不活性化あるいは局所血流の改善により毒液を早期に拡散させて鎮痛効果を発揮している可能性がある．痛みが強い場合は局所麻酔薬の貼付や局所注射で対応する．

　疼痛とは別に，毒成分に対する即時型アレルギー反応によってアナフィラキシーを生じる場合があるので，蕁麻疹や気分不良，呼吸困難などの症状が現れた場合はハチ刺症と同様に対応する必要がある．

> ● 処方例
> ・ロキソプロフェンナトリウム（ロキソニン®）錠60 mg，1回1錠，頓用，1日最大3錠まで
> ・ベタメタゾン酪酸エステルプロピオン酸エステル（アンテベート®）軟膏0.05％ 10 g，1日3回

その他の虫に刺されたとき

　その他に救急外来で遭遇する可能性のある虫刺症について解説する．近年はヒアリなどの外来種の報告があるため，Webなどで最新の情報を収集する[2]．

1. ブヨ

　ブユ，ブトとも呼ばれる．6〜9月に活動する．ブヨに刺された場合は痛みを感じることもあるが，気づかない場合が多い．数時間から2〜3日後に赤い発疹と強い痒みが現れる（遅延型反応）．温めることで疼痛が改善すると報告[3]がある．ハチ刺症と同様にステロイド外用薬塗布などを行う．

2. アブ

　ブヨが数mmに対して，アブは2〜3 cmの体長がある．刺されたときに「チクッ」とした痛みを感じ，その後強い痒みがある．患部を冷水で洗浄することで，痒みも治まる．ハチ刺症と同様にステロイド外用薬などを使用する．

3. ノミ

大多数がペットのネコに寄生するもので，はじめて接触する人には強い反応が出る．非常に痒い紅斑あるいは丘疹を生じ，そのなかに出血点がみられることがある．1週間で皮疹は消える．

4. クモ

オーストラリアからの輸入種であるセアカゴケグモは，今や日本全国に分布している[4]．咬まれた直後は局所の痛みはほとんどなく，通常5～60分の間に局所痛として現れ，しだいに痛みが増強する．熱感，瘙痒感も伴うが，大きな特徴は痛みである．治療は疼痛に対する鎮痛や鎮静などの対症療法であり，重症例では抗毒素血清が用いられるが，国内での入手は困難である．

5. 毛虫

ドクガ皮膚炎は，ドクガ幼虫の毒針毛による皮膚炎である．じかに触れなくても発症する．近づいたヒトに毛虫が毒針を風にのせて吹き付ける．痒みを伴い，時間とともに皮疹の数が増えていく．発症数時間後までは皮膚に毒針が残っているので，テープなどで丁寧に除去する．通常はステロイド外用薬で対応可能であるが，症状が強いようであれば抗アレルギー薬の内服，さらにはステロイドの全身投与も考慮する．

引用文献

1) Chaou CH, et al：Comparisons of ice packs, hot water immersion, and analgesia injection for the treatment of centipede envenomations in Taiwan. Clin Toxicol（Phila），47：659-662, 2009（PMID：19640231）
2) 環境省：【要緊急対処特定外来生物】ヒアリ類対処指針冊子
https://www.env.go.jp/nature/intro/2outline/attention/file/taisho_sasshi.pdf（2024年8月閲覧）
3) Wilcox CL, Yanagihara AA：Heated debates：hot-water immersion or ice packs as first aid for Cnidarian envenomations? Toxins, 8：97, 2016（PMID：27043628）
4) 国立感染症研究所：セアカゴケグモ咬症とは
https://www.niid.go.jp/niid/ja/diseases/a/psittacosis/392-encyclopedia/3150-lh-intro.html（2024年8月閲覧）

参考文献・もっと学びたい人のために

1) 田中 拓：虫などによる刺傷．レジデントノート，11：1796-1799, 2010
2) 松浦大輔：節足動物による皮膚症．MB Derma, 206：75-80, 2013
3) 柏浦正広：蕁麻疹・アナフィラキシーショックの初期治療．レジデントノート，11：1448-1452, 2010
4) 夏秋 優：救急対応を要する虫刺症．日本皮膚科学会雑誌，122：3444-3446, 2012
5) 日本アレルギー学会：アナフィラキシーガイドライン2022
https://www.jsaweb.jp/uploads/files/Web_AnaGL_2023_0301.pdf（2024年8月閲覧）
6) 岐阜県生活衛生課：何の虫に刺されたか．2017
https://www.pref.gifu.lg.jp/page/1676.html（2024年8月閲覧）

プロフィール

藤原紳祐（Shinsuke Fujiwara）
国立病院機構 嬉野医療センター 救命救急センター　センター長
RRS（rapid response system）について，調査，研究などを行っています．

第5章　咬まれた・刺された

5. 海洋生物に刺された

髙田忠明

> ● **Point** ●
> - 海洋生物による刺傷の90％は刺胞毒群と刺毒群によるといわれている
> - 毒素による全身症状と刺傷による局所症状に分けて考える

はじめに

　地球温暖化によって海洋生物の生息域に変化が生じてきている．危険な海洋生物が今までは観測されなかった地域であっても，今後は注意していかなければならない．

　海洋生物による刺傷は，加害生物によっては，アナフィラキシーショックや呼吸停止，最重症例では心肺停止に至ることがある．**バイタルサインに異常があるときは**，人を集め蘇生処置を迅速に開始する．**全身状態が安定している場合**は，可能な限り鎮痛を行った後に局所処置や治療を開始する．患者さんが加害生物を認識できていないときは局所所見の詳細な観察が必要となる．また，**皮膚の発赤が高度で水疱が生じている場合**には，後に色素沈着や瘢痕が生じうるのでクロベタゾールプロピオン酸エステル（デルモベート）などの高力価のステロイド外用薬を使用し，できるだけ早期に皮膚科受診へとつなぐ．

1. （専門医を呼べるとしても）自分でやるべき初期対応と治療

　なにはともあれ，A：気道，B：呼吸，C：循環，D：意識の評価を行うことから始まる．バイタル測定を迅速に行い，必要ならば蘇生処置を急ぐ．なお，海洋生物による死亡例の多くは小児症例であるため，小児心肺蘇生法について精通しておくことが望ましい．

　海洋生物による刺傷に対しては，42〜45℃前後の温水を用いた20〜90分程度の温浴療法により疼痛緩和が期待できる[1]．疼痛の強さに応じて，アセトアミノフェンやNSAIDs，ペンタゾシン，モルヒネやフェンタニルといった種々の薬剤を使い分ける．**十分な鎮痛をすみやかに行う**ことが，その後の診察と処置をスムーズにするコツである．なお，**予防的抗菌薬投与は推奨されていない**が，エイ刺傷など深部損傷や異物残留の可能性がある場合，免疫抑制下にある患者さんの場合には，*Vibrio*属や*Aeromonas*属，皮膚の常在菌をターゲットとした抗菌薬の投与を開始する．また，破傷風トキソイドは患者さんの接種歴を考慮して投与する．

　海洋生物ごとの処置と治療について表に示す．

表　海洋生物ごとの処置と治療

海洋生物		処置		治療
刺胞毒群	ハブクラゲ	触手除去に食酢を使用	43℃前後で温浴，20分程度	鎮痛薬，破傷風トキソイド
	アンドンクラゲ			
	カツオノエボシ			
	ファイヤーコーラル	触手除去に海水を使用		
	ガヤ			
刺毒群	ガンガゼ	棘の除去		
	オニヒトデ			
	エイ類			
	ゴンズイ			
	オニダルマオコゼ	海水で洗浄		
皮膚刺激群	ゾエア	食塩水などでよく洗い流す		ステロイド外用薬

文献2を参考に作成

1 刺胞毒群

代表的な海洋危険生物はクラゲである．クラゲの存在や触手に気がつかず，受傷した際の痛みで気がつくことが多い．一般的には受傷数分後に紅い膨疹が出現してくるが，数時間後に症状を呈することがあり，受傷時の状況や症状，皮膚所見から総合的に診断する．

まず触手を除去し，次に温浴療法で鎮痛を図る．疼痛が強ければ，処置に先行し鎮痛薬の投与を行うのがよい．

1) ハコクラゲ

ハコクラゲはその名のとおり箱のようなカサが特徴で，猛毒をもつ種が多く，そのほとんどが南洋に生息する．奄美以南に生息するハブクラゲはハコクラゲの1種で，傘は12 cm前後，触手1.5 m程度の大きさである．水深20 cm程度の浅瀬でも刺傷事故が発生している．患部には帯状の紅斑を認めるのが特徴である．

一般にハコクラゲ刺傷に対しては，刺胞の発射を抑制するために**多量の食酢**で触手を洗い流す．夏場，黒潮に乗って北海道付近にまで達するアンドンクラゲによる刺傷も同様の処置を行う．

2) カツオノエボシ

カツオノエボシ（図1）は一般的に暖かい海に生息するが，夏季には北海道や東北地方沿岸でも生息が確認されている．約10 cm程度の青い浮袋を有し，触手は10〜20 mにも達する．この生体自体に遊泳力はなく，風に揺られて移動する．波打ち際に打ち上げられたカツオノエボシに触れたり，踏みつけるなどして受傷することがある．別名，電気クラゲといわれるように刺された直後から強烈な痛みを伴い，いわゆるミミズ腫れを呈するのが特徴である．

カツオノエボシ刺傷に対しては，**多量の海水**で触手を洗い流す．また触手は愛護的に用手的除去を行うこともある．なお，シェービングクリームとクレジットカードなどのプラスチックカードを用いて触手除去を行うこともあったが，エビデンスに乏しい処置であり，現在は推奨されていない[3]．

●ここがピットフォール①

クラゲ触手を除去する際には，その種に応じて食酢を用いるか否かが決まる．

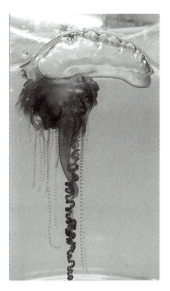

図1 カツオノエボシ
Color Atlas㉚参照

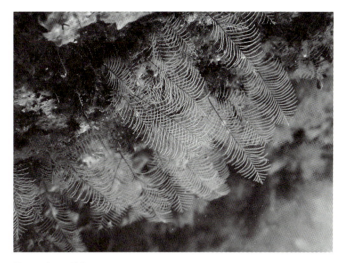

図2 シロガヤ
文献4より転載（Color Atlas㉛参照）

3）ガヤ

　ガヤは一見したところ10〜20cmほどの海藻のようだがクラゲと同じ刺胞動物（図2）で，青森県以南の日本各地で遭遇しうる．刺糸に触れると疼痛は徐々に増悪し，やがて瘙痒に変わっていく．初期対応として**海水**で触手や刺胞を洗い流す．

●**ここがピットフォール②**
上記の腔腸動物の刺胞は真水によって毒素が注入されるため，真水は使用しない．

●**ここがポイント①**
海水の塩分濃度は通常は3.5％前後である．海水がない場合は，水1Lに対して塩35gを溶かしたもので触手を洗い流す．

4）ファイヤーコーラル

　ファイヤーコーラル類によるサンゴ皮膚炎は，マリンスポーツ中の接触により受傷するが，加害生物として認識されていないために診断に苦慮する．サンゴ骨格が皮膚内に残存していることがあるため単純X線写真による確認が望ましい．

2 刺毒群

　エイ類，オコゼ類やゴンズイ（図3）などの魚類のヒレにある棘や，オニヒトデやウニの一種であるガンガゼなどの棘皮動物の棘は有毒である．これらによる刺傷は受傷直後から激痛，しびれや知覚障害を起こし，また，紅斑，腫脹，皮下出血などの局所症状を認める．棘皮動物の棘は折れやすく，これらの加害生物による刺傷では棘が体内に残存していることがあるため，軟部X線写真やエコーを利用して棘の確認を行う．

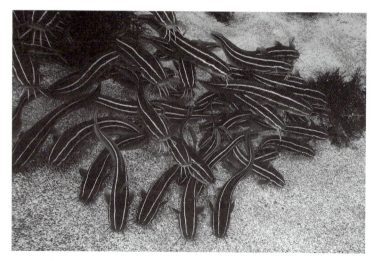

図3　ゴンズイ
Color Atlas ㉜参照

1）エイ

アカエイは日本に広く生息している．毒素は，末梢血管収縮，頻脈や徐脈，房室ブロックといった血行動態への変動や，呼吸停止，痙攣を引き起こすこともある．疼痛のピークは受傷30〜90分程度に迎えるとされ，多くの場合48時間ほどで改善する．患部を40〜45℃程度のお湯で少なくとも30〜90分程度浸すと疼痛緩和が期待できる．時には，麻薬による鎮痛や神経ブロックが必要となることがある．

創部にエイの棘が残留することがあるため，**診察や画像検査を用いて残留物の有無を確認し，必ず除去する**ことが重要である．創部の壊死や感染リスクが高いため，デブリドマンを行い，一次閉鎖をせず，創部管理することが望ましい[5]．

2）オニダルマオコゼ

オニダルマオコゼの有する毒は主にタンパク毒で，ハブ毒の80倍に相当する．主に心筋伝導障害や心筋虚血作用を有し，死亡例の多くは受傷後6時間以内に発生しているため，モニター装着は必須であり，注意深い経過観察が必要である．

3）ゴンズイ

ゴンズイは体長15 cm前後であり，背ビレと胸ビレにカエシのついた棘を有している．そのため，棘が体内に残存していないか確認が必要である．タンパク毒であるために温浴療法が有効である．

> ●ここがポイント②
> ・刺毒群による刺傷は激痛が多い．麻薬性鎮痛薬の使用をためらわない．
> ・棘の確認を行い，必要に応じて切開やデブリドマンを行う．

3 皮膚刺激群

ゾエアはエビやカニなど甲殻類の変態途中の幼生で全国に広く分布する．いわゆるプランクトンで非常に小さいために，目視することはできない．棘による皮膚障害を起こし，瘙痒とともに

チクチクする痛みを伴う．海水浴中に症状が発症するのではなく，体が乾いたときや真水のシャワーを浴びることで発症する．5 mm前後の紅色小丘疹が水着の被覆部を中心に出現するのが特徴である．

可能であれば，先述したように塩と温かい水で作成した食塩水を用いて患部を十分に洗浄し，皮膚症状に応じてステロイド外用薬を用いる．

2. 専門医を呼ぶべきか，呼ぶタイミング

加害生物が確認できない場合や，典型的な皮膚所見を認めず加害生物が推測できない場合は，専門医による診察や顕微鏡検査が診断に寄与する可能性がある．また，**患肢の腫脹が強く血流不全を認めた場合**は減張切開が必要となるため，すみやかに専門医を呼ぶ．

3. 専門医を呼べない状況ならどうするか

局所症状に対して専門医を呼ばなければならない事態は稀である．むしろ，上記初期対応と鎮痛をしっかりと行うことに専念すべきである．

4. 患者さんを帰す際の注意事項

局所に対して高力価のステロイド外用薬を用いることが多いことや皮膚の色素沈着や四肢関節の機能障害を残すことがあるため，**できるだけ早期に皮膚科の受診を指示することが重要**である．

Advanced Lecture

1 クラゲ刺傷の疼痛緩和

クラゲ刺傷に関して，以下の事項についてはエビデンスが確立していないのが現状である．
・重曹については従来使用されていたが，むしろ刺胞を刺激し疼痛悪化させる可能性があるといわれており，積極的な使用は推奨されない．
・リドカインスプレーやゼリーの塗布が毒放出の抑制や疼痛軽減に有用であったという報告があるが，小規模な研究に留まっているのが現状であり，積極的推奨には至らない．

2 番外編：シガテラ中毒

サンゴ礁海域に生息する南洋魚を食すことで発症する食中毒である．プランクトン（渦鞭毛藻類）によるシガテラ毒が原因で，食物連鎖による生体濃縮によって毒素が蓄積するため，保有生物は数百種類以上にのぼるといわれている．近年では関東地方の太平洋沿岸域でシガテラ中毒が発生しており，温暖化による生息域拡大が原因と考えられている．

摂取数時間後から，下痢や嘔吐，腹痛といった消化器症状が発現する．その後，口唇周囲のし

びれ，歯痛，触ったり飲んだりした際にやけどのように感じたりピリピリした痛みを感じる異常感覚（ドライアイス・センセーション），複視，麻痺などの神経症状，血圧低下や徐脈などの循環器症状を呈する．

治療の根幹は対症療法であり，補液やアトロピンを投与して循環動態の維持に努める．消化器症状や循環器症状は多くの場合48時間以内に改善する．

おわりに

大規模なRCTがなくエビデンスに基づいた治療法が確立していない領域である．アンテナを高く張り，適宜アップデートしていきたいところである．

引用文献

1) Atkinson PR, et al：Is hot water immersion an effective treatment for marine envenomation? Emerg Med J, 23：503-508, 2006（PMID：16794088）
   ↑海洋生物による刺傷に対しては冷却すべきという慣例に一石を投じた論文．
2) Isbister GK, et al：Marine envenomations from corals, sea urchins, fish, or stingrays. UpToDate, 2023
   ↑サンゴ類，ウニ類，オコゼ類，エイ類による傷病についてのまとめ．
3) Yu E & Altschuh L：Clinical Management of North American Snake and Marine Envenomations. Emerg Med Clin North Am, 42：653-666, 2024（PMID：38925780）
4) シロガヤ：新潟大学佐渡自然共生科学センター臨海実験所
   https://www.sc.niigata-u.ac.jp/sc/sadomarine/marinelife/shirogaya.html（2024年8月閲覧）
5) Hornbeak KB & Auerbach PS：Marine Envenomation. Emerg Med Clin North Am, 35：321-337, 2017（PMID：28411930）

参考文献・もっと学びたい人のために

1) 亜熱帯総合研究所：海の危険生物治療マニュアル．2006
   ↑googleで「海の危険生物治療マニュアル」と検索するとヒットする（2024年8月現在）．無料で公開されており，写真が多く，加害生物の判別のために救急外来で役立つ．ただし，初版から10年以上経過しており，初期対応や治療法に関しては改訂が望まれる．

プロフィール

髙田忠明（Tadaaki Takada）
ジャパンメディカルアライアンス／海老名総合病院 救命救急センター 救急集中治療科
海老名総合病院は救急外来受診者数が多く，1〜3次救急患者をバランスよく診療することができるため，若手医師にとっては充分な症例数を経験できます．また，特に救急診療や総合診療に重きをおいており，ジェネラリストの育成に力を注いでいます．ぜひ，見学にいらしてください．

第6章　外傷・ケガ

1. 釣り針が刺さった

島　幸宏

> ● Point
> ・釣り針を抜くときは勇気をもって引っ張ること
> ・針を扱うので二次損傷に注意すること
> ・釣り針刺傷を専門とする医師はいない！

はじめに

　釣り針刺傷は，海（河川）に接する診療所・病院に勤務すると土日，夜間（早朝）に遭遇することが多い．釣りをする人は朝夕の時間帯，仕事のない休日に訪れるからである．釣り人にとって釣り針が刺さることはよくあることである．ほとんどは浅く刺さって，あるいは一瞬刺さってすぐに自身で抜いている．**病院を受診する「釣り針が刺さった」は自身で抜去するのが困難と判断するくらい深くまで刺さっているということである**．

> **症例**
> 　休日に当直をしていると，釣り針が刺さって引っ張っても取れないと患者さんが直接来院した．図2①のように先端が埋没した状態．手やコッヘルを用いて逆行性に引っ張ってみたが抜けなかったので埋没した針周囲を深く切開して摘出した．

ということをせずに上手く釣り針を抜去する方法を紹介する．

1. （専門医を呼べるとしても）自分でやるべきこと

1 抜去前に行うこと

　まずは**針の構造を確認**する．できることなら患者さんに同じ釣り針を持参してもらう．釣り針は糸を結ぶ「チモト」から「胴」「腰曲げ」「先曲げ」を経て「ハリ先」に至る．「ハリ先」に「カエシ・モドリ（burb）」がついているものと，ついていないものがある．また，「胴」の部分にも「ケン」と呼ばれる針を抜けなくする構造物がある場合もある（図1）．ルアーについていることが多いがトレブルフック（トリプルフック）と呼ばれる3本の針がひとまとまりになったものもある．
　次に，刺さった針の大きさから刺入した深さを判断する．深い場合には神経・血管損傷の合併

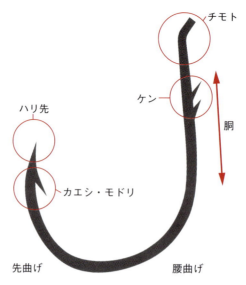

図1　釣り針の部分名称

も考慮し，二次損傷を引き起こさないように抜去には細心の注意を払う．また，眼球の損傷を疑う場合，関節包の損傷を疑う場合は専門的加療を検討する．

糸・おもり・ルアー本体など釣り針以外のものを除去し，局所麻酔を行う．釣り針や皮膚が汚染されている（見た目が汚れている）場合にはまず洗浄する．その後，釣り針とともに傷病部位の消毒を行う．

医療者が第2の犠牲者にならないように感染防護（特にゴーグル）を忘れずに行うこと．

2 抜去方法

釣り針の抜去方法は過去にも紹介[1, 2]されており，初心者でも簡単に行える方法として2つあげられる．

1） string-yank technique（図2）

この方法は「steam」法とも呼ばれ一般的に行われている．**傷を増やすことなく損傷も最小限に抑えることができる．あまり大きくない釣り針に向いている．**しかし，**耳垂（耳たぶ）のような可動性の高い部位には向かない．**

具体的には釣り針の「腰曲げ」よりも先端に近い部位に絹糸などを結ぶ（図2②）．次に「チモト」の部分を押し下げておく．押し下げることにより釣り針を露出させ引っ張りやすくなる．この状態で絹糸を一気に引っ張り釣り針を抜去する（図2③）．

> ●ここがポイント
> 引く方向は「胴」に平行な方向！

引き抜いたときに釣り針がどこかに飛んでいかないようにしっかりと結んでおかなければならない．この方法はトレブルフックにも使用することができる．抜去後に圧迫止血を行う．

YouTubeなどの動画検索サイトで「fish hook removal」などと検索するとさまざまな動画を見ることができる．成功例だけでなく失敗しているものもあるため参考になる．

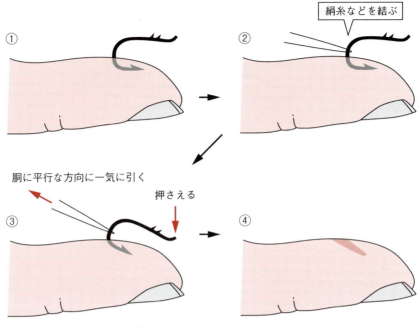

図2　string-yank technique

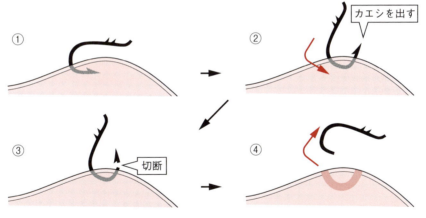

図3　advance and cut technique

2） advance and cut technique（図3）

　この方法は新しい傷をつくってしまうことが問題だが，string-yank technique では対応できなかった可動性の高い部位にも使用できる．

　この方法のポイントは**「カエシ」の部分を除去して抜去する**ことである．先端が皮下にある状態（図3①）で来院した場合，釣り針全体をよく消毒し局所麻酔を行ったうえで釣り針のカーブに沿ってさらに刺入し「ハリ先」を皮膚から出す（図3②）．「ハリ先」が十分に露出した後に「カエシ」の部分をコッヘルなどで把持しながら「カエシ」の下で切断する（図3③）．切断する際に「ハリ先」がどこかに飛んでいってしまわないように注意する．コッヘルで把持するのが困難であれば，代わりに透明のカップで覆いながら切断してもよい．切断した後に逆方向に針を戻して皮

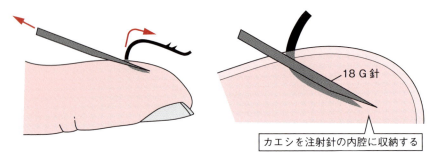

図4 needle cover technique

皮膚から抜去する（図3④）．

●ここがピットフォール！
釣り針の大きさ・太さ・材質によっては非常に固く，切断に苦慮することがある．

「胴」に「ケン」がついている場合は「カエシ」を切断するのではなく「胴」で切断し順行性に抜去するという方法もある．しかし「胴」は「ハリ先」に比較してさらに丈夫にできているため切断にはさらに難渋する可能性がある．

3）その他の方法
・retrograde technique

釣り針を単純に逆方向に引っ張って抜去するretrograde techniqueがある．こちらの方法は「**カエシ」のない釣り針（バーブレス）で使用する方法**である．「カエシ」がない釣り針が刺さったなら患者自身で抜去してしまうであろう．したがって医師がこの方法を使用することはない．

・needle cover technique

もう1つ，needle cover techniqueがある．この方法は熟練を要する方法である．18 G針を釣り針の刺入点から刺入し**18 G針の内腔に「カエシ」を収納**することで逆行性に抜去できるようにするものである（図4）．皮下にある「カエシ」を針の内腔に収めるのであるから容易ではない．

3 抜去後

針を抜去した後，刺入創が汚染されている可能性があると判断するならば留置針の外筒を創に刺し，生理食塩水で十分に洗浄する．餌が入り込んでいる場合があるので注意する．

抜去後の破傷風予防を忘れてはならない．成人で5年以内に破傷風予防接種歴がない場合は**破傷風トキソイドワクチン**を接種する．破傷風第1期初回免疫3回接種が完了していない場合は破傷風トキソイドワクチンを3〜8週の間隔で2回接種する．さらに今回の1回目の接種から6〜18カ月後に3回目を接種する．

刺入創は縫合せず開放創とする．抗菌薬の予防投与に関しては文献1では「免疫力が低下している，あるいは創傷治癒能力の低下した状態（糖尿病・末梢動脈疾患など），腱・軟骨・骨・関節を含む損傷でなければ必要ない」と書かれているが日本では使用されていることが多い．使用するなら嫌気性菌も考慮し3〜5日程度投与すべきである．

> ●処方例
> 　アモキシシリン・クラブラン酸カリウム（オーグメンチン）1回1錠，1日3回＋アモキシシリン（サワシリン®）1回1カプセル，1日3回

あとは通常の創処置に準じて対応する．

2. 専門医を呼ぶべきか，呼ぶタイミング

　釣り針による刺傷の専門医はいない．しかし**刺入部位が目（とその周囲）の場合**には視力低下の危険があるため眼科医に相談する．また，自身で抜去できなかった場合には上級医の助けを借りることになる．

　釣り針抜去後に遺残物がある（可能性がある）場合，止血が困難な場合，関節内に達していると疑う場合には外科系医師（整形外科など）の上級医に助けを求める．

3. 専門医を呼べない状況ならどうするか

　眼球損傷と判断する場合は感染性眼内炎や眼球異物の可能性があるため眼科専門医のいる病院への紹介を推奨する．皮膚・皮下組織以外の損傷が懸念される場合は上記に沿って処置・処方を実施する．関節の発赤・疼痛・可動制限など関節炎を疑う所見が生じた場合には，整形外科を受診するように指示する．

4. こんなときは要注意

　痺れや激しい痛み，感覚異常を伴い神経損傷を疑う場合，止血が困難で血管損傷を疑う場合は要注意である．また，関節内に損傷が及ぶと考えられる場合は外科系医師（整形外科など）の上級医に相談し抗菌薬を投与する．

5. 患者さんを帰す際の注意事項

　後日，感染の可能性があることは患者さんに伝える．感染について伝える際には「腫れ，赤みがひどくなる」「痛みが増す」「臭い汁が出てくる」など起こりうる症状を**具体的に伝える**とよい．さらに「口が開きにくい」，「首筋が張る」など破傷風症状についても説明する．上記のような症状があらわれた場合には受診するよう伝える．

おわりに

海に面した病院・診療所ではよく遭遇する「釣り針が刺さった」ですが，釣り針を専門にする医師はいないので「専門外」とお断りするのではなく一度前述の方法を試みましょう．

引用文献

1) Gammons MG & Jackson E：Fishhook removal. Am Fam Physician, 63：2231-2236, 2001（PMID：11417775）
2) 林 寛之：知って得する！釣り針の瞬間抜き技．Gノート，1：147-149, 2014

プロフィール

島　幸宏（Yukihiro Shima）
地域医療振興協会 有田市立病院
救急・集中治療など医師になってから9年間は義務にしばられ，5年間小さな病院に勤務しました．断ることのできない当直は辛いこともありましたが得るものも多く，そのときの経験は今も生きています．「まずは診る」と覚悟を決めて，それから「どうするか考える」ようにしています．

第6章 外傷・ケガ

2. 針，刺しちゃいました

河野慶一

> **Point**
> ・理想は針刺し事故ゼロ！
> ・事故が起こったらまずは洗浄！ 曝露源同定と，曝露源および曝露者の感染症プロファイルをチェック
> ・HBV・HIV に対する曝露後予防が必要かどうかの判断をすみやかに行う

はじめに

　本稿で扱う針刺し事故は，医療施設で起きる事故を指している．針刺し事故における最も重要な点は，「**事故を起こさないこと**」である．各施設における事故の起こりやすいパターンを認識し，それを避けるようなシステムを構築することが必須である．そのうえで標準予防策を実施し，鋭利な物品や感染性材料を適切に取り扱うことが重要である．

　しかし事故をゼロにすることは現実的には不可能であり，発生時の初期対応に関する知識は研修医でも最低限は知っておく必要がある．ここでは針刺し事故の概要と発生時の対応，曝露後予防について説明する．

※ほとんどすべての医療施設で施設内での対応マニュアルが存在するので，実際の行動はその規定に従うこと．

> **症例**
> 　ある当直の早朝，ERの患者さんが途切れたので病棟の担当患者の診察に行った．「おはようございます．今日の調子はどうですか？」と話していると，隣のベッドから「痛っ！」という小さい声がカーテン越しに聞こえた．覗いてみると，新人看護師が目に涙を浮かべ，指を押さえている．どうやら採血をしているときに針刺しをしたようだ．さてどうする？
> 　① 病棟夜勤リーダーの鬼主任におそるおそる報告する
> 　② 刺入部から血液を吸い出す
> 　③ 見て見ぬふりをして患者さんの診察を続ける

1. (専門医を呼べるとしても) 自分でやるべきこと

1 初期対応

まずは**大量の流水と石鹸で受傷部位を洗浄**する．このとき消毒薬や漂白剤を使用する必要はなく，また傷口を絞ってはいけない．洗浄後はすみやかに上司に報告する．曝露源が同定できる場合は感染症の有無を確認〔HBs抗原，HCV（hepatitis C virus：C型肝炎ウイルス）抗体〕し，陰性であっても同意を得たうえで再度検査を行う．曝露者はHBV（hepatitis B virus：B型肝炎ウイルス）ワクチン接種歴と抗体価，過去の感染症の有無，破傷風予防接種歴を確認し，採血を行い感染症およびベースラインのAST/ALTをチェックする．また各施設で定められた様式に則って事故報告を行う（受傷日時，受傷部位，事故の種類，付着していた液体の種類など）．

2 曝露後予防の必要性を判断する

1) HBV…曝露者のHBV免疫状態と曝露源のHBs抗原の状態により対応を変更する
① 既感染による免疫獲得ずみ（HBs抗体陽性など）：処置不要
② ワクチンに反応ある場合（HBs抗体10 mIU/mL以上）：処置不要
③ ワクチンに反応していない場合（HBs抗体10 mIU/mL未満）
　・曝露源のHBs抗原陽性or曝露源不明→HBIG（human anti-HBs immunoglobulin：抗HBsヒト免疫グロブリン）＋HBワクチン再接種
　・曝露源のHBs抗原陰性→HBワクチン再接種
④ ワクチン接種歴不明/未完遂/未接種
　・曝露源のHBs抗原陽性or曝露源不明：HBIG＋HBワクチン接種完遂または開始
　・曝露源のHBs抗原陰性：HBワクチン再接種完遂または開始

2) HCV…有効な曝露後予防なし
① 曝露者のHCV抗体陽性：専門医（消化器内科など）受診
② 曝露源のHCV抗体陰性：処置不要
③ 曝露源のHCV抗体陽性or曝露源不明：経過観察

3) HIV

HIV（human immunodeficiency virus：ヒト免疫不全ウイルス）抗体陽性または臨床的にHIV感染が強く疑われる場合に抗HIV薬の**予防内服を考慮**する．針刺し事故における感染リスクは0.3％と低いが，予防内服によりそのリスクを80％程度下げることができる（2000年代に入ってから職業曝露によるHIV感染が確定した例は報告されていない）．曝露から内服開始までの時間が経つにつれ予防内服の効果が下がるため，内服する場合はできるだけ早期に初回内服を行う（内服開始の決定は最終的に曝露者自身の判断）．代表的な処方例を下に示すが，常備されている抗HIV薬は施設により異なるため，自施設にある抗HIV薬を確認していただきたい．在庫がない場合はすみやかに近隣のHIV拠点病院を受診できるよう手配する（場合によっては救急車搬送を考慮してもよい）．

●処方例

エムトリシタビン/テノホビル（ツルバダ®配合錠）1回1錠
　＋
ラルテグラビル（アイセントレス®錠400 mg）1回1錠　1日2回

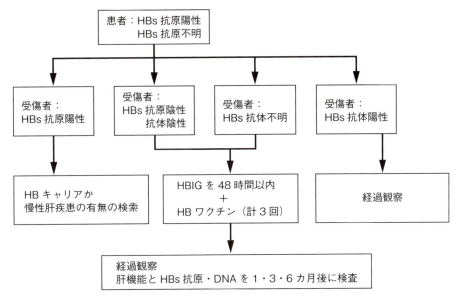

図1　針刺し事故対応フローチャート（HBV）
国立病院機構 千葉医療センターで使用

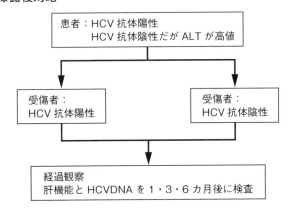

図2　針刺し事故対応フローチャート（HCV）
ALT：alanine aminotransferase（アラニンアミノトランスフェラーゼ）．国立病院機構 千葉医療センターで使用

　予防内服は4週間継続するが，肝機能障害など副作用によりドロップアウトしてしまうことも多い．初回内服後は時間的な猶予があるため，フォローアップも含めて専門医へ診察を依頼することが望ましい．参考までに当院の針刺し事故対応フローチャートを紹介する（図1～3）．

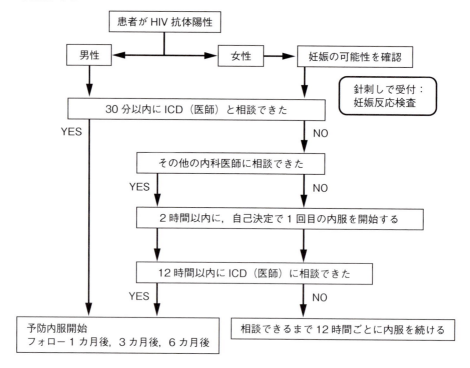

図3　針刺し事故対応フローチャート（HIV）
ICD：infection control doctor．国立病院機構 千葉医療センターで使用

2. 専門医を呼ぶべきか，呼ぶタイミング

　基本的に専門医を呼ぶ必要はない．ただし，薬剤耐性HIV陽性患者が曝露源の場合，曝露者が妊娠中や授乳中の場合などは，近隣のHIV拠点病院などHIV診療に長けた医師のアドバイスを求めることが望ましい．

3. こんなときは要注意

　感染リスクが高い事故を下に示す．

> 事故の種類（感染リスクの高い順）：針刺しなどの鋭利物損傷＞経粘膜曝露＞経皮曝露
> ・深い傷
> ・血液が付着している器具による事故
> ・太い針による事故
> ・中空針による事故

4. 患者さんを帰す際の注意事項

通常は自施設の外来フォローで問題ないが，先述したようにHIVに関連する事故の場合はHIV専門家による経過観察が望ましい．

おわりに

針刺し事故の初期対応についての概略を述べた．基本的な知識を身につけ，自施設のマニュアルに沿った適切な対応を行ってほしい．

参考文献・もっと学びたい人のために

1) Schillie S, et al：CDC guidance for evaluating health-care personnel for hepatitis B virus protection and for administering postexposure management. MMWR Recomm Rep, 62：1-19, 2013（PMID：24352112）
2) Kuhar DT, et al：Updated US Public Health Service guidelines for the management of occupational exposures to human immunodeficiency virus and recommendations for postexposure prophylaxis. Infect Control Hosp Epidemiol, 34：875-892, 2013（PMID：23917901）

プロフィール

河野慶一（Keiichi Kohno）
国立病院機構 千葉医療センター 救急科
中受垢

第6章 外傷・ケガ

3. どうやって傷を閉じたらいいの？
創傷閉鎖の選択肢

釣井採香，齋坂雄一

> **Point**
> ・糸以外のさまざまな創傷閉鎖方法を知り，それぞれの利点や選択の際のポイントを理解することで，病歴聴取や臨床所見のとり方に活かす

はじめに

　先輩にあこがれてこっそりと毎晩練習している結紮や縫合閉鎖．これを活かす機会が，外来診療にはある（はず）．だが，患者さんによってはそれだけでは対応しにくい状況が実際にはあり，どうやって閉じたらいいのかわからない傷にだって遭遇する．「上級医を呼んだらなんでもないことだけど，このくらいの傷，なんとかしたい！」…そんなときに少しでも役に立てればと思い，創傷閉鎖の選択肢とコツを示そうと思う．

> **症例**
> 　上級医指導のもと，何度か創部縫合を経験し，縫合処置にも自信をもちはじめた初期研修医の私にやってきた救急当直のある日の夜．高齢女性が自宅内で転倒し，四肢に多数の傷があるという．見てみると両上肢にベロンと今にもはがれ落ちそうな剥脱創，さらに止血が得られていない挫滅創などさまざまな傷ができてしまっていた．針糸の縫合はできそうにないことは確かだが，さて，どうやって創処置をすればよいのか…看護師さんがたくさんの処置物品の入った処置カートをもってきてくれたが，一体どの傷にどれを用いたらよいのか私は困り果ててしまった．

1. （専門医を呼べるとしても）自分でやるべきこと

　以下のことを聴取したうえで，あるいは確認しながら創洗浄を行うとよい．

❶ 詳細な受傷機転

　受傷場所から砂など異物遺残の可能性が推測でき，ナイフなどが成傷器であればその汚染程度から感染の可能性を予想できる．

2 受傷からの経過時間

単純な切創や裂創であれば受傷から縫合までの時間は術後創部感染に影響しない．時間よりも糖尿病や肥満などの創部治癒に関してのリスクファクターが感染に影響する．汚染創に対しては6～8時間以内のデブリドマンが必要となる．

3 創の視診

包帯などで被覆されている場合は除去し，創洗浄しながら血液などを洗い流し，直接観察する．傷の位置，深さ，大きさ，傷のタイプ，知覚や運動，損傷されている構造物など臨床所見の確認をすることで，救急対応の必要性やさらなる画像検査の必要性，感染のリスク判断，治療方法の選択に活かすことができる．また，しびれ，末梢側の麻痺など神経損傷の有無も確認する．

4 止血

自宅で止血帯を巻いてきている場合は，その開始時刻を聴取してはずす．出血が継続している場合はまず直接圧迫止血を行うこと．止血ができないまま創閉鎖を行うと，後の創離開につながることがある．

5 洗浄

創部内の洗浄には水道水による洗浄が有効であり，消毒液や生理食塩水を用いることは必ずしも必要ではない．水道水と生理食塩水による創部内洗浄で創感染率に有意差はないとされている．また，消毒薬を用いての創部内消毒は必ずしも有益ではない．消毒薬は組織毒性があるため，菌濃度を低下させる一方で正常組織を損傷し，結果的に感染症を引き起こす可能性がある．基本的には水道水での創部内洗浄で十分である．

6 自宅での創処置の有無を聞く

民間療法で何かを塗布してきている場合があるため聴取する．

7 アレルギーの有無

創閉鎖に使用する物品へのアレルギー反応を起こす可能性があるので，局所麻酔薬，接着剤，金属，ホルムアルデヒドすなわちシックハウス症候群などについても聴取する．

8 内服薬

ステロイドや抗凝固療法などの内服があれば，感染や処置後の出血の可能性が高くなるため確認する．

2. 専門医を呼ぶべきか，呼ぶタイミング

創洗浄を行い，血液や汚染物を除去し，創の状態を確認してからコールをかけること．また**圧迫止血だけで止血できない場合**は迅速に専門医に相談すること．

創に**神経，筋，骨，関節包の露出を認める場合**あるいはその走行に近い部位での損傷，また部位として手指・耳介・眉毛を横断する創・眼瞼や睫毛にかかる創・口唇縁にかかる創など**機能や**

整容面で問題となりそうな場合は専門医に相談するほうがよい．

■ 創閉鎖にあたり留意すること

- 汚染創に対しては十分な洗浄を行うが，奥まで洗浄の行き届かない刺創や易感染性の疾患がある場合は，最初に縫合することは推奨されない．
- 動物に咬まれた傷，人の歯がかかわった傷（けんかやスポーツで顔面を殴った際の中環指など，第5章1参照），ガラス・木片・砂・衣服の繊維，金属などの異物が入り込んでいた傷は閉鎖しない．
- 一期的な閉鎖には，異物除去されていることが必須条件である．視診や触診に加え，異物によっては単純X線写真やエコーなどを用いて除去できているかを確認する．

3. 専門医を呼べない状況ならどうするか

　汚染創でも止血ができていれば，十分に洗浄し可及的な異物除去のうえでガーゼ被覆を行い開放創のまま帰してもよいが，翌日には専門医を受診するよう指示する．
　創の形が複雑で専門医の縫合閉鎖が好ましい場合，感染の可能性が少なければ，ステリストリップ™などで皮膚を仮閉鎖していったん帰宅してもらうこともある．

4. こんなときは要注意

　ネコ，イヌなどの動物あるいはヒト咬傷（第5章1参照）では最初は汚染がないように見えても，感染率が高いので一次縫合は避けるほうがよい．特に手では感染率が高く一次縫合は避けるが，血流の豊富な顔面では受傷後24時間以内であれば積極的に縫合を考慮する[1]．

5. 患者さんを帰す際の注意事項

　創が汚染されていても感染が起こっているとは限らない．**汚染創とは，そのまま処置をしなければ感染に至ってしまう創**である．汚染創の場合は，感染を伴うと創治癒には時間がかかる可能性があることを伝える．
　感染の可能性が少なく，創閉鎖する場合に使用する物品ごとの特徴を以下に述べるが，針糸を用いた創縫合閉鎖については成書に譲る．

1 ステリストリップ™

　滅菌済みの粘着テープで，微小多孔性のレーヨン不織布でできている．通気性，保湿性，ろ過性を保ち，吸水性もあり，フィラメントで補強されている．傷口の閉鎖を補助し，図1Aのように数本の本品（ストリップ）が1枚の台紙上に貼られ，1枚あるいは2枚以上の台紙がまとめられて滅菌包装されたものである．縫合糸や縫合用ステープラーの代わりの皮膚接合目的に，あるいはその補強として創に用いられる．

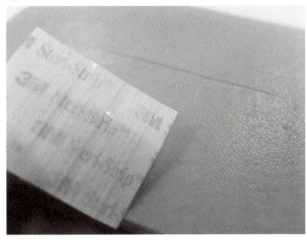
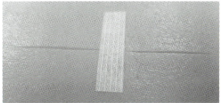
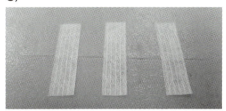

図1　ステリストリップ™
A) 数本のストリップが1枚の台紙上に貼られている．創の真んなかにテープを貼り（B），さらに残りを2分割して貼る（C）と張力が分散されやすい．

1) 適応
- 創の縁を合わせることにより閉鎖可能な小さい傷，手術の切開創で縫合の代わり，埋没縫合時の表皮創面，縫合糸や縫合用ステープラーを早期に抜糸・抜去された手術切開創の補強などに適応がある．
- 組織脆弱化した高齢者の皮膚が摩擦やずれによって生じる真皮深層までの損傷，**スキンステア**によい適応である．

2) 注意点
　体毛が多い場合は本品貼付部位は除毛を行い接着しやすくすること．また皮膚の洗浄，消毒を十分に行い，血液や油分を除去し，水分をよく乾燥させてから貼る必要がある．関節付近など可動部位では創に緊張がかかりやすく剥がれてしまうことがある．また，創や皮膚に過度の緊張がかかると炎症を起こしたり水疱形成の原因になったりする．

　本品の上をテープやドレッシング剤で覆う場合にはその粘着面を本品に重ならないようにしないと，剥がす際に本品も一緒に剥がれてしまうことがある．また人体に接触する部分の組成はアクリル系粘着剤であり，テスト済みではあるがアレルギーに注意する．

2 ドレッシング材

1) 適応
　擦過傷，分層皮膚欠損創や剥脱創に対しては針糸を用いての皮膚縫合は不可能であり，皮膚が上皮化することを期待し保存的加療での経過観察が主となる．これらの創傷治癒促進には**創部の湿潤環境が重要**となり，その維持のために各種ドレッシング材を用いて湿潤環境維持，死腔充填，保温，細菌感染予防などを図る．また，広範な全層皮膚欠損の場合は再建手術などが必要となることがあるため，専門医へのコンサルテーションを行う．

2) 種類
- 滲出液量によって使用するドレッシング材の種類を決める．

①多めの創：アルギン酸塩（カルトスタット®など），キチン（ベスキチン®），カルボキシメチルセルロースナトリウム（アクアセル®など），ハイドロポリマー（ティエール®），ポリウレタンフォーム（メピレックス®）
　②通常から少なめの創：ハイドロコロイド（デュオアクティブ®など），ポリウレタンフィルム（オプサイト◇，テガダーム™など）
　③少なく乾燥している創：ハイドロジェル（イントラサイト◇ジェルシステムなど）
・感染抑制作用をもつ：銀含有ドレッシング材（アクアセル®Agフォームなど）

3）注意点

　ドレッシング材による創傷閉塞で湿潤環境をつくり出すことにより，滲出液中の細胞増殖因子やサイトカインの維持，表皮細胞遊走などを図り創傷治癒を促進する．しかし，外傷による急性期創は砂や土など異物混入が危惧される創が多い．そのため，**しっかりと鎮痛処置をしたうえで洗浄や異物除去を確実に行うことが重要**となる．

　ドレッシング材は必ずしも毎日交換する必要はない．しかし，毎日表面から創傷の感染兆候や汚染，ドレッシング材の剥脱がないかを確認し交換時期を適宜判断する必要がある（最長約1週間）．

3 スキンステープラー

　皮膚縫合に用いられる医療用ホチキス（図2A，B）である．ステープル針の原材料はステンレススチールでニッケルとクロムを含有している．

1）方法

①痛みは少ないので，一発で閉鎖できるような小さい創の場合は局所麻酔が不要のこともある．
②はじめて使用する場合は，患者さんに使う前に他の清潔な場所でゆっくり試し打ちを行うとステープルの針の動きがわかる（図2C，D）．器具内の針は十分な数が装填されている．
③皮膚を閉鎖するための準備として，**有鉤鑷子などの器具で皮膚を外反させた状態で皮膚創縁を寄せて合わせる**（これが大事．内反していると皮膚接合がされない）．
④ステープル射出部の中心に縫合縁がくるように，また直角に針が射出されるように構える（図2F）．
⑤皮膚への押しつけは強くしない．
⑥ハンドルを最後までしっかり握り込み，針の射出および針の形成ができていることを確認する（図2G）．
⑦握りを緩めてハンドルを戻すとステープルが外れるので次の縫合に移ることができる（図2H）．

2）注意点

・針がたくさん入っているが，1人の患者さんにつき1つだけ使用すること．別患者への再利用は感染のリスクがあるため禁止．滅菌による再利用も禁止されている．
・ニッケル，クロムなどに対し金属アレルギーの既往歴がないかチェックする．
・ステープルを行う針の直下5 mm以内の深さに血管，神経，骨などの組織がないことを確認する．
・ステープルを装着した状態でのMRI検査は安全性の確認がされていない商品もある．
・抜鉤の時期がきてステープルを除去する場合は，適切な専用リムーバーを使用すると患者さんに余計な疼痛（抜鉤痛）を与えずに済む．
・**針穴が目立ちやすいため，顔面などには使用しない**．また皮膚の薄い箇所や手掌，足底にも使用しない．

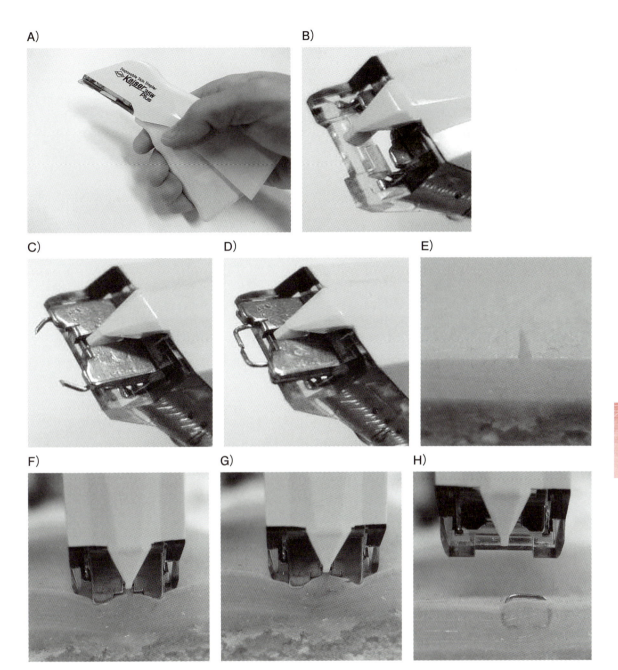

図2　スキンステープラー
　A～D）実際に針が射出される様子，E）接合前，F）正中を合わせて創に密着させる，G）打針中，H）完成．

第6章　外傷・ケガ

4 ダーマボンド®

　2-オクチルシアノアクリレートを主成分とする合成皮膚表面接着剤である．外科手術の創閉鎖で単独で使用することはなく，真皮縫合と併用する形で皮膚表面の接合に用いる．

　水よりやや粘性のあるダーマボンド®液を塗布すると，重合が起こり創部形状に合わせて数分で硬化する．これにより，創部断面を密着させ直後の創縁環境を保持し，フィルム層により創部がカバーされ細菌などの侵入を物理的にシャットアウトする．

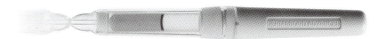

図3　ダーマボンド® アドバンスド
画像提供：ジョンソン・エンド・ジョンソン株式会社 メディカル カンパニー

　ダーマボンド® アドバンスド（図3）は1層塗布で閉創可能であり，粘性が高くなったので垂れにくく，またペン型構造の先端改良で目詰まりリスクが低減されている．

1）適応

　吸収糸による真皮縫合を行ったうえでダーマボンド®を使用することで抜鉤・抜糸・包帯交換の必要もなくなり創の観察も容易なため，QOLの改善，美容的改善の達成が期待できる．処置後の汚染の可能性が危惧される部位に便利である．

2）注意点

　人工産物である以上，皮下に流入すると病理学的に激しい炎症反応をきたし[2]，異物反応を誘発する可能性があるので真皮縫合をしっかり行ったうえで使用する．それゆえ，切り傷や縫合時の表面固定には適しているが，**擦過創には不向き**である．

　濡れた創面は重合熱を発する可能性があるので余分な水分は拭きとること．フィルムが重合・硬化して粘性がなくなるまで数分かかる．硬化までに熱感を生じることを患者さんに伝えておくとよい．

　塩化ベンザルコニウム，シアノアクリレートまたはホルムアルデヒドに対して過敏体質（つけ爪，合板，絨毯などの接着剤に対して過敏体質，あるいはシックハウス症候群）の患者さんには特にアレルギー反応をきたす場合があるので注意する．

　眼周囲の創傷では眼に流入しないような配慮が必要で，また粘膜表面上や粘膜皮膚移行部（口腔，口唇など）では使用しないこと．毛髪・ワセリンを塗った部位・湿気の高い部位では接着効果が低くなり剥がれやすくなるので頭皮には使用できない．なお，頭髪や眉毛に付着すると毛が抜けてしまうため注意する．

> ● ここがポイント！
> ・創部処置後，帰宅の際には患者さんもしくは患者家族へ，創部フォローに関して自宅での創部管理や入浴に関してなど具体的説明を心がける．
> ・一般的な体表外傷に対する一次縫合創は1～2日後からのシャワー浴や創部開放によって創部感染率は増加しない．

おわりに

　創処置には少なからず痛みを伴うが，適切な症例に適切な創閉鎖の選択肢を知っていることで患者さんの苦痛を軽減することができるため，これらについて知っておく必要がある．

引用文献

1) 「形成外科診療ガイドライン3 2021年版 第2版 創傷疾患」（日本形成外科学会，他/編），金原出版，2021
   https://jsprs.or.jp/member/committee/wp-content/uploads/2023/04/guideline3.pdf（2024年8月閲覧）
2) 白石 健，他：犬における皮膚用接着剤DERMABONDの臨床応用．SURGEON, 26：74-78, 2020

参考文献・もっと学びたい人のために

1) 日本皮膚科学会：創傷・褥瘡・熱傷ガイドライン（2023）-1 創傷一般（第3版）．2023
   https://www.dermatol.or.jp/uploads/uploads/files/guideline/sousyou2023.pdf（2024年8月閲覧）

プロフィール

釣井採香（Saika Tsurui）
高知医療センター 救命救急センター
専門分野：救急科
出身地：高知県

齋坂雄一（Yuichi Saisaka）
高知医療センター 救命救急センター　センター長
資格：日本外科学会 外科専門医，日本救急医学会 救急科専門医，日本DMAT隊員
出身地：岩手県矢巾町
近い将来起こる可能性の高いと言われている南海トラフ大地震にも打ち勝てる，備えと気持ちで毎日の診療に望んでいます．

第6章 外傷・ケガ

4. 凍傷の患者さんが来たら…

西山幸子

> ● Point ●
> ・鎮痛薬を投与し，できるだけ早く温水（40〜42℃）で急速に加温し解凍する
> ・深度（重症度），切断の要否は初診時には判断できない
> ・神経障害症状（寒冷への感受性，しびれ）が続くこともあることを説明する

はじめに

凍傷は組織の凍結による損傷である．凍結することで細胞内外に結晶が形成され細胞膜の溶解から細胞死に至る．周辺組織では小動脈の収縮と小静脈の拡張が起こり，虚血と静脈血のうっ滞が生じ，血栓形成が加わって，末梢局所の循環障害が進行する．また，血流の再灌流により炎症反応が増強すると，組織の虚血は進行し低酸素に陥り，壊死変化が進行する．

凍傷は，寒冷曝露を受けやすい都市部に居住する貧困層・精神疾患の患者・薬物使用者，アウトドア愛好家，ウィンタースポーツ参加者に発生する．

好発部位は体幹や大きな筋肉から離れた四肢の遠位部，鼻尖や耳介などの突出した露出皮膚表面である．

原因としては気温の低い空間に曝露することのほか，素手で低温の金属を触る，低温のガソリンや揮発性の液体に触れることなどがある．

早期の認識・介入が重要であり，病着後も進行する軟部組織損傷を阻止する必要がある．血栓溶解療法は遠位還流有無や温虚血時間（再加温から再灌流までの時間）によって適応となる場合がある．また，高圧酸素療法や抗凝固療法については見解が一定していない．

病変の重さは連続的だが，深度（重症度）は**表**に示すごとく4段階に分類される．ただし分類されてはいるが，最終的に深度が判明するのには時間を要し，凍傷損傷の重症度は凍結組織が解凍時に再灌流される程度に関係する．受傷後3〜4週間で病変部の境界がはっきりしてくるまでは治療内容も変わらない．

> ● ここがポイント！
> 早期の認識・介入のため，病歴聴取から寒冷曝露の有無を抽出し，凍傷の存在をまず疑うことが重要．
> 損傷の深さは初期には把握が困難であるが，内容が出血性の水疱はより深い損傷を示す．

表　凍傷の分類

分類	深度	所見
Ⅰ度	表皮のみ	中心部が白く知覚がなくなりその周囲に紅斑が生じる
Ⅱ度	真皮に及ぶ	透明ないし白濁した水疱とその周囲に紅斑と浮腫が生じる　水疱は24時間以内に現れる
Ⅲ度	皮下組織に及ぶ	2週間の経過で出血性の水疱が形成され，これが硬い黒い痂皮となる
Ⅳ度	筋肉・骨に及ぶ	完全な壊死と組織の欠損が生じる

症例
　20歳代男性．スノボ旅行の最終日に，ロープウェーで●●山の山頂に行き，景色をスマホでずっと写真撮影していた．いつの間にか手が白くなってしびれているのに気づき，帰り道に病院に寄った．撮影中，手袋は分厚くて邪魔になるため脱いでいた．

■ 研修医の間違った対応
　上記の症例を担当した研修医の台詞である．どこが間違っているか考えてみよう．
　「受診待ちの患者さんがいっぱいですぐ診られないので，とりあえず白いところをマッサージしながら待っていてください．タバコ？病院内は禁煙ですよ．外の喫煙所に行ってください」

●ここがピットフォール！①
- 損傷した皮膚表面を加温のために摩擦してはならない！
  → さらなる組織破壊を引き起こす．
- 患者さんに喫煙を許可してはならない！
  → 血管収縮により血流低下を助長させる．

1. （専門医を呼べるとしても）自分でやるべきこと

①〜⑧については自分で行えるようにしよう．
① 低温曝露の程度，範囲，時間を把握し記録
② 基礎疾患を確認．Raynaud's病，末梢血管疾患，糖尿病，喫煙が素因となりうる
③ 患部の知覚（触覚・痛覚）検査．触覚・痛覚は予後の重要な判断材料となる
④ 低体温症の合併を確認．要すれば全身管理
⑤ 精神疾患や薬物使用が背景にある場合もあり，頭蓋内を含めた全身評価を行う
⑥ 前もって鎮痛薬を投与のうえで，できるだけ早く温水（40〜42℃）で急速に加温し解凍する
・解凍とともに痛みが増大するため鎮痛が必要

> ●処方例
> 　イブプロフェン（ブルフェン®錠）200 mg，1回1〜2錠（処置前・頓用）

・温水の温度は足し湯で保つ．患部を直火にかざしたり，摩擦したりしない．加温した毛布でも可

・現場で処置をするよりも搬送を優先し，暖かい場所に到着後に解凍を開始する
⑦適応がある場合は，破傷風の予防を行う
⑧水泡形成がみられる場合は，破裂させないようにする

> ●ここがピットフォール！②
> ・再凍結の可能性がある場合は温めてはならない！
>   →損傷が激しくなる．

2. 専門医を呼ぶべきか，呼ぶタイミング

（院内でコール可能ならば）凍傷の場合は重症度にかかわらず全例で皮膚科にコンサルトする．病歴聴取と所見の確認が終わり，加温を開始したらコールする．

3. 専門医を呼べない状況ならどうするか

翌日必ず皮膚科を受診するように患者さんに指示する．

4. こんなときは要注意

広範囲な病変（Ⅱ度以上の損傷であることが多い），低体温症の合併は入院適応である．

5. 患者さんを帰す際の注意事項

翌日の皮膚科受診を手配する．
また，深部の損傷では治癒までに時間がかかること，数週間は皮膚が鋭敏な状態が続く場合があること，場合により症状が永続することをあらかじめ説明しておく．

Advanced Lecture

■ 南極地域観測隊員の防寒・防風・安全対策

南極昭和基地周辺は極夜となる厳冬期は－30℃以下になり，ブリザードにより毎秒20 m以上の風が吹き続くことも度々である（ただし低気圧は赤道付近の暖かい空気を運んでくるため，風が強いときは－10℃以上と気温が高くなることが多い）．そんな環境下，観測隊員の防寒防風対策，安全対策は徹底されている．
屋外では肌を出さない（帽子・フェイスマスク・手袋の着用），素手で金属や液体を触らない

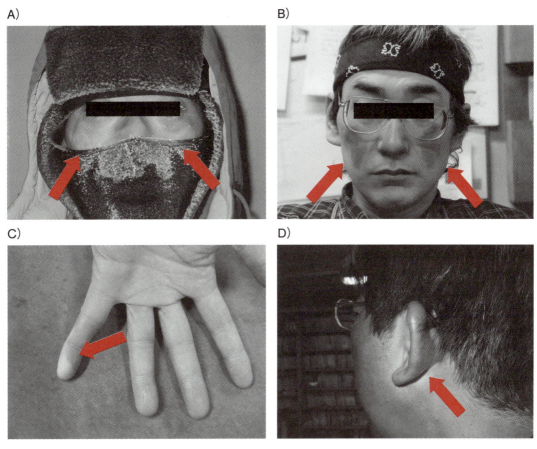

図 南極での凍症
A）フェイスマスクのすき間，B）眼鏡の外側，C）指先，D）耳介．凍症は頻繁に起こる（ドームふじ基地は気温がかなり低いため）．第44次日本南極地域観測隊ドームふじ基地越冬隊（2002～2004）（Color Atlas ㉝参照）．

（細かい作業にはインナー手袋，燃料補給時は防水手袋），装備はウール・ダウン・防水透湿素材（GORE-TEX®など）の重ね着を基本とする．加えて，常に無線機を携帯すること，荒天時や基地から離れた場所に行く際は非常食をもち，2名以上で行動し出発時帰着時に通信室へ連絡することが定められている．気象条件によっては外出禁止令が隊長から出されることもある．この行動制限をも含む決まりによって，凍傷や低体温症に至る遭難を防いでいる．

さらに大切なのが，顔面など自分で見えないところの異変は隊員同士で教えあうという習慣だ．頬や鼻・耳介が白色調に変化していても，感覚喪失のため本人は気づいていないことが多い（図）．「顔が白くなってるよ」の声かけにより軽度の状態で対応でき，大事に至らずにすむということがままある．そのため，観測隊では切断を要するような重度の凍傷は発生していない．

おわりに

日本では凍傷はめったにみかけない疾患であるが，ポイントを把握しておけば救急外来ででき

ることはたくさんある．凍傷患者が受診したらタイミングを逃さず早期の解凍を開始し，重症化を防ぎたい．

参考文献・もっと学びたい人のために

1) 「マイナーエマージェンシー 原著第4版」（Buttaravoli P, 他/著, 渡瀬剛人/総監訳），エルゼビア・ジャパン，2024
2) Sheridan RL, et al：Diagnosis and Treatment of Frostbite. N Engl J Med, 386：2213-2220, 2022（PMID：35675178）

プロフィール

西山幸子（Sachiko Nishiyama）
横浜南共済病院 乳腺外科（元・第57次日本南極地域観測隊医療担当）
世界の端っこに行ってみたくて南極地域観測隊員となり昭和基地で越冬した（2015年12月〜2017年3月）．越冬中は「極地で事故・外傷を起こさないためにはどうすればよいのか」を考えていた．極地から日本の日常に戻ったときの人の変化も興味深かった．現在は極地に通じる可能性をもつものとして災害医療に携わりたいと，DMATとして細々と活動中．
また，所属する社会人山岳会では遭難対策担当として安全管理・事故対応などにあたっている．専門分野（乳腺外科）とは異なるけど，極地の経験は生きていると思う．読者の皆さんも真剣に働き真剣に遊ぼう！

第7章　精神疾患かもしれない

1. 過換気症候群の患者さんが来たら…

溝辺倫子

> **●Point●**
> ・過換気はバイタルサインの異常である
> ・過換気を呈する重篤な疾患を見逃さない
> ・患者さんの背景を深く観察する

はじめに

まずは，言葉の定義を確認することで，過換気症候群（hyperventilation syndrome）の理解を深めたいと思う．

頻呼吸（tachypnea）とは，単純に呼吸回数が多いことを指す．重要なのは，呼吸の深さ（分時換気量や肺胞換気量）は問題にしていないことである．

ここで生理学的な解説を1つ．動脈血二酸化炭素分圧（$PaCO_2$）は二酸化炭素産生量（VCO_2）と肺胞換気量（VA）が関連している（$PaCO_2 = VCO_2/VA$）[1]．これを参考にしながら，以下の用語の定義も確認していただきたい．

過呼吸（hyperpnea）とは，運動や代謝により，より多くの二酸化炭素が産生されたことに，呼吸が応答している状態である．例えば，全速力で100 m走をした後に息が上がっている状態があてはまる．二酸化炭素産生量を排出する分だけの換気量増加が見込まれるため，原則このときの$PaCO_2$は基準値内であると考えられる．上記の公式で確認していただきたい．換気量を増やすために，呼吸回数の増加だけでなく呼吸の深さ（1回換気量）の増加もみられるため，頻呼吸（hyperpnea）と区別される．

一方，過換気（hyperventilation）は，運動や代謝により産生された二酸化炭素産生量（VCO_2）を超えて肺胞換気量（VA）が増えて，多くの二酸化炭素を排出している状態を指す．この場合は$PaCO_2$の低下を認めると考えられる．ただし，ベッドサイドでは，肺胞換気量を正確に知ることは困難なため，**広く臨床的には，$PaCO_2$の低下があるかどうかにかかわらず，肺胞換気量が増えているように見える状態を「過換気（hyperventilation）」と呼ぶことが一般的**となっている．

過換気症候群は，広く受け入れられているが，実は，これといった定義が確立していない曖昧な呼称である．一般的には症候群とは同時期に起こる一連の症候のことを指す．過換気症候群は，過換気があり，呼吸困難感，不安感，苦痛感を感じ，結果として唇や手足の痺れ，動悸，眩暈などを訴えている一連の状況を指している．心因性に過換気症候群を呈している人はパニック障害と関連しているか，パニック障害を合併していることが多い[1]．パニック障害（診断名）の1つ

表1　過換気の原因病態

①肺疾患	⑤薬剤
肺炎	サリチル酸
間質性肺炎，肺線維症，肺水腫	メチルキサンチン誘導体
肺血栓塞栓症，肺血管炎	β2-アドレナリン受容体刺激薬
気管支喘息	プロゲステロン
自然気胸	アルコール離脱
②心血管障害	⑥その他
うっ血性心不全	発熱
低血圧，低心拍出量	敗血症
③代謝性疾患	痛み
アシドーシス（糖尿病性，腎性，乳酸）	妊娠および月経黄体期
肝不全	人工呼吸器使用時
甲状腺機能亢進症	高地
④脳神経疾患	⑦過換気症候群
中枢神経系病変（感染，脳腫瘍など）	

文献2より引用

の症状として過換気症候群を呈している，ということである．一方で，表1に示すような病態の結果として過換気になっている場合がある．過換気症候群を見た場合に，すぐに心因性とアンカリング（最初につけた診断にとらわれること）してしまうのではなく，**過換気を引き起こす器質的疾患を鑑別して行くこと**が，診察のダイジェストである．

●ここがポイント①：「過換気症候群」は診断名ではない

過換気症候群は最終診断ではなく，原因を突き止めるべきプロブレムリストの1つである．ここで思考停止してはならない．

症例

　10歳代の女性．バイトに行く時間になってもなかなか下りてこないため，母親が様子を見に行くと，トイレで過換気状態になっているのを発見された．母親の救急要請で，救急車で運ばれてきた．呼吸回数は40回/分，血圧：135/65 mmHg，脈拍：130回/分，体温：36.3℃，SpO2：100％（室内気），呼吸音に左右差はなく，左手首にはリストカット痕があった．

　研修医は，まず頻脈の対応をした．心電図では，心拍数130回/分のnarrow QRS tachycardiaであった．P波が確認でき，洞性頻脈と判断した．

　次にヒドロキシジン（アタラックス®-P）の投与をして，本人の精神状態が落ち着くのを待つ方針とした．ルート確保するときに採取した血液ガスデータを確認すると，アニオンギャップ開大性の代謝性アシドーシスと呼吸性アルカローシスを認めた．

【静脈血 血液ガス所見】
　pH：7.570，pCO2：14.1 mmHg，pO2：30.2 mmHg，HCO3$^-$：12.6 mmol/L，BE：－5.4 mmol/L，AG：24 mmol/L，Lactate：97.2 mg/dL

しばらくすると呼吸も落ち着くだろう，と生食500 mLの維持点滴を指示し，上級医に報告した．そこで，代謝性アシドーシスの原因は何か，と問われ答えにつまってしまった．上級医と一緒に，本人のベッドサイドへ診察に行くと，母親が娘のバッグから薬の空き殻を見つけたと報告してきた．内容は下の通り．
　　B錠〔アスピリン（アセチルサリチル酸）330 mg〕20錠
　　R錠（ロキソプロフェンナトリウム 60 mg）28錠
　　G錠（モサプリド 5 mg）8錠
　　K錠（ジフェンヒドラミン塩酸塩 50 mg）12錠
　　急いでサリチル酸の血中濃度を追加オーダーしたところ，43 mg/dL（正常上限25 mg/dL）と上昇しており，サリチル酸中毒であったことが判明した．

1. (専門医を呼べるとしても) 自分でやるべきこと

1 心構え

　若い女性の過換気状態，と聞くと，「ああ，またか」と一気にテンションは下がるもの．重症の患者さんを数人抱えていて，他にも診察を待っている患者さんが列をなしている，そんな忙しいERのなかでは診察およびアセスメントもそこそこに，「経過観察」という名の「放置」状態になってしまうことも否めない．そこを，気を引き締め直して，真摯に向き合うように心がけよう．なんといっても，**過換気＝呼吸の異常はそもそもバイタルサインの異常**．トリアージでいうなれば中等症（黄レベル）以上の病態である．

2 病歴聴取

　まずは，先入観なく病歴聴取を行う．しばしば，過換気の患者さん本人からの病歴聴取をとることが困難な場合があり，その場合は付き添いや救急隊からも聞く．どのような状況で過換気となったのか，随伴症状の有無（頭痛，腹痛，発熱など），何か誘因があったのかを尋ねよう．既往歴や生活歴も重要である．**同様の発作をくり返していないか，心疾患・呼吸器疾患・消化器疾患の既往はないか，服用している薬物はあるか，薬物やアルコール依存はないか，妊娠の有無**なども確認する．救急外来を受診した過換気症候群は女性が多い傾向で，年齢は20歳代が最も多く29.4％，次いで30歳代が19.6％であったという報告がある[3]．高齢者で過換気を認めた場合には，**心因性以外の器質的疾患が原因である可能性がある**はずだと，さらに気を引き締めよう．

3 身体所見

　身体診察のはじめに，まず血圧，脈拍，呼吸回数，体温，SpO₂などのバイタルサインに注目する．低血圧と頻脈をきたしている場合は「ショック状態の症状としての過換気」の可能性が考えられるし，脈圧増大，頻脈，体温上昇が認められる場合は「交感神経亢進症状としての過換気」の可能性が考えられる．他のバイタルサインの異常を伴う場合は，緊急性が高い病態であり，すぐに重症対応として気持ちを切り替える必要がある．点滴を確保し，モニター管理下に原因検索を始める．
　またSpO₂が99％以上でない場合は，低酸素の代償として頻呼吸になっている可能性がある．

表2 単純性酸塩基平衡異常（酸塩基平衡異常が1つだけある病態）における代償性変化の予測とその限界値

一次性の病態	一次性の変化	→ 初期のpHの変化	→ 代償性変化	→ 正味のpHの変化	予測範囲と限界値
代謝性アシドーシス	HCO_3^- 低下	↓↓pH	pCO_2 低下	↓pH	$\Delta pCO_2 = (1〜1.3) \times \Delta HCO_3^-$ 限界値 $pCO_2 = 15$ mmHg
代謝性アルカローシス	HCO_3^- 上昇	↑↑pH	pCO_2 上昇	↑pH	$\Delta pCO_2 = (0.5〜1) \times \Delta HCO_3^-$ 限界値 $pCO_2 = 60$ mmHg
呼吸性アシドーシス	pCO_2 上昇	↓↓pH	HCO_3^- 上昇	↓pH	急性期 ΔHCO_3^- [mEq/L] 上昇 = 0.1 mmHg（ΔpCO_2） 限界値 $HCO_3^- = 30$ mEq/L
					慢性期 ΔHCO_3^- [mEq/L] 上昇 = 0.35 mmHg（ΔpCO_2） 限界値 $HCO_3^- = 42$ mEq/L
呼吸性アルカローシス	pCO_2 低下	↑↑pH	HCO_3^- 低下	↑pH	急性期 ΔHCO_3^- [mEq/L] 低下 = 0.2 mmHg（ΔpCO_2） 限界値 $HCO_3^- = 18$ mEq/L
					慢性期 ΔHCO_3^- [mEq/L] 低下 = 0.5 mmHg（ΔpCO_2） 限界値 $HCO_3^- = 12$ mEq/L

代謝性によるアシドーシス，アルカローシスに対する代償性のpCO_2変化はすみやかに起こるのに対して，呼吸性によるアシドーシス，アルカローシスに対する代償性のHCO_3^-変化は，その効果の発現に12〜24時間かかる．
「黒川 清：SHORT SEMINARS 水・電解質と酸塩基平衡，改訂第2版，p.133，2004，南江堂」より許諾を得て改変し転載．

「SpO_2が下がっている場合は，決して心因性の過換気であると判断してはならない」と覚えておこう．

身体診察は，**呼吸器だけでなく全身の臓器所見をとることが重要**である．瞳孔左右差・対光反射，胸部聴診による呼吸音とその左右差，心雑音の有無，腹部圧痛の有無，腸蠕動音，神経学的所見など一通り確認しよう．急性冠症候群や急性腹症による疼痛で過換気になる場合や，心不全，喘息発作による低酸素が原因であったり，今回の症例のように，薬物中毒が原因であったりする場合もあるからだ．

4 検査

血液ガス分析は，$PaCO_2$の低下を認めることを確認するだけではなく，器質的疾患を見つけるために重要である．急性の過換気では$PaCO_2$の低下が認められるが，腎でのH^+の分泌による代償性HCO_3^-の変化が追いつかず（通常，呼吸性アルカローシスを代償するためのHCO_3^-変化は12〜24時間かかるため），アルカレミアとなっている．過換気になって数時間以内であるにもかかわらずHCO_3^-の変化が起こっている場合や，代償性変化の限界を超えてHCO_3^-が変化している場合は，その裏に代謝性アシドーシスが隠れている場合があるので注意しよう（表2）．

5 心因性の過換気に対する薬剤投与について

薬物治療に頼ることなく落ち着かせるのが最善の方法であるが，10分程度経っても症状が改善しない場合は，薬物治療〔ジアゼパム（セルシン®，ホリゾン®）5〜10 mg，緩徐静注あるいは筋注〕を考慮する．過換気の状態が長く続くことは，本人にとってかなり苦痛である．低換気・呼吸抑制を引き起こすことがあるので，**必ずモニター下で使用**しよう．ヒドロキシジン（アタラックス®-P 25〜50 mg，緩徐静注あるいは筋注）も，鎮静の程度や効果の早さについてはジアゼパムに劣る印象だが，呼吸抑制が少なく比較的使用しやすい薬剤である．

表3　過換気症候群に間違われやすい重篤な病態

呼吸数が増加するメカニズム	疾患名
疼痛,発熱や交感神経亢進による呼吸数増加	大動脈解離,急性心筋梗塞,急性腹症,感染症,骨折,甲状腺機能亢進症,薬物中毒(アンフェタミン中毒など),熱中症,セロトニン中毒など
呼吸中枢障害による呼吸数増加	脳血管疾患(脳出血,脳梗塞,くも膜下出血),肝不全
低酸素に対する代償で呼吸数増加	急性呼吸不全(気管支喘息,肺炎など),急性心不全,肺血栓塞栓症など
代謝性アシドーシスに対する代償性過換気	糖尿病性ケトアシドーシス,敗血症など
呼吸筋麻痺による換気量低下に対する代償で呼吸数増加	Guillain-Barré症候群,ALS(筋萎縮性側索硬化症),重症筋無力症など

文献5を参考に作成

● **ここがピットフォール：過換気に対して薬剤を使用するとき**

薬剤使用に際し，気をつけるべき点を述べよう．過換気が落ち着いた後は，換気応答能や呼吸困難感が低下しており，低酸素状態に陥っても，応答しない場合がある．普段から，過換気の患者さんを経過観察するときにはSpO₂をモニターするようにしよう．薬剤の使用で，さらに急激な低換気が起こると，これに輪を掛けて低酸素状態に陥る危険性がある．あくまでも目標は，血中二酸化炭素濃度を上げることではなく，患者さんの症状が緩和すること．薬剤の使用は最小限に留めるべきである．

2. こんなときは要注意

■1 その所見，本当に過換気だけで説明できるのか？

過換気を生じる可能性のある器質的疾患は，実にさまざまで，致死的な疾患も多くあげられる．特に，**随伴症状（頭痛，腹痛，発熱など）がある場合は，要注意である**．主訴，臓器症状，バイタルサイン，身体所見で，1つでも腑に落ちない点がある場合は，血液ガス分析を含めて血液検査や生理学的検査（心電図，各種エコーなど），画像検査（胸部単純X線や頭部CTなど）を迷わず行おう（表3）．

■2 その心理ストレスは何？

トリガーとなる心理ストレスはさまざまで，例えば，家族，交際相手，友人との衝突が原因で過換気になることがある．この場合，その衝突相手がERに付き添って来ることも多く，ベッドサイドに同席すると，また口論が始まり過換気になるという悪循環に陥ることに出くわす．プライバシーに配慮しながらも，できるだけ詳細にストレス内容を聞き出すのが，腕の見せどころである．

● **ここがポイント②：共感力を示そう**

「どうせ過換気だ」と軽んじる医師の態度は，少なからず患者さんに伝わる．その態度に対して不安や不満を感じてしまうと，逆に患者さんは落ち着かなくなってしまうかもしれない．どんな病態であれ，患者さんに共感し，寄り添い，一緒に問題解決していこうという真摯な態度を忘れないようにしたい．医師のプロフェッショナリズムを形成する共感の真骨頂が問われるのは，意外にも，この過換気に相対するときかもしれない．

また，今回の症例で，何か薬物中毒の可能性を示唆する所見に気づかなかっただろうか？そう，リストカット痕である．自傷行為を以前に行ったことがある人は，自傷の選択肢として多量服薬を考える可能性も高い．病歴と身体所見から，できる限りの患者背景を描きつつ，探偵になった気持ちで，患者さんの行動を推測してみよう．何か見逃してはならないヒントが存在しているかもしれない．

3. 患者さんを帰す際の注意事項

1 次に心因性過換気が出現したら

呼吸状態が落ち着いたら，患者さんに（場合によっては家族にも），心理的ストレスが過換気の誘因と考えられ，呼吸が落ち着けば心配ないことを伝えよう．次に同じような症状が出てきた場合は，心因性過換気の症状は長時間続くことはないこと，決して重篤な状態にはならないことを理解してもらい，意識的にゆっくりと腹式呼吸を心がけるよう，指導する．生命に危険がなく自身でコントロールできる疾患であることを説明する．しかし，短時間で呼吸が落ち着かないときには，病院受診を指示しよう．過換気症候群で救急外来を受診した人の約3割は，同じようなエピソードを過去に経験しているという単施設後ろ向きコホート研究もある[3]．しかし，過去にエピソードがあるとしても，今回の過換気も過去同様に心因性であると断言できる根拠にはならない．くり返し受診されても，毎回慎重に対処しよう．

● **ここがポイント③：ペーパーバッグ法について**[6, 7]

ペーパーバッグ法（紙袋を口にあて，二酸化炭素濃度が高い環境で呼吸を行う方法）は，もはや推奨されない．過換気の原因が肺血栓塞栓症やうっ血性心不全でもともと低酸素があった場合，この方法で生命予後に影響を与えてしまう可能性があるからである．医療関係者以外は，意外にこのことを知らない．対処法を説明するときには，ペーパーバッグ法は推奨されないことを必ず伝えよう（図）．

2 精神科の介入を考えるとき

救急外来を受診した過換気症候群の患者さんのうち，約半数に精神科疾患の合併があったとする報告がある[3]．薬物依存，不安障害やパニック障害の可能性がある場合は，精神科受診を勧める．できれば，これらの説明は家族同席が望ましい．家族のサポートで，より精神科受診行動につながりやすくなる．しかし，医療者側が受診の必要があると判断しても，患者さんになかなか理解してもらえない場合もある．その場合は，救急外来での早急な介入は避け，再び発作に至るようなさらなる心理的ストレス（この場合は，患者さんが望まない精神科受診を強要すること）

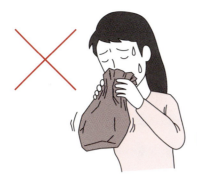

図　ペーパーバッグ法
ペーパーバッグ法は，現在では推奨されていない．

を回避する方が得策かもしれない．ただし，医療者として，患者さんのご希望があれば，いつでも力になるという支持的な姿勢は，終始一貫して示しておきたい．

❸ チーム医療を提供しよう

❶，❷の説明時には，可能であれば医師だけでなく看護師にも同席してもらおう．看護師はその優れた支持的，受容的テクニックで，えてして専門的かつ舌足らずになりがちな医師の言葉を，優しく噛み砕いて伝えてくれることだろう．また，元はバイタルサインの異常で救急外来を受診した患者さんである．複数の目で帰宅可能であることを確認する，何か懸念があればチーム内で共有することが，医療安全につながる．日頃から，彼女ら彼らのサポートには深く感謝している．

引用文献

1) Schwartzstein RM, et al：Hyperventilation syndrome in adults. UpToDate, 2024
2) 陳 和夫：症例に学ぶ呼吸機能検査 ③過換気後の低酸素血症．呼吸，26：644-651, 2007
3) Pfortmueller CA, et al：Primary Hyperventilation in the Emergency Department：A First Overview. PLoS One, 10：e0129562, 2015（PMID：26110771）
4) 22. 血液ガスの読み方．「SHORT SEMINARS 水・電解質と酸塩基平衡 改訂第2版 Step by Stepで考える」（黒川 清/著），pp130-135，南江堂，2004
5) 長谷川耕平，岩田充永：22歳女性，主訴 過換気．medicina, 47：1492-1497, 2010
6) Callaham M：Hypoxic hazards of traditional paper bag rebreathing in hyperventilating patients. Ann Emerg Med, 18：622-628, 1989（PMID：2499228）
　↑ペーパーバッグ法の問題点に関する論文
7) Callaham M：Panic disorders, hyperventilation, and the dreaded brown paper bag. Ann Emerg Med, 30：838, 1997（PMID：9398791）

プロフィール

溝辺倫子（Michiko Mizobe）
東京ベイ・浦安市川医療センター 救急集中治療科
ER診療を主戦場として日々奮闘しています．マイナーエマージェンシーは，ER医の専門領域と考えています．平日夜間や休日など，マイナーエマージェンシー難民はまだまだたくさんいます．この特集で，少しでもそんな難民が減ることを祈っています．

第7章　精神疾患かもしれない

2. 心因性非てんかん性発作，解離性昏迷

中瀧理仁

● Point ●

- 心因性発作は除外診断なので，てんかん発作を見落とさないように
- 医学的に説明できない≠患者は嘘をついている
- 精神科の治療につなぐことができれば再発防止が可能

はじめに

　けいれんや意識障害は救急医療の対象となる．てんかん重積状態（status epilepticus：SE）や脳血管障害など重篤で緊急性の高い疾患が生じていることが疑われる状況だ．早急に鑑別をしながら，全身状態の安定を図るべきだが，鑑別すべき疾患のなかに心因性非てんかん性発作（psychogenic non-epileptic seizure：PNES）も入れたい．本稿ではけいれん発作や意識障害を呈して救急受診する患者をPNESの観点からまとめた．

> ※精神医学の分類においては従来，解離性けいれんや解離性昏迷という用語が用いられているが，運動障害と意識障害の並存するPNESという術語が欧米の文献では最もよく使われているため，以下はこの記述名で統一する．また，同じ病態をあらわす「偽発作（pseudo-seizure）」というよく使われている用語については，「偽」という否定的な価値判断を記述名に含んでいるため本稿では用いなかった．

症例

　40歳代の男性が全身けいれんをきたし，救急搬送された．目を固くつむり，手足の間代性けいれん（四肢をガクガクと一定のリズムで曲げたり伸ばしたりするけいれん）が断続的に生じていた．到着時よりバイタルサインは正常で，ジアゼパム（セルシン®）の投与によってけいれんは治まった．全身の視診では左側頭部に皮下血腫を認めたが，頭部CTで異常はなかった．血液検査にも異常はなかった．本人とかけつけた家族の話から2年前にてんかんを発症し，治療が始まっていることがわかった．発作が最近増えているため入院し薬剤調整をすることとなった．
　入院後も数回発作が生じ，発作時脳波を測定することができた．その結果，搬送されたときのような発作は脳波異常を伴わないことがわかり，心因性非てんかん性発作と診断された．てんかん発症による失職や経済状況の悪化について社会福祉士が介入し，社会的サポートを得ることができた．薬物療法はそのまま継続され退院となった．その後，発作は生じていない．

1. (専門医を呼べるとしても) 自分でやるべきこと

　PNESはてんかん発作に似た発作的な身体症状や意識障害が起こるが，身体的な生理的機序をもたないものと定義される．では，この症例の場合，救急医の対応に問題があっただろうか？　てんかんではなかったのにジアゼパムを投与したのは過剰な治療にあたるだろうか？　また，身体的な異常がなかったのに入院をさせて精密検査をしたことは過剰な医療資源の投入にあたるだろうか？　もし過剰とするなら，必要十分な治療とは何だろうか？　こんな問いに答えるのは難しい．なぜかというと，PNESは除外診断なので，てんかん発作との鑑別をしなくてはいけないからだ．

　てんかん様の症状のうち，PNESが占める割合はてんかん専門施設の初診患者の1〜2割とされる[1]．また，一度PNESという診断がついたとしても，次回の発作はてんかんかもしれないということも頭に入れておかないといけない．難治性てんかんにPNESが合併することは15〜30％とされる[1]．必要十分な診療ということを考え始めると結論が出なくなるが，何を優先するべきかというと，それは「**発作の原因をその都度鑑別する**」ということだ．

■ 発作の原因を見分ける

　てんかん発作は通常2〜3分以内に治まる[2]．しかし，てんかん発作が長引くことをてんかん重積状態（SE）といい，5分以上のけいれん発作で死亡率が上昇する[3]．このため，SEはけいれん性と非けいれん性に分けることが臨床上有益だ．

1) けいれん性てんかん重積（convulsive SE）

　てんかん重積状態の治療については本稿の射程を超えるため成書にゆずる[4]．以下にけいれんの原因となる疾患の鑑別と対応を述べる．

　てんかんの病歴があれば，普段の発作に似ているかどうかを確かめる．普段の発作と違う場合は二次性全般化か新たな病態の2つの可能性がある．普段の発作が長引いているときには不規則な内服の可能性が高いため薬物血中濃度を測定する．

　初発の発作の場合，**原因疾患の頻度は高い順に①脳卒中，②代謝性（糖，Naなど），③アルコール離脱，④低酸素**，となる[5]．原因を知るために頭部CT/MRI，血液検査を行う．

2) 非けいれん性てんかん重積（nonconvulsive SE：NCSE）

　てんかん発作によって，けいれんを生じることなく，遷延する意識障害を生じている状態だ．欠神発作や複雑部分発作の既往があるかどうかを確かめ，ある場合は服薬状況を調べる．てんかんの病歴がない場合は，意識障害の鑑別を進めることになるが，その場合でも鑑別すべき疾患として重要になる[6]．脳波検査をするとてんかん性の脳波を認めることで鑑別できる[7]．

3) 心因性非てんかん性発作（PNES）

　1)，2) のように除外診断をくり返し，最終的にPNESの可能性が残る．時間をかけてたどり着く診断なので，研修医や非専門医にできることは少ないようにみえるかもしれない．しかし，**発作症状の観察**と**病歴聴取**はPNESの診断に非常に重要なので，ぜひ発作症状の記録に努めてほしい．「百聞は一見にしかず」ということわざどおり，診療録記載よりも数秒の動画撮影の方が診断に有用かもしれない[8]．参考としてPNESを示唆するいくつかの所見をあげておく（**表**）[1, 9〜11]．**PNESを診断できる単独の徴候ないしは病歴は存在しない**ので，複数の面からてんかん発作を除外していく．

4) その他の不随意運動

　振戦，悪寒戦慄，ミオクローヌスは律動的であったり速い動きであったりするため，けいれんと間違えないよう注意する[9]．

表　PNESを示唆する所見

発作症状	PNES	てんかん性発作
年齢	児童期後期以降	すべての年齢
誘因	あることが多い	突然起こる
状況	誰かがいる場所	時や場所に関係しない
発作の症状	一定しない パターンや経過が変化する	毎回，同じパターン
発作持続時間	1分以上が72％ 2分以上が52％ 散発的・断続的に数十分以上出現することもある	1分以内が65％ 2分以内が93％
運動	首の規則的・反復的な左右への横振り運動 意識消失を伴わない両側の間代様運動 目的性をもった複雑な行為	強直（四肢を伸ばして硬くする） 間代（四肢をガクガクと一定のリズムで曲げたり伸ばしたりするけいれん）
眼	閉眼 睫毛反射を認める	開眼 睫毛反射は消失している
咬舌	舌の先や口唇を噛む	舌の側方や頬粘膜を噛む
発作後	発作前の状態に戻る 発作中のことを想起できる	もうろう状態か睡眠に移行 単純部分発作以外は発作中のことを想起できない

文献1, 9, 10, 11を参考に作成

2. 専門医を呼ぶべきか，呼ぶタイミング

　初期治療で発作が収束しない場合や意識が回復しない場合は帰すことができないので，専門医に入院治療を依頼する．依頼するのは神経内科医か？　精神科医か？　という問題については答えづらい．すでにPNESを複数回呈していることがわかっていても，このたびの発作がPNESではない可能性もある．**PNESは除外診断（negative diagnosis）**なので，常に見落としの可能性がある[12]．全身状態の安定に気を配りながら，症状や病歴から発作の鑑別を続けるべきだ．

3. 専門医を呼べない状況ならどうするか

　発作が遷延している場合，緊急の脳波計測でてんかん重積かPNESかの鑑別ができる．てんかん重積が否定しきれない場合は，てんかん重積発作に応じた治療[4]をしながら，脳波モニタリングのできる病院への転送を検討する．

　発作が治まりPNESの疑いが強いときには，精神科医と神経内科医に紹介する．**患者の受療行動を途切れさせないことが重要**だ．また，両方の科の医師に紹介することは，別の医療機関に救急受診したり過剰な検査や過剰な診断を受けたりするリスクを避けるためだ[13]．患者の安心感を維持するためには，PNESと診断されても神経内科医に数カ月フォローアップしてもらうことは有用だ[14]．

4. こんなときは要注意

1 患者さんへの説明のしかた

　意識障害を伴っていても，PNESの場合は周囲の状況を把握していることがほとんどだ．PNESが疑われるときには，患者が安心できるように働きかけるのが望ましい（例：「血圧は落ち着きました．もうすぐ発作も減ってくると思います」）．原因が身体に見つからなかったとしても，患者が嘘をついて症状を呈しているということを証明できるわけではない．

　通常，患者は自分の発作が何らかの悪い徴候だと心配している．ビデオ脳波モニタリングなどの信頼できる検査はPNESによる救急受診を減らすことが知られていて[15]，適切な診断と告知が患者の安心につながるといえる．ただ，心理的な要因について安易に伝えてしまうと患者は憤る[16]（例：「すべて心の問題ですよ」，「医学的にはこの症状を説明できません」）．患者が自分の病態を理解するときに役立つのは，**なぜ？（Why）よりもどのように？（How）**だ．運動機能の症状や意識消失によって明らかな苦痛が生じているという事実に患者の目を向けさせ，この病態に関連する精神的な苦痛に焦点をあてるのが最もよい治療だと患者に伝える．このような説明のなかで，患者の全体的な幸福のために精神科医を紹介するのだという理由付けができる[17]．

2 入院や退院の勧め方

　また，入院が発作を悪化させることもある．退院がせまってくると発作の頻度が多くなったり，新しい症状が付け加わったりすると入院期間が長引くことになる．主治医が善意から早期退院を勧めたとしても，患者は症状の出現を理由にあげて拒み，医師と患者の関係性が悪くなるかもしれない．このような患者の意向を尊重していると，長期的には患者の退行を許し予後が悪くなる．主治医は自律性の尊重と善行の2つの倫理的価値の間に葛藤を感じる状況となる．しかし，治療の枠組み（治療目的・目標，入院期間など）を再検討するときに，患者が求める短期的な安心ではなく長期的な患者の幸福をもたらすものを優先することは正当化されるだろう[18]．

5. 患者さんを帰す際の注意事項

　発作が収束し，身体的異常がないときには帰すことができる．早期介入が発作を減らすため[13, 14]，経過観察のために精神科と神経内科の受診を勧める．

● **ここがピットフォール**

PNESの診断は除外診断なので，表に示すような所見があったとしてもPNESと最初から決めつけずに必要な診察と検査を行うようにする！

● **ここがポイント**

救急室での対応は患者の生活の質に大きく影響する．専門医へつなげるためには病態を理解して患者が納得できるような説明が必要である！

おわりに

　PNESの患者が何度も同様の発作で搬送され，その都度，精密検査を行うことに対して，引っかかる思いを抱いた経験のある方は多いと思う．

　「ほとんど必要のない検査と思っているのにしてしまった．何を恐れているのだろう…誤診することか？　それとも患者や家族の心配を放っておくことか？　何を悔やんでいるのだろう…心因であることを告知せずに先延ばしにしたことか？　それとも他に使うべきだったかもしれない医療資源を投入したことか？」

　このようなジレンマは放っておくと，臨床医の情緒的な反応につながり，その後の意思決定にも影響する．症例によって状況は異なるため，唯一の答えはないが，願わくは目をそらさずに，少なくとも偏見をもたずに診察をできるようにしてほしい．本稿がその一助となれば幸いだ．

引用文献

1) 兼本浩祐，他：心因性非てんかん性発作（いわゆる偽発作）に関する診断・治療ガイドライン．てんかん研究，26：478-482, 2009
　↑PNESの定義や診断基準など，基本を知るのに役に立つ．

2) Theodore WH, et al：The secondarily generalized tonic-clonic seizure：a videotape analysis. Neurology, 44：1403-1407, 1994（PMID：8058138）

3) Lowenstein DH, et al：It's time to revise the definition of status epilepticus. Epilepsia, 40：120-122, 1999（PMID：9924914）

4) 「てんかん診療ガイドライン2018」（日本神経学会/監，「てんかん診療ガイドライン」作成委員会/編），医学書院，2018
　　https://www.neurology-jp.org/guidelinem/tenkan_2018.html（2024年8月閲覧）
　↑日本神経学会のウェブサイトでは下記の追補版が公開されている．
　　・てんかん診療ガイドライン2018追補版
　　　https://www.neurology-jp.org/guidelinem/tenkan_tuiho_2018.html（2024年8月閲覧）
　　・てんかん診療ガイドライン2018追補版2022
　　　https://www.neurology-jp.org/guidelinem/tenkan_tuiho_2018_ver2022.html（2024年8月閲覧）

5) Trinka E, et al：Causes of status epilepticus. Epilepsia, 53 Suppl 4：127-138, 2012（PMID：22946730）

6) Towne AR, et al：Prevalence of nonconvulsive status epilepticus in comatose patients. Neurology, 54：340-345, 2000（PMID：10668693）

7) Brenner RP：The interpretation of the EEG in stupor and coma. Neurologist, 11：271-284, 2005（PMID：16148734）

8) Dash D, et al：Can home video facilitate diagnosis of epilepsy type in a developing country? Epilepsy Res, 125：19-23, 2016（PMID：27328162）
　↑ビデオ撮影がてんかん発作の鑑別に有用かどうか調べた研究．

9) 原 恵子，他：心因性非てんかん性発作（偽発作）．救急・集中治療，25：1373-1378, 2013

10) 加藤頼子：「けいれん」のようだけど「非てんかん」？ 心因性非てんかん性けいれん（PNES）．レジデントノート，17：1912-1917, 2015
　↑PNESの診断と初期対応がわかりやすくまとめられている．

11) Seneviratne U, et al：How reliable is ictal duration to differentiate psychogenic nonepileptic seizures from epileptic seizures? Epilepsy Behav, 66：127-131, 2017（PMID：28039841）

12) Stone J, et al：Systematic review of misdiagnosis of conversion symptoms and "hysteria". BMJ, 331：989, 2005（PMID：16223792）

13) Dworetzky BA, et al：A clinically oriented perspective on psychogenic nonepileptic seizure-related emergencies. Clin EEG Neurosci, 46：26-33, 2015（PMID：25780265）
　↑PNESの治療についての総説．救急医療での対応についてまとまっている．

14) Baslet G & Prensky E：Initial treatment retention in psychogenic non-epileptic seizures. J Neuropsychiatry Clin Neurosci, 25：63-67, 2013（PMID：23487195）
　↑PNESの早期介入の重要性について調べた研究．

15) McKenzie P, et al：Early outcomes and predictors in 260 patients with psychogenic nonepileptic attacks. Neurology, 74：64-69, 2010（PMID：20038774）
   ↑PNESの診断と告知について．告知後にPNESの発作が増加する患者もいるが，救急受診は減ったという報告．
16) Stone J, et al：What should we say to patients with symptoms unexplained by disease? The "number needed to offend". BMJ, 325：1449-1450, 2002（PMID：12493661）
   ↑PNESの告知について．どのような告知が患者を憤慨させるかという研究．
17) Kranick SM, et al：Psychogenic movement disorders and motor conversion：a roadmap for collaboration between neurology and psychiatry. Psychosomatics, 52：109-116, 2011（PMID：21397102）
   ↑PNES患者をどのように精神科医療につなげるかについて．
18) Loewenstein G, et al：Asymmetric paternalism to improve health behaviors. JAMA, 298：2415-2417, 2007（PMID：18042920）
   ↑健康な状態へ導く介入の倫理的背景について．

参考文献・もっと学びたい人のために

1) 「PNES（心因性非てんかん発作）臨床講義」（谷口 豪，兼本浩祐/著），中外医学社，2023
   ↑PNES治療の最前線を知ることができる．
2) Shamy MC：The treatment of psychogenic movement disorders with suggestion is ethically justified. Mov Disord, 25：260-264, 2010（PMID：20063430）
   ↑言葉を使って治療することは患者の自律性を奪っているのではないかという批判への反論．
3) Becker B, et al：Deciphering the neural signature of conversion blindness. Am J Psychiatry, 170：121-122, 2013（PMID：23288388）
   ↑心因性で失明した患者の症例報告．詳しいfMRI所見から，視覚野（視力）と内側前頭葉（葛藤）の関係性を見出した．

プロフィール

中瀧理仁（Masahito Nakataki）
徳島大学病院 精神科神経科／てんかんセンター
7年越しの改訂にあたり読み返してみると，非常に大事なことを書いているなと昔の自分を見直しました．引き続き，大事なことを大事にしようと思っています．

第7章 精神疾患かもしれない

3. 悪性症候群かも？

田宗秀隆

Point

- 悪性症候群は中枢性のドパミン受容体の阻害により引き起こされる
- 抗精神病薬や制吐薬を使用中の患者が意識障害・高体温で受診したとき鑑別にあげる
- 原因薬剤の投与後，減薬後，あるいは中止後の1週間以内に発症することが多い
- 四徴は，①精神症状変化，②筋強剛（特徴的），③高体温，④自律神経症状だが，揃わなくてもよい
- セロトニン症候群も鑑別．吸入麻酔薬で起こりうる悪性高熱症は別の疾患

はじめに

　悪性症候群（neuroleptic malignant syndrome：NMS）は，抗精神病薬や制吐薬といった**向精神薬によるドパミン受容体の阻害により引き起こされる副作用**で，意識障害，高体温，発汗などの自律神経症状，錐体外路症状（extrapyramidal symptoms：EPS），横紋筋融解症といった症状が現れる[1,2]．

　抗精神病薬や制吐薬の開始・増量後，数日〜週の経過で上記の症状が認められる場合，NMSを鑑別にあげる．NMSは，見逃して抗精神病薬を継続，あるいは不穏に対してさらに増量すると致死的な転帰を辿りえるので，迅速な対応が必要となる[1,2]．

　定型・非定型問わずすべての抗精神病薬はNMSを引き起こす可能性があり，他にも抗うつ薬，抗不安薬，制吐薬などの消化機能調整薬による発症が知られている．また，医薬品の新規の投与や増量だけでなく，抗Parkinson病薬の減薬による発症も報告されている[1,2]．

症例

30歳代男性．21歳から精神変調をきたし，統合失調症の診断で29歳からA精神病院に入院中．1年前の入院時から投与されていたブロムペリドール，フルボキサミン，ブロチゾラム，ビペリデンのうち，薬剤流通困難のため1週間前にブロムペリドールがハロペリドールに変更され，ビペリデンが中止された．7月のある暑い日，38℃台の高体温，全身の筋強剛，嚥下困難，排尿障害を呈し，意識レベルがE2V3M5に低下し，不穏となったため，B総合病院に救急搬送の依頼があった．

表1　悪性症候群（NMS）を引き起こしうる薬剤の例

定型抗精神病薬 （古い）	非定型抗精神病薬 （比較的新しい）	制吐薬
ハロペリドール （セレネース®）	リスペリドン （リスパダール®）	ドンペリドン （ナウゼリン®）
クロルプロマジン （コントミン®）	オランザピン （ジプレキサ®）	ドロペリドール （ドロレプタン®）
ゾテピン （ロドピン®）	クロザピン （クロザリル®）	メトクロプラミド （プリンペラン®）
ペルフェナジン （ピーゼットシー®）	アリピプラゾール （エビリファイ®）	プロクロルペラジン （ノバミン®）
スルピリド （ドグマチール®）	クエチアピン （セロクエル®）	プロメタジン （ピレチア®）

*学術的には議論があるだろうが，臨床上は上記のように大雑把に分類・理解しておいて損はない．緊急性・重篤性が高い病態の対応時に細かいメカニズムの差異を議論するのはナンセンスである．抗精神病薬のほか，ドパミン受容体を作用点とする制吐薬や，抗Parkinson病薬の減薬でも起きうることに注意．セロトニン作動系の関与の可能性については後述．文献2を参考に作成．

表2　悪性症候群の四徴

徴候	頻度	メモ
精神症状変化	82%	初発症状として多い：精神疾患合併で見逃されやすい
筋強剛・振戦	45〜92%	鉛管様でParkinsonismと捉えてよい：誤嚥に注意
高体温	87%	38℃以上が典型的だが，40℃以上も平熱もありうる
自律神経症状	70%	頻脈・発汗・高血圧・頻呼吸など

文献2を参考に作成

1. （専門医を呼べるとしても）自分でやるべきこと

　暑い夏の日に，このような患者さんが運ばれてきたら，まずは支持的な治療介入を試みる．救急の現場では，**緊急性・重篤性・介入可能性の3つの軸**を意識する．

　本稿に示すイメージングトレーニングをしておき，どの病態であっても行うべき侵襲性の低い治療介入（＝細胞外液の輸液と，高体温対策）を行いながら，緊急性・重篤性の高い疾患から鑑別を進めるとよい．

●ここがピットフォール

1つの病歴（例：抗精神病薬の新規追加）や症候（例：筋強剛）に引っ張られすぎて他の鑑別診断を除外しすぎない．診断の早期閉鎖（premature closure）は診断エラーにつながる．

1 悪性症候群（NMS）の原因薬剤と臨床症状

　悪性症候群はドパミン受容体阻害作用のある薬剤の増減で引き起こされる（表1）．臨床症状としては，表2の四徴を覚えておきたい．必ずしも4つ揃わなくてもよい．

　これをみて，熱中症でもアルコール離脱発作でも同じような症状だと思った先生も多かろう．まさにその通りであり，救急の現場で完全に鑑別するのは不可能である．

　まずは細胞外液を輸液し，必要に応じてビタミンB群や糖なども補充し，意識障害に準じた精

表3 NMSと鑑別すべき疾患

鑑別疾患	鑑別のポイント
甲状腺機能亢進症(クリーゼ)	身体所見・内分泌学的検査
褐色細胞腫	身体所見・内分泌学的所見
脱水症	発症経過
熱中症	発症経過
髄膜脳炎	項部硬直,髄液所見,頭部MRI所見
アルコール離脱症状	飲酒歴・断酒の時期
横紋筋融解症	NMSと類縁の可能性あり
悪性カタトニア(致死性緊張病)	NMSと類縁の可能性あり
セロトニン症候群	セロトニン作動薬の使用

文献3を参考に作成

表4 Levensonらの診断基準

大症状
①発熱
②筋強剛
③血清CKの上昇

小症状
①頻脈
②血圧の異常
③頻呼吸
④意識変容
⑤発汗過多
⑥白血球増多

文献3より引用.
大症状の3項目を満たす,または大症状の2項目+小症状の4項目を満たせば確定診断.

査を行いつつ,感染症が疑われるなら閾値を下げて血液培養と経験的抗菌薬投与を行う.そこまでやってから,落ち着いて病歴と使用薬を確認し,必要に応じて画像検査・髄液検査などの追加を検討する.実際,NMSのリスク因子として脱水・低栄養・疲労・感染・脳器質的疾患があり,ここまでの対応はすべての疾患で共通に行うべき処置だからである.

2 鑑別疾患と,NMSの診断基準

支持的な介入を行いながら,状況から熱中症が強く疑われるなら高体温(≠発熱)に対応する.そして,NMSを念頭に,向精神薬のうち抗精神病薬や抗うつ薬の使用有無を確認しよう.

1) 鑑別疾患(鑑別のポイント)
鑑別疾患と鑑別のポイントについて表3に示す.

2) 診断基準
早期診断にはLevensonらの診断基準が,確定診断にはCaroff and Mannの診断基準が有用とされる.いずれも,**筋強剛に大きい比重があることに注意する**.それ以外は熱中症などの他の疾患でもよくみられる症候である.セロトニン症候群との異同はAdvanced Lectureで紹介する.

① Levensonらの診断基準(1985)

表4の大症状の3項目を満たす,または大症状の2項目+小症状の4項目を満たせば確定診断となる.

② Caroff and Mannの診断基準(1993)

表5の5項目すべてを満たせば確定診断となる.

3) NMSへの対応
① 原因薬剤の中止と対症療法
② 大量輸液…腎尿細管壊死症の発症予防
③ 迅速な全身冷却(クーリング)
④ 下記薬物療法に関してのコンセンサスはない
　・ダントロレン(ダントリウム®)
　・ドパミン・アゴニスト:ブロモクリプチン(パーロデル®),アマンタジン塩酸塩(シンメ

表5　Caroff and Mannの診断基準

①発症の7日以内に抗精神病薬投与を受けていること（デポ剤*ならば2～4週間以内）
②38.0℃以上の発熱
③筋強剛
④以下のうち5徴候 　1）精神状態の変化　　　　　　　　6）振戦 　2）頻脈　　　　　　　　　　　　　7）尿失禁 　3）高血圧あるいは低血圧　　　　　8）血清CKの上昇またはミオグロビン尿 　4）頻呼吸あるいは低酸素血症　　　9）白血球増多 　5）発汗あるいは流涎　　　　　　　10）代謝性アシドーシス
⑤他の薬剤の影響，他の全身性疾患や神経精神疾患を除外できる

文献3より引用．
*デポ剤とは，2週・4週・12週に1度だけ筋注することで，その効果が内服と同等以上に得られる注射製剤である．
5項目すべてを満たせば確定診断．

トレル®）
・ベンゾジアゼピン系薬剤
⑤ 修正電気けいれん療法（modified electroconvulsive therapy：mECT）

●処方例

下記のいずれかを選択する．

〈第一選択〉
・ダントロレンナトリウム水和物（ダントリウム®静注用20 mg），初回量1回40 mg，症状の改善が認められなければ20 mg/日ずつ増量（max 200 mg/日）

〈第二選択〉
・向精神薬
　【内服不可能な場合】ジアゼパム（ホリゾン®，セルシン®）注射液，1回10 mg（症状に応じて）
　【内服可能な場合】ロラゼパム（ワイパックス®），1回0.5～1 mg，1日2～3回（さらに増量可）

〈日本での適応なし〉
・ブロモクリプチン（パーロデル®）1回2.5～5 mg，1日3回（8時間ごと），経口・NGチューブより投与

---

2. 専門医を呼ぶべきか，呼ぶタイミング

　患者さんの全身状態に合わせて管理を行うため，集中治療を行える施設・環境・スタッフのもとに入院させる．疑いの段階でスタッフ召集・ICU入室準備を始める．精神症状の評価や経過・薬剤調整のタイミングの相談などのため，日勤帯で精神科にコンサルトしておくとよい．
　準夜・夜勤帯での入院時はいずれにしても**抗精神病薬は中止**する．不穏なら抗精神病薬による鎮静は病態増悪のリスクがあるため，挿管できる環境でベンゾジアゼピン系薬剤（ミダゾラムなどの静脈麻酔薬を含む）による鎮静を考慮する．

3. 専門医を呼べない状況ならどうするか

　身体・精神の両面の精緻な評価・管理が必要なため，自院での加療が困難な場合は，初期治療と並行して転院を考慮する．

4. こんなときは要注意

　合併症：誤嚥性肺炎，急性腎不全，DIC（disseminated intravascular coagulation：播種性血管内凝固症候群）は，予後を左右する．PICS（post intensive care syndrome：集中治療後症候群）やせん妄，向精神薬中止後の精神症状増悪にも留意する．
　必要な場合には人工呼吸管理や血液透析などを遅滞なく考慮する．

5. 患者さんを帰す際の注意事項

　NMSが疑われるものの帰宅できる程度の症状の場合は，処方医療機関の予約の前倒しを指導する．**NMSの診断あるいは除外が処方医に適切に伝わらないまま，自己判断で服薬を急に中止することは危険である**．患者さん（非医療者）が適切に説明できる病態ではないので，帰す際は診療情報提供書を発行する．あわせて，医薬品の中止や減量は症状や状態・経過に応じて医師の指導の下で行うべきことを説明する．**入院が必要ではない程度の病状であれば，薬剤への言及（○○という薬が被疑薬，など）は最小限にとどめ，「かかりつけ医の□□先生の診察までは○○というお薬はいったん中止しておきましょう」といった説明**にする．安易な薬剤性副作用への言及によって，患者さんにとってのキードラッグが二度と使用できなくなってしまうことがある．もし処方医療機関と連絡がつかない場合は，入院の選択肢を提示するほうが安全である．

Advanced Lecture

1 セロトニン症候群（serotonin syndrome）との共通点・相違点

　非定型抗精神病薬は，ドパミン受容体にもセロトニン受容体にも作用する．使用薬のみでの鑑別は難しいことが多いため，発症経過や比較的特異度の高い神経学的特徴を参考に鑑別を進められるとよい（図）．セロトニン症候群はHunter分類などを参照しながら診療することになるが，感度は当初の報告よりも低い可能性があり，神経症候も非典型的な出現をしうる[5]ので，**1つの所見のみで診断を早期閉鎖せず，診療経過を慎重にモニタリング**することが大切である．

2 悪性高熱症（malignant hyperthermia）との共通点・相違点

　悪性高熱症は，麻酔薬（特にセボフルラン）による副作用である．NMSと症状が似ているため，かつてその発生機序はNMSと同様と推測された．しかし，悪性高熱症は骨格筋のCaイオンチャネルの機能不全によるCaイオンの放出異常がその発生機序であることが明らかにされており，遺伝子変異も同定されている．実際には，両症候群で臨床症状に相違があり，NMSでは悪

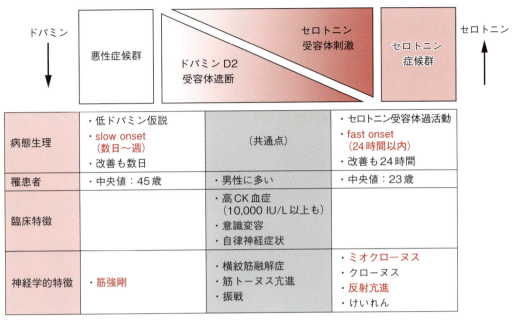

図 悪性症候群とセロトニン症候群の特徴の比較
悪性症候群とセロトニン症候群の共通点と相違点を示した．赤字は特に重要な特徴である．こちらを参考にして鑑別を進めていく．CC-BY4.0にもとづき文献4より改変して転載．

性高熱症にみられる骨格筋収縮試験での異常がほとんど見出されず，NMSの機序は筋原性ではないと考えられている．

3 悪性症候群のリスクに備えて抗精神病薬の減量・中止を行うべきか

抗精神病薬の継続投与は，悪性症候群のリスクではあり，文献的には＜0.5 DDD（defined daily dose）/dayがよいかもしれない[6, 7]．しかし，統合失調症の患者さんでは，どれほど安定しているようにみえても抗精神病薬の中断を行うと予後が悪いため[8]，**抗精神病薬の減量は，大きな副作用の出現がない限りは抗精神病薬の取り扱いに長けた医師が長めの経過観察期間を設けながら数カ月単位で少量ずつ行う方が安全**だと個人的には考えている．世界的にみて一定の見解はない．

おわりに

やはり適切に疑うことが肝要である．抗精神病薬や制吐薬を使用している患者さんが意識障害・高体温で受診した際には，通常の鑑別（感染症や熱中症）に，悪性症候群やセロトニン症候群も加え，支持療法を行いながら薬歴を詳細に確認しよう．頻繁に遭遇する病態ではないので，経験のある医師の応援を要請する閾値は低めに設定しよう．

謝辞

原稿改訂にご協力いただいた練馬光が丘病院 総合救急診療科 原田拓先生，順天堂医院 総合診療科 宮上泰樹先生に深謝致します．

なお，本稿は前版の「山内弘一郎：悪性症候群かも？ レジデントノート，19：1521-1526，2017」をもとに作成しました．快く使用を許諾いただきました山内弘一郎先生にも感謝致します．

引用文献

1) Strawn JR, et al：Neuroleptic malignant syndrome. Am J Psychiatry, 164：870-876, 2007（PMID：17541044）
2) Wijdicks EF：Neuroleptic malignant syndrome. UpToDate, 2022
3) 山内弘一郎：悪性症候群かも？ レジデントノート，19：1521-1526，2017
4) Kruijt N, et al：HyperCKemia and rhabdomyolysis in the neuroleptic malignant and serotonin syndromes：A literature review. Neuromuscul Disord, 30：949-958, 2020（PMID：33250373）
5) Werneke U, et al：Conundrums in neurology：diagnosing serotonin syndrome - a meta-analysis of cases. BMC Neurol, 16：97, 2016（PMID：27406219）
6) NIPH：N05A Antipsychotics. 2024
   https://atcddd.fhi.no/atc_ddd_index/?code=N05A（2024年8月閲覧）
7) Torniainen M, et al：Antipsychotic treatment and mortality in schizophrenia. Schizophr Bull, 41：656-663, 2015（PMID：25422511）
8) Tiihonen J, et al：20-Year Nationwide Follow-Up Study on Discontinuation of Antipsychotic Treatment in First-Episode Schizophrenia. Am J Psychiatry, 175：765-773, 2018（PMID：29621900）

参考文献・もっと学びたい人のために

1) 安藤知秀，吉澤佑樹：悪性症候群の診断と治療．JHospitalist Network Clinical Question 2024年2月26日
   https://hospi.sakura.ne.jp/wp/wp-content/themes/generalist/img/medical/jhn-cq-seireihamamatsu-20240227.pdf（2024年8月閲覧）
2) 原田 拓：セロトニン症候群．JHospitalist Network Clinical Question 2014年6月9日
   https://hospi.sakura.ne.jp/wp/wp-content/themes/generalist/img/medical/jhn-cq-140610-showa.pdf（2024年8月閲覧）
3) Boyer EW：Serotonin syndrome（serotonin toxicity）．UpToDate, 2023

プロフィール

田宗秀隆（Hidetaka Tamune）
順天堂大学医学部 精神医学講座
順天堂医院（本院）の精神科リエゾンチーム責任者を務めています．精神疾患をもつすべての患者さんに標準的な医療を提供するために，精神科医療のプライマリケアへの統合・専門科連携を推進しています．ヒトiPS細胞を用いた研究者でもあり，興味をもってくださった先生はご連絡ください．tamune-tky@umin.ac.jp

第8章 こんな患者さんが来たら…

1. えっと，妊婦さんですか
救急で来た妊婦の対応

加藤一朗

●Point●
- 妊婦の診察時には2人の患者（本人と胎児）を診察する気持ちで臨もう
- 妊娠時特有の命にかかわる疾患を見逃さずに，産婦人科医につなげよう

はじめに

　救急外来に妊婦さんが受診されたら，よくわからないうちにすぐに産婦人科医へコンサルトした経験はないだろうか？　何か見逃したらお腹の赤ちゃんに影響が出てしまうのではないか，またはお腹の張りが少しでもあれば生まれてしまうのではないかと，普段から妊婦を診療していない医師が心配するのは無理もない．そのような妊婦の診察に少しでも不安がある先生方に本稿を読んでもらい，いつでも妊婦さんを診られるようになっていただければ幸いである．

> **症例①**
> 　20歳代女性，1経産，妊娠34週．車運転中に事故でお腹を打撲し救急外来受診．常位胎盤早期剥離を疑いエコー検査を行うも胎盤裏に血腫なく，胎児心拍90回/分くらいで異常ないと診断した．産婦人科医にコンサルトせずに帰してもよい？

> **症例②**
> 　30歳代女性，初産婦，妊娠32週．胃が痛いとの主訴で救急外来受診．心窩部に軽度圧痛認めるのみで，血圧145/90 mmHgと少し高めだが胃薬処方して帰してもよい？

　本稿では，見逃すと命にかかわる疾患について解説する．

常位胎盤早期剥離

1.（専門医を呼べるとしても）自分でやるべきこと

　常位胎盤早期剥離（早剥）とは，正常位置に付着していた胎盤が胎児娩出前に子宮壁より剥離した状態であり，胎児だけでなく母体の死亡原因にもなるため，**絶対に見逃してはならない疾患**である．
　そのため，救急外来においては，症例①のような場合，まずは母体のバイタルサインをとりつ

つ，胎動減少・消失がないかを聴取し，子宮板状硬や外出血（ないこともある）の有無を確認する必要がある．同時に経腹エコーにて胎盤後血腫（判断が難しいこともあり，胎盤肥厚像のみの場合もある）の有無や胎児心拍数（胎児の正常心拍数は110～160回/分）も確認しておく．

軽度な腹部外傷であっても早剥を起こすことがあり，特に子宮収縮を伴う場合には早剥に注意し，胎児心拍数陣痛図による**継続的な監視が重要**である[1,2]．

2. 専門医を呼ぶべきか，呼ぶタイミング

しかし，救急外来において胎児心拍モニタリングを行い判読するのが難しい状況であったり，エコー検査において早剥所見の判断に迷う場合（産婦人科医でも迷うことはある）は産婦人科医へのコンサルトが必要である．もちろん明らかに早剥であれば，一刻も早く産婦人科医を呼ぶのと同時に，採血〔術前検査・DIC（disseminated intravascular coagulation：播種性血管内凝固症候群）検査〕と産婦人科病棟，場合によっては手術室への連絡も考慮する．

3. こんなときは要注意

早剥に伴い出血量が増大した場合はDIC，産科ショックとなることがある．その際は可及的すみやかにDIC治療〔アンチトロンビン製剤，FFP（fresh frozen plasma：新鮮凍結血漿），RBC（red blood cell：人赤血球液）などの投与〕が必要である．

妊娠高血圧症候群，HELLP症候群

1. （専門医を呼べるとしても）自分でやるべきこと

1 妊娠高血圧症候群

妊娠高血圧症候群とは，妊娠20週以降から分娩12週までに高血圧（収縮期血圧140 mmHg以上または拡張期血圧90 mmHg以上）がみられる場合，また高血圧に蛋白尿を伴う場合である．普段高齢者の軽度高血圧の患者さんを多く診ていると，収縮期血圧145 mmHgくらいなら少し様子みればいいじゃないかと思われるかもしれないが，妊婦の場合は，その後重症化して母児ともに命にかかわることがあるため，大変危険である．

2 HELLP症候群

妊娠高血圧症候群に関連した病態としてHELLP症候群（溶血：hemolysis，肝機能障害：elevated liver enzyme，血小板減少：low platelet）がある．**症例②**のように救急外来に上腹部症状（食欲不振，悪心・嘔吐，痛み，上腹部違和感，極度の倦怠感）の訴えで受診した妊婦には，安易に胃腸炎と考えて胃薬など処方して帰すのではなく，必ず採血（血算，肝機能）を行い，HELLP症候群を否定しなければならない[3]．

2. 専門医を呼ぶべきか，呼ぶタイミング

妊娠高血圧症候群，HELLP症候群を疑ったらすみやかに産婦人科医にコンサルトする．

3. こんなときは要注意

妊娠高血圧症候群に関連した病態として子癇があり，突然の意識消失と手足を硬直させる**強直性けいれん**で始まり，次いで手足の屈伸をくり返すような**間代性けいれん**に移行する．けいれんは1～2分で止まるため子癇の再発予防の硫酸マグネシウムの投与が推奨されている（**処方例**参照）[4]．

> ●処方例
> 硫酸マグネシウム（マグセント®），初回量：4gを20分以上かけて静脈内投与，引き続いて1～2g/時の持続点滴静注

異所性妊娠・切迫流産・切迫早産

1. （専門医を呼べるとしても）自分でやるべきこと

1 異所性妊娠

異所性妊娠は全妊娠の1～2％の頻度で発症するが，妊娠部位（卵管妊娠が多い）が破裂すると**激痛および出血性ショック**を起こすため，絶対見逃してはならない疾患である．最近では破裂する前に診断されるケースが多いが，自分の妊娠に気づかないうちに破裂し，先に述べた症状で受診された場合は，必ず妊娠反応検査をする必要がある．

2 切迫流産

全妊娠の約15％程度は自然流産されるといわれているが，下腹部痛・不正性器出血を主訴として来院される切迫流産は妊娠継続が期待できる．しかし，妊娠12週未満の切迫流産症例に対して，流産予防が証明された薬物療法は存在しない．

エコー検査（可能なら経腟エコー検査）で胎嚢（gestational sac：GS）や胎児心拍の有無を確認できれば大変よい．

3 切迫早産

切迫早産は妊娠22週以降に子宮収縮が増強した病態であり，子宮収縮抑制薬内服で外来通院可能なこともあるが，子宮頸管が短縮している場合には入院加療が必要となることがある．妊娠中の下腹部痛が子宮収縮によるものなのかそれ以外によるもの（便秘など）なのか判断に迷うケースがあるが，本人に「お腹が張った（痛い）ときにお腹が硬くなりますか？」と聞いてみてほしい．

2. 専門医を呼ぶべきか，呼ぶタイミング

異所性妊娠を疑った場合は一刻も早く，切迫流産，切迫早産の場合もすみやかに産婦人科医にコンサルトする．

3. こんなときは要注意

切迫早産と思っていたら，常位胎盤早期剥離であったというケースがあるため，切迫早産様症状（性器出血，子宮収縮，下腹部痛）で受診された妊婦には，必ず経腹エコー検査と胎児心拍陣痛図と同時に，産婦人科医にコンサルトが必要である．

おわりに

くり返すが，妊娠時特有の命にかかわる疾患を見逃さずに産婦人科医にコンサルトする必要がある．はじめに提示した症例のように，決して軽症と考えないようにしてもらいたい．

引用文献

1) CQ308：常位胎盤早期剥離（早剥）の診断・管理は？「産婦人科診療ガイドライン 産科編 2023」（日本産科婦人科学会，日本産婦人科医会/監，編），pp173-175，日本産科婦人科学会，2023
2) 福武麻理絵，他：妊娠分娩に関する基礎知識；判定から週数による生理的変化まで．救急医学，39：1021-1029, 2015
3) CQ312：妊産褥婦にHELLP症候群・急性妊娠脂肪肝を疑ったら？「産婦人科診療ガイドライン 産科編 2023」（日本産科婦人科学会，日本産婦人科医会/監，編），pp196-198，日本産科婦人科学会，2023
4) CQ309-3：妊産褥婦が子癇を起こしたときの対応は？「産婦人科診療ガイドライン 産科編 2023」（日本産科婦人科学会，日本産婦人科医会/監，編），pp185-188，日本産科婦人科学会，2023

参考文献・もっと学びたい人のために

1) 加藤一朗：フローチャートで診る！女性の急性腹症．レジデントノート，14：2973-2977, 2013

プロフィール

加藤一朗（Ichiro Kato）
隠岐病院 産婦人科
日本海に浮かぶ隠岐の島で総合診療と産婦人科を診療しながら島生活を楽しんでいます．

第8章 こんな患者さんが来たら…

2. 虐待かも…？ これは行政に相談!?

道味久弥, 丸山朋子

Point

- 第一に子どもの安全を優先する
- 得られた情報は正確に診療録に記載する
- 地域の支援機関（児童相談所，保健センターなど）との連携を大切にする

はじめに

　子どもに対する虐待の社会的判断は多機関連携のもとで児童相談所を中心に行われるが，日常診療において虐待は，**あらゆる医学的所見・症状に対して鑑別すべき「疾患」の1つ**である．

　児童相談所における虐待相談件数は年々増加している（図1）[1]．診療を行ううえで，虐待を受けている，あるいは受けている可能性のある子どもに出会うことは決して稀ではなく，予後に直結するため見逃さないよう心がけよう．

　行政機関と協力して進めていきたい事項は多岐にわたるが，本稿では虐待のうち身体的虐待について述べる．

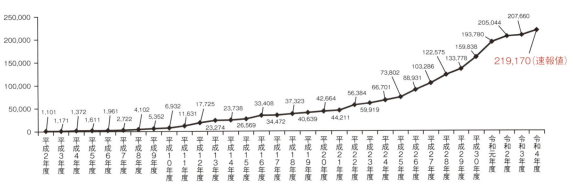

図1　児童相談所における虐待の相談件数と推移
出典：こども家庭庁「令和4年度 児童相談所における児童虐待相談対応件数（速報値）」（https://www.cfa.go.jp/assets/contents/node/basic_page/field_ref_resources/a176de99-390e-4065-a7fb-fe569ab-2450c/12d7a89f/20230401_policies_jidougyakutai_19.pdf）（2024年8月20日閲覧）

表1 虐待の可能性に注意すべき熱傷創の特徴

・境界明瞭な熱傷創
・新旧混在した熱傷
・不自然な分布の熱傷創（多発，露出していない部位など）
・熱傷深度が深い熱傷創
・初診時より感染を合併している熱傷創
・成傷器が比較的わかりやすい（パターン痕） 　　タバコ（円形），ドライヤー（円形網目状，長方形2つに挟まれる），浴槽（臀部ドーナツ状）など
・逃避行動がないケースではしぶきなどがなく，中心部と周辺部の熱傷深度が一定である※
・乳幼児の口腔内熱傷創

※子どもが逃げられるケースでは必ずしも合致しないので，注意深い聴取および診察が必要

> **症例**
> 3カ月男児，母親と受診．寝返りをうった際に母親の使用していたマグカップを倒し，中に入っていた高温液体により受傷したと受診した．下顎，左上腕，前胸部を中心に約10％のⅡ度浅層熱傷を認めた．

　子どもの皮膚は薄く，例え短時間であったとしてもⅢ度熱傷に至ることもあり，注意深い診察や適切な初期治療が必要になることは言うまでもない．診察および治療に関しては成書に譲り，本稿ではこの症例の社会的対応を考えていく．

1. （専門医を呼べるとしても）自分でやるべきこと

　熱傷の評価（部位・深度・面積）と同時に受傷状況や本人の発達，家族背景など周辺状況も確認し，聞きとった内容は保護者の言葉をそのまま，正確に診療録に記載する．正しく聞きとることは大切だが，**誘導するような質問はしないこと**，その後の治療上の信頼関係などにも影響するため，**多くを聞きすぎないこと**，保護者が「虐待を疑われている」と感じるような言動を避けること，も意識しよう．また，**客観的証拠として受傷時の皮膚所見を写真に残しておく**．皮膚写真は顔面も含めた全体像と所見のある部分の拡大像の両者を撮影し，拡大像にはL字スケール[2]を添えるなど病変の大きさがわかる工夫をしよう．虐待による熱傷創は境界明瞭で，成傷器が判明しやすいことも多い．その他も含めて，虐待の可能性に注意すべき熱傷創の特徴をあげる（表1）．

> ●ここがポイント！
> ・救急外来は決して「虐待を診断する」場ではなく，「虐待の可能性に注意を払う」場である．虐待が疑われる場合には，医学的に軽症であっても，「治療のため」という理由を説明し，積極的に入院を勧めよう．
> ・虐待による熱傷では必ずしも受傷直後の来院ではない可能性に注意を払おう．

　本症例では以下の点より虐待の可能性を考えなければならない．
① 月齢3カ月の子どもが平面で完全に寝返りをするとは考えにくく（横を向くことはある），自己受傷は不自然である．
② マグカップの液体受傷にしては熱傷面積が広い．

③たとえ自己受傷だとしても，3カ月の児の届く範囲に高温の飲料水を置くことは，安全管理不足である．

なお，子どもの成長発達および年齢に応じて注意すべき受傷形態については図2[3]を参考にされたい．また表2には熱傷に限らず，虐待の可能性に注意すべき身体的な特徴を記載したので診察の際には意識してほしい．

2. 専門医を呼ぶべきか，呼ぶタイミング

虐待を疑う状況であれば，入院のうえで対応することが望ましい（その時点で虐待を明らかにする必要はなく，精査や処置などのために入院が必要であると保護者が納得できるように説明し，虐待という言葉は使わない）．入院か外来フォローの判断を迷う場合，保護者が入院に納得しない場合などは小児科専門医や救急科専門医，院内虐待対応組織のメンバーなどを交えて組織として総合的に判断することが望ましい．そのうえで，組織として，児童相談所への緊急通告が必要かどうかも判断する．

3. 専門医を呼べない状況ならどうするか

子どもの安全を第一に考え，上級医や関連診療科の医師，病院内の他職種スタッフに相談のうえで総合的に判断されたい．子どもの虐待が疑われる場合は子どもを守るために，1人で抱え込まず，必ず複数の医師，多職種で連携して対応することが求められる．

4. こんなときは要注意

保護者は通常，子どもの創傷に対する検査・治療目的で受診していることが多い．限られた情報，限られたスタッフで対応する救急受診の場で，保護者も医療者も感情的になってしまうことがあるかもしれない．あくまでも冷静，かつ客観的に，子どもの状態・保護者の様子を観察し，**子どもの安全が確保されるように行動しよう**．子どもや医療者の安全が脅かされる場合には，院内暴力への対応組織，児童相談所や警察などの関係機関の力も借りよう．

5. 患者さんを帰すときの注意事項

必ず欠かせないことは，医療機関として必ず創傷の経過や子どもの状況を外来で確実にフォローアップすること，関係機関（児童相談所，保健センター，時には検察や警察）との連携を図ること，である．医療機関では子どもが受診したときの情報しかないが，関係機関では支援ニーズの高い子ども・家庭として，あるいは虐待通告歴があり，見守りの対象となっている可能性がある．

身体的虐待の場合も，安全管理不足などの不適切養育であっても，児童相談所や市町村への通告は，保護者の告発ではなく，**家庭への支援のきっかけとなることを意識**してほしい．虐待や虐

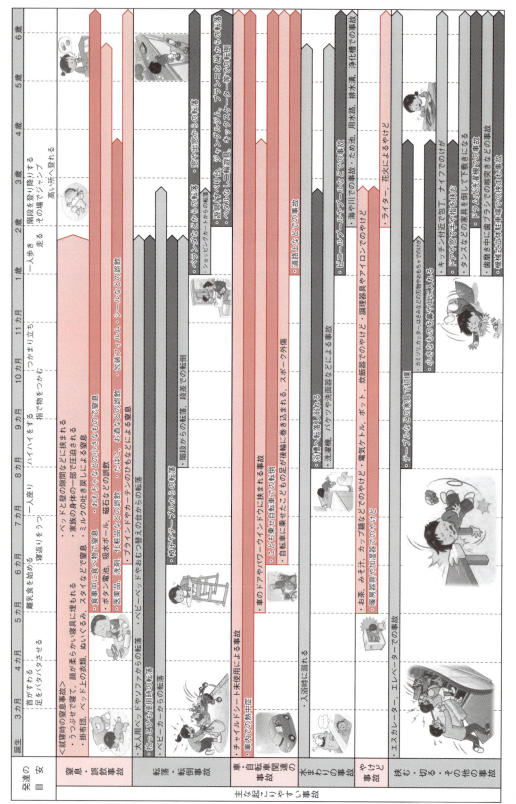

図2 こどもの発達と起こりやすい事故

表2 虐待の可能性に注意すべき身体的な特徴

外傷（皮膚変色，皮膚損傷）	ネグレクト
・顔面，体幹，耳介，頸部，外性器，臀部など一般的な事故では起こりにくい部位の外傷	・体重増加不良ないしは体重減少，るいそう，低身長
・4カ月未満の外傷	・身体や衣服の汚染
・パターン痕（手形痕，ループコード痕，二重条痕，咬傷，強制浸透熱傷など）	・未治療の齲歯
・新旧混在している外傷	・気管支喘息などの慢性疾患の放置・治療中断など
・保護者が説明できないような外傷	
・保護者が語る受傷理由では説明できないような外傷	
・受傷から時間が経過している創傷	

待が疑われる症例では，関係機関で情報を共有することにより，地域全体で長期的な見守り・家庭支援を行い，虐待の再発防止，家庭内事故予防や安全教育に努める必要がある．

Advanced Lecture

　多くの医療機関では虐待や養育支援，子どもの安全に関する委員会や対応マニュアルを準備しているため，一度自施設における対応を確認していただきたい．そのなかで虐待を疑う子どもに遭遇した場合の対応フローや，児童相談所・保健センターなどの外部相談機関への窓口となる担当者などが定められていることが多いので，あらかじめ確認しておく必要がある．

おわりに

　今日あなたが診療を行った子どもは虐待に苦しみ，その保護者は，支援を受けられず，援助を申し出ることもできず，絶望的な状況にあるかもしれない．目前に現れた虐待が疑われるすべての子どもおよびその家族に対して，私たち医療者は「できる限りの深い理解」と「感情と行動を区別して接する自制心」をもち，「子どもの安全を第一に考えて」行動することが求められる．

引用文献

1) こども家庭庁：令和4年度
児童相談所における児童虐待相談対応件数（速報値）
https://www.cfa.go.jp/assets/contents/node/basic_page/field_ref_resources/a176de99-390e-4065-a7fb-fe569ab2450c/12d7a89f/20230401_policies_jidougyakutai_19.pdf（2024年8月閲覧）
2) 日本子ども虐待医学会：当学会公認マニュアル4．子ども虐待対応医師のための子ども虐待対応・医学診断ガイド「通称：小児科医 向けマニュアル」
https://jamscan.jp/dl/download.cgi?name=pediatrician_manual.pdf（2024年8月閲覧）
3) こども家庭庁：こどもを事故から守る！事故防止ハンドブック
https://www.cfa.go.jp/policies/child-safety-actions/handbook（2024年8月閲覧）

参考文献・もっと学びたい人のために

1) こども家庭庁支援局虐待防止対策課：子ども虐待対応の手引き（令和6年4月改正版）
https://www.cfa.go.jp/assets/contents/node/basic_page/field_ref_resources/c0a1daf8-6309-48b7-8ba7-3a697bb3e13a/0635895f/20240422_policies_jidougyakutai_hourei-tsuuchi_taiou_tebiki_22.pdf（2024年8月閲覧）
2) 日本小児科学会：子ども虐待診療の手引き 改訂第3版．2022
https://www.jpeds.or.jp/modules/guidelines/index.php?content_id=25（2024年8月閲覧）

プロフィール

道味久弥（Hisaya Domi）
大阪府立病院機構 大阪急性期・総合医療センター 高度救命救急センター
集中治療，整形外傷，医療行政など多岐にわたり取り組んできました．家族，尊敬する先輩や頼れる後輩に支えられ，日々楽しく過ごしています．今後も感謝を忘れず，いただいたご縁を大切にしていきたいと思います．

丸山朋子（Tomoko Maruyama）
大阪府立病院機構 大阪急性期・総合医療センター 小児科・新生児科

第8章 こんな患者さんが来たら…

3. 家族がいない!?

田中　拓

●Point●
- 患者本人の同意能力を評価する
- 家族，後見人，社会資源とのつながりを探す
- チームで対応し，病院としての責任を知っておく

はじめに：身よりがなく認知症のある高齢者に対する緊急対応

　「70歳男性です」という救急隊からの連絡を受けたときに，「若い！」と感じないだろうか．
　日本は超高齢社会である．そして，高齢化に伴い傷病者は増加し，救急車の要請件数も増加している．また高齢者人口に占める一人暮らしの高齢者数も右肩上がりに増加しており，その数は2020年において男性15.0％，女性22.1％であり，今後も確実に増加することが予測されている[1]．さらに，2025年には65歳以上の高齢者の5人に1人が認知症であると見込まれている．
　このような社会背景であるため，「一人暮らし，認知症あり」の高齢者が救急搬送されることも日常的である．別居でも家族がいて，連絡すれば駆けつけてくれる場合はまだよいが，完全に身よりのない場合もある．このようなとき，入院の説明や各種検査，処置の同意などはどのようにすればよいのだろうか．

1. 緊急避難

　刑法では，**緊急避難**として「自己又は他人の生命，身体，自由又は財産に対する現在の危機を避けるため，やむを得ずにした行為は，これによって生じた害が避けようとした害の程度を超えなかった場合に限り，罰しない（第37条）」と規定している．

1 緊急性が非常に高い場合

　説明と同意はもちろん必要であるが，医師として**まずは患者さんの緊急度，重症度の評価**を行う．その病状が緊急を要するのか，一定の時間を待てる状態なのかを判断する．迅速な対応を要する病状であれば，緊急避難として対応する．目前での心肺停止などまさにその瞬間からの対応が求められる状況では，同意云々を論じる猶予はないので緊急対応を行う．明らかに高齢で認知症を患っているように思えても，明確な本人の意思が確認できない状況で蘇生処置をはじめとす

る緊急対応を実施しないということはできない．

2 緊急性は高いが少し時間のある場合

蘇生処置ほどの緊急性はなくとも，緊急の手術やカテーテル治療など一定のリスクを伴うと判断した場合の同意については院内であらかじめとり決めをつくっておき，その判断，処置に関する責任を病院が担保するようにしておく．また可能な限り多職種で話し合いを行い，処置の必要性を協議する．

2.～*6.*に，もう少し時間的余裕のある場合の，本稿の主旨は家族がいない場合であるが，さまざまな状況について主に救急受診時を想定して記す．

2. 患者さんの同意

一般的に医療行為は患者さんに対する侵襲行為である．患者さんの意図しない医療行為は刑法上の傷害罪に相当する．このため，まずは患者さんの話がアテになるかどうか，すなわち同意能力があるのかどうかの判断が必要になるが，実のところ，**同意能力の程度や内容については明確な基準はない**．「患者本人において，自己の状態，当該医療行為の意義，内容およびそれに伴う危険性の程度につき認識しうる能力を備えている場合は本人の承諾を必要とする」という地裁の判例[2]があるが，あくまでも参考である．

家族など患者さんの同意を確認することができる人がいる場合は，双方の同意を得ておくことが望まれる．またその際，説明や同意書の取得には原則看護師も同席とし，その内容を診療録に記載し，同意内容に患者さんならびに代理人の署名をもらう．

3. 家族による同意

患者本人に同意能力がないと判断した場合，通常は配偶者もしくは子の承諾を得て，医学上一般的に承認されている方法による医療行為であれば問題はないとされている．しかし，法的には医療行為に関する同意は本来「一身専属的（患者本人だけの権利）」とされており，こういった意味では，実は家族への説明と同意もその家族の定義や親等範囲なども明確ではない．

患者本人が同意できない場合，一般的にその患者個人の価値観や意思を最も適切に理解している者として家族の同意で代行せざるを得ないと考えられているが，実際はまだまだ議論のあるところでもある．戸籍上親族であったとしても疎遠にしている家族の同意をもって本人の意思としてよいか，また戸籍上の関係はないがいわゆる内縁関係にある者は，法律上は家族ではないが，実際の患者本人の意思を最もよく理解している場合もある．

4. 成年後見人

患者本人に同意能力がなく，家族もいない場合，**成年後見人**が本人の利益を擁護する立場として代行が期待される．

成年後見人とは認知症などにより判断能力が十分でない場合，その患者さんが不利益を被らないように法律的に支援，援助する制度である．家庭裁判所に申し立てを行い，その患者さんを援助してもらう後見人が決定される．

　間違えてはいけないのは，**成年後見人は医療に関する契約（入院の手続きなど）は代行できるが，手術など医療行為の同意権限についての明確な権利，規定は有していない**．現実には胃瘻造設や足の切断，骨折の手術などさまざまな医療行為についても同意を求められたという報告がある[3]が，民法上の成年被後見人の意思の尊重および身上の配慮のなかでも，「後見人には入院手続きなどの医療契約の代理はできても輸血や手術など侵襲を伴う医療行為の同意権はない（第858条）」との考え方が一般的である．

　しかし最近では「病院から特に救命に必要な医療措置として手術や治療への同意を求められた場合には，治療の必要性等を考えると同意をすることもやむを得ないこととして認められると思われます」という見解もある[4]．一方，同じ出典から「本人の病状が重い場合，延命治療の中止や治療拒否をどうするか」については「本人の意向が確認できない以上，第三者の後見人としては同意すべきではありません」と記載されている[4]．さらに現在，「家族の同意についても患者とその家族との関係性により，適応範囲が明確でないなかで，成年後見人の同意についての範囲を規定すること自体，時期尚早では」といった議論もあり[3]，今後も引き続き検討が求められている．

5. 社会資源

　その患者さんに関連する**民生委員，ケアマネージャー，ヘルパー**などが本人のことを知る関係者となることもある．また，本人と**親交の深い友人**が同伴して受診してくることもあるが，いずれも**医療処置に関する同意を得る対象とはならない**．

　しかしこれらの知人から，病院で把握できていなかった家族の存在や，患者さん本人の生活状況，場合によっては価値観などを聞くことができるかもしれない．彼らは多くの場合，患者さんのことを心配して普段の生活を支援し，病院へ同伴している．さらに退院後の協力者でもあるため適切に対応する．

6. それでも誰もいないとき

　明確な答えはないが，終末期についてはいくつかの指針が示されている．平成30年3月改訂の厚生労働省の「人生の最終段階における医療・ケアの決定プロセスに関するガイドライン」では，終末期医療およびケアについて，

> 患者の意思が確認できない場合，
> ①家族等が本人の意思を推定できる場合には，その推定意思を尊重し，本人にとって最善の方針をとることを基本とする．

> ②家族等が本人の意思を推定できない場合には，本人にとって何が最善であるかについて，本人に代わる者として家族等と十分に話し合い，本人にとっての最善の方針をとることを基本とする．時間の経過，心身の状態の変化，医学的評価の変更等に応じて，このプロセスを繰り返し行う．
> ③家族等がいない場合および家族等が判断を医療・ケアチームに委ねる場合には，本人にとっての最善の方針をとることを基本とする．

と表記されている[5]．また平成26年11月の日本救急医学会，日本集中治療医学会，日本循環器学会の3学会合同提言「救急・集中治療における終末期医療に関するガイドライン」では「本人の意思が不明で，身元不詳などの理由により家族らと接触できない場合 延命処置中止の是非，時期や方法について，医療チームは患者にとって最善の対応となるように判断する」としている[6]．終末期というその患者さんの人生の終焉における基準として「患者にとって最善の対応」というものが「医療チームの」判断に委ねられている．

2019年5月の「身寄りがない人の入院及び医療に係る意思決定が困難な人への支援に関するガイドライン」においても，「プロセスガイドラインの考え方を踏まえ，関係者や医療・ケアチームや倫理委員会等を活用し慎重な判断を行う必要がある」と示している[7]．

終末期ではなくとも，目前の患者さんにとって最善の対応を，一人の医師ではなく，医療チームとして判断する，そしてそれを記録に残すことが最低限求められる． もちろんあらかじめ院内での対応を決めておくことは必要であるが，個々の患者さんについて，現場での最善を可能な限り検討しながら対応する必要がある．

救急受診時は緊急性が高く，本人の生活環境や価値観などをしっかりと見極める余裕はないことが多い．本来であれば，日常的にその患者さんと接し，認知症がありながらもどのように生涯を過ごしたいか，場合によってはどのように最期を迎えたいか，といった価値観を理解したうえで，その受ける医療についても検討されるべきと考える．このため，定期受診・訪問診療を行っている診療所の医師，看護師や保健師，ケアマネージャー，ヘルパー，民生委員などがその患者さんの「人となり」を思いやって医療とすり合わせる，という過程が望まれる．

おわりに

認知症があり複数の基礎疾患を抱えたリスクの高い高齢者，をしっかりと治療し，日常生活に帰すことは，高度な知識や技術を要し，これからの社会に求められる質の高い医療である．一方，ともすれば多大な侵襲を与えて，その結果喜ぶ人のいない医療は傷害である．説明と同意の前提として，このあたりのバランスのとり方が大切だと考えている．

引用文献

1) 内閣府：令和4年版高齢社会白書．家族と世帯
https://www8.cao.go.jp/kourei/whitepaper/w-2022/zenbun/pdf/1s1s_03.pdf（2024年8月閲覧）
2) 札幌地裁 昭和53年9月29日判決（判例タイムズ368号132頁，判例時報914号85頁）
3) 日本弁護士連合会：医療同意能力がない者の医療同意代行に関する法律大綱．2011
https://www.nichibenren.or.jp/library/ja/opinion/report/data/111215_6.pdf（2024年8月閲覧）
4) 千葉家庭裁判所：成年後見人・保佐人・補助人のしおり．2013
https://www.courts.go.jp/chiba/vc-files/chiba/file/25-5seinenkoukennosiori2.pdf（2024年8月閲覧）
5) 厚生労働省：人生の最終段階における医療・ケアの決定プロセスに関するガイドライン 改訂 平成30年3月．2018
https://www.mhlw.go.jp/file/04-Houdouhappyou-10802000-Iseikyoku-Shidouka/0000197701.pdf（2024年8月閲覧）
6) 日本集中治療医学会，他：救急・集中治療における終末期医療に関するガイドライン〜3学会からの提言〜．2014
https://www.jsicm.org/pdf/1guidelines1410.pdf（2024年8月閲覧）
7) 厚生労働省：身寄りがない人の入院及び医療に係る意思決定が困難な人への支援に関するガイドライン．2019
https://www.mhlw.go.jp/content/000516181.pdf（2024年8月閲覧）

プロフィール

田中　拓（Taku Tanaka）
川崎市立多摩病院 救急災害医療センター　センター長
1年目，2年目，3年目と若い先生方の成長には目を見はるものがあります．振り返って自身の成長は…．医学的な正解だけでなく，自分も周りもできるだけ幸せになるような広い広い視野が年長者の取り柄と信じています．

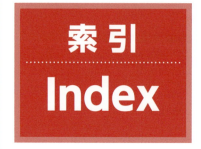

索引 Index

数字

45°回内位撮影 127

欧文

A～G

A型肝炎ウイルス 185
advance and cut technique 243
allodynia 37
anatomical snuff box 127
anterior talofibular ligament 159
ATFL 159, 162
atlanto-dens interval 61
B型肝炎ウイルス 248
ballottement of patella 152
Bankart lesion 143
Bartonella henslae 211
blow-out fracture 51
BOP 152
Borchers法 84
buckle fracture 131
C型肝炎ウイルス 248
calcaneofibular ligament 162
Canadian Cervical-spine Rule 56
*Capnocytophaga canimorsus*感染症 211
Caroff and Mannの診断基準 280
CCR 56
CFL 162
Chenらの整復法 86
clenched fist injury 205
composite graft 114
convulsive SE 273
DIP 127
distal interphalangeal 127
distracting injury 57
dry bite 216
elastic tape method 121
en bloc法 95
EPS 278
external rotation technique 147, 148
extrapyramidal symptoms 278
fall on out-stretched hand 125
fat pad sign 138
FOOSH外傷 125
Fournier's gangrene 202
FSPD 145
Gilulaのcarpal arch 129
Goligherの分類 199
graduated return to play 41
greenstick fracture 131
GRTP 42

H～P

HBV 248
HCV 248
HELLP症候群 286
hepatitis B virus 248
hepatitis C virus 248
hiccup 176
high ankle sprain 166
Hill-Sachs lesion 143
Hippocrates法 84
HIV 248
Holzknechtサイン 93
human immunodeficiency virus 248
hyperpnea 265
hyperventilation 265
hyperventilation syndrome 265
Jackson test 55
Kanavelの4徴 207
Kiesselbach部位 68
L字スケール 290
Le Fort型骨折 52
Levensonらの診断基準 280
Lyme病 227
Maisonneuve骨折 161
malignant hyperthermia 282
Milch法 148
NCSE 273
needle cover technique 244
neuroleptic malignant syndrome 278
NEXUS 56
NMS 278
nonconvulsive SE 273
OPQRST 182
Ottawa ankle rule 164
Ottawa foot rule 165
Ottawaの膝ルール 155
paresthesia 55
PIP 127
Pittsburghの膝ルール 155
plastic deformation 131
PMS 146, 156
PNES 272, 273
PNESを示唆する所見 274
POUNDing 35
proximal interphalangeal 127
psychogenic non-epileptic seizure 272

R～W

range of motion 143
RCVS 39
red flag(s) 35, 170
retrograde technique 244
retropharyngeal space 61
retrotracheal space 61

Index

reverse hill-sachs deformity 147
reversible cerebral vasoconstriction syndrome 39
ROM 143
rubber band method 121
SAH 35
scapular manipulation 147, 148
SCAT5 42
Schiller法 111
serotonin syndrome 282
severe fever with thrombocytopenia syndrome 222
SFTS 222, 226
sharp-pointed object 106
singultus 176
SNNOOP10リスト 35
Spaso法 148
spinolaminar line 60
split nail 112
sport contact assessment tool 5 42
Spurling test 55
step care 36
Stimson法 146, 147
stratified care 36, 37
string pull method 122
string wrap method 122
string-yank technique 242
subarachnoid hemorrhage 35
surgical glove technique 121
tachypnea 265
TFCC 134
the National Emergency X-Radiography Utilization Study 56
traction countertraction 148
TRAUMA ABCDEFGH 43
triangular fibrocartilage complex 134
tripod fracture 51
U字シーネ 160
wrist pivot法 85

和　文

あ行

アカシジア 178
亜急性腰痛 169
悪性高熱症 282
悪性症候群 278
悪性症候群の四徴 279
アナフィラキシー 229
アナフィラキシー様反応 230
アニサキス 182
アブ 233
異所性妊娠 287, 288
一次性頭痛 29
異物誤飲 189
咽頭反射 88
ウナギ 102
エイ 238
遠位指節間 127
黄色ブドウ球菌 185
汚染創 254
オニダルマオコゼ 238

か行

外耳道異物 62
外傷性頸部症候群 58
外傷性肩関節脱臼 142
外傷性頭痛 29
外旋位固定 148
開放骨折 115
海洋生物 235
過換気 265, 267
過換気症候群 265
可逆性脳血管攣縮症候群 39
顎関節脱臼 81
顎関節脱臼の整復法 84
顎関節脱臼の分類 83
過呼吸 265
家族による同意 296
カツオノエボシ 236
化膿性腱鞘炎 205
化膿性膝関節炎 151, 152
カプノサイトファーガ・カニモルサス 211
下方脱臼 147
ガヤ 237
眼圧 30
眼窩吹き抜け骨折 51
患者さんの同意 296
関節炎の鑑別診断 153
関節可動域 143
関節穿刺 152
嵌頓痔核 198, 199
顔面骨骨折 48
吃逆 176
気道異物 91
気道緊急 48
虐待 289
急性腰痛 169
急性緑内障発作 28
狂犬病 210
胸部突き上げ法 93
魚骨異物 102
近位指節間 127
緊急避難 295
クドア・セプテンプンクタータ 184
クモ 234
くも膜下出血 35
頸椎X線 59
頸椎固定解除基準 57
けいれん性てんかん重積 273
外科的気道確保 94
結紮 252
月状骨周囲脱臼 129
血清病 219
血栓性外痔核 200
毛虫 234
牽引挙上法 146, 147
肩鎖関節脱臼 144

腱板損傷	144
後鼻腔タンポン法	71
後方脱臼	147
肛門関連疾患	195
肛門鏡	197
肛門周囲膿瘍	201
骨欠損	147
骨折	154
ゴンズイ	238
コンパートメント症候群	166, 220

さ行

鎖骨骨折	137, 144
サル咬傷	211
三角線維軟骨複合体	134
産科ショック	286
三脚骨折	51
サンゴ皮膚炎	237
痔核脱出	198
シガテラ中毒	239
子癇	287
耳洗浄	64
持続性（遷延性）吃逆	176
膝窩動脈損傷	156
柿蒂湯	177
刺毒群	237
脂肪滴	155
刺胞毒群	236
脂肪抑制プロトン密度強調画像	145
社会資源	297
しゃっくり	176
舟状骨骨折	127
重症熱性血小板減少症候群	222
手関節背尺屈撮影	127
手拳外傷	205
出血性ショック	48
常位胎盤早期剥離	285
踵腓靱帯	162
上腕骨近位端骨折	144

上腕骨骨折	137
食道異物	97
シリンジ法	88
痔瘻	203
心因性非てんかん性発作	272, 273
深部腱反射	55
錐体外路症状	178, 278
スキンステープラー	256
ステリストリップ™	254
成年後見人	296
整復	146
セカンドインパクト症候群	44
脊椎圧迫骨折	173
切断指	114
切迫早産	287, 288
切迫流産	287
セロトニン症候群	282
前距腓靱帯	159, 162
前頭蓋底骨折	51
前頭骨骨折	51
旋尾線虫症	184
前方脱臼	146
爪囲炎	113
爪下血腫	109
爪甲脱臼	111
爪甲断裂症	112
爪周囲炎	113
爪床挫創	112
創洗浄	252
創閉鎖	254
層別治療	36
塑性変形	131
損傷歯の評価	76

た行

ダーマボンド®	257
ダニ	222
ダニ除去	224
段階的治療	36

段階的復帰プログラム	41
虫刺症	229
肘内障	136
腸炎ビブリオ	184
直腸診	197
釣り針刺傷	241
橈骨遠位端骨折	127
凍症の分類	261
動物咬傷	205
特異的腰痛	169
毒蛇	213
徒手整復	138
ドライアイス・センセーション	240
トリプタン	39
ドレッシング材	255

な行

内視鏡下止血術	72
内旋位固定	148, 149
難治性吃逆	176
二次性頭痛	29, 35
二相性の反応	232
日本海裂頭条虫	184
日本紅斑熱	226
妊娠高血圧症候群	286
ネコひっかき病	211
脳震盪	41
脳震盪後症候群	45
ノミ	234
ノロウイルス	185

は行

ハコクラゲ	236
破傷風	210
ハブ咬傷	218
ヒアリ	233
鼻腔タンポン法	71
鼻腔の血管支配	68
非けいれん性てんかん重積	273

鼻骨骨折 …………………………… 51	縫合閉鎖 …………………………… 252	百合野の整復法 …………………… 86
膝関節脱臼 ………………………… 156	ボタン電池 ………………………… 191	用手的口腔外整復法 ……………… 86
鼻出血 ……………………………… 67		用手的口腔内整復法 ……………… 84
非特異的腰痛 ………………… 169, 170		腰痛 ………………………………… 169

ま行

ヒト咬傷 …………………………… 205	マムシ咬傷 ………………………… 216	
ヒト免疫不全ウイルス …………… 248	マムシ抗毒素血清 ………………… 218	

ら行

皮膚刺激群 ………………………… 238	慢性腰痛 …………………………… 169	雷鳴頭痛 …………………………… 35
非薬剤療法 ………………………… 177	ミミズ腫れ ………………………… 236	隆起骨折 …………………………… 131
非用手的整復法 …………………… 88	ムカデ咬傷 ………………………… 233	輪状甲状靱帯切開 ………………… 95
癜疽 ………………………………… 113	虫異物 ……………………………… 62	輪状甲状靱帯穿刺 ………………… 95
鼻翼圧迫法 ………………………… 71		裂肛 ………………………………… 200
頻呼吸 ……………………………… 265		裂創 ………………………………… 112

や行

わ行

ファイヤーコーラル ……………… 237	ヤマカガシ咬傷 …………………… 218	若木骨折 …………………………… 131
腹部突き上げ法 …………………… 93	指ターニケット …………………… 116	
ブヨ ………………………………… 233	指ブロック ………………………… 112	
ペーパーバッグ法 ………………… 270	指輪の抜去 ………………………… 119	
片頭痛 ……………………………… 34		

編者プロフィール

上山裕二（Yuuji Ueyama）

医療法人倚山会 田岡病院 救急科

1967年	徳島県出身
1992年	自治医科大学医学部卒業．同年より徳島大学病院，徳島県立中央病院で初期研修
1994年	県内へき地診療所で地域医療に従事
2001年	徳島県立中央病院　救命救急センター
2004年	聖マリアンナ医科大学　救急医学
2006年	徳島県立三好病院，徳島県立海部病院で救急医療に従事
2009年	医療法人倚山会田岡病院　救急科
2012年	高知県・高知市病院企業団立高知医療センター　救命救急科
2012年	現職

［学会資格］
日本救急医学会指導医・救急科専門医，日本プライマリ・ケア連合学会認定指導医，日本病院総合診療医学会特任指導医，など

二次救急病院のERで働いていると，重症ではないけれども「何とかしてほしい」と困っている患者さんに数多く出会います．そのような場面で"専門外"などと言わずすべての患者さんに対応したい，という思いで日々勉強していますが，何年たっても経験したことのない疾患・病態に出会います．いつまでも知的好奇心を刺激される，いつまでもいい意味で飽きることがない，それが救急の魅力の1つだと思っています．
救急患者さんにとっては，その原因にメジャーもマイナーもありません．研修医の皆さんには，各専門科に進む前に（進んでからでも），1例でも多くの救急疾患を経験して，幅広い知識と技術を身につけていただきたいと願っています．

レジデントノート　Vol.26　No.11（増刊）

新版　マイナーエマージェンシー　いざというとき慌てない!!
針が刺さった、餅がつまった、動物に咬まれたなど慣れない症候に対応するための自分がやるべきこと・専門医へのつなぎ方

編集／上山裕二

レジデントノート増刊

Vol. 26　No. 11　2024〔通巻375号〕
2024年10月10日発行　第26巻　第11号
ISBN978-4-7581-2723-3
定価5,170円（本体4,700円＋税10％）〔送料実費別途〕

年間購読料
　定価30,360円（本体27,600円＋税10％）
　　〔通常号12冊，送料弊社負担〕
　定価61,380円（本体55,800円＋税10％）
　　〔通常号12冊，増刊6冊，送料弊社負担〕
　※海外からのご購読は送料実費となります
　※価格は改定される場合があります

© YODOSHA CO., LTD. 2024
Printed in Japan

発行人	一戸裕子
発行所	株式会社　羊　土　社 〒101-0052 東京都千代田区神田小川町2-5-1 TEL　03（5282）1211 FAX　03（5282）1212 E-mail　eigyo@yodosha.co.jp URL　www.yodosha.co.jp/
装幀	野崎一人
印刷所	広研印刷株式会社
広告申込	羊土社営業部までお問い合わせ下さい．

本誌に掲載する著作物の複製権・上映権・譲渡権・公衆送信権（送信可能化権を含む）は（株）羊土社が保有します．
本誌を無断で複製する行為（コピー，スキャン，デジタルデータ化など）は，著作権法上での限られた例外（「私的使用のための複製」など）を除き禁じられています．研究活動，診療を含む業務上使用する目的で上記の行為を行うことは大学，病院，企業などにおける内部的な利用であっても，私的使用には該当せず，違法です．また私的使用のためであっても，代行業者等の第三者に依頼して上記の行為を行うことは違法となります．

JCOPY　〈（社）出版者著作権管理機構　委託出版物〉
本誌の無断複写は著作権法上での例外を除き禁じられています．複写される場合は，そのつど事前に，（社）出版者著作権管理機構（TEL 03-5244-5088, FAX 03-5244-5089, e-mail：info@jcopy.or.jp）の許諾を得てください．

乱丁，落丁，印刷の不具合はお取り替えいたします．小社までご連絡ください．